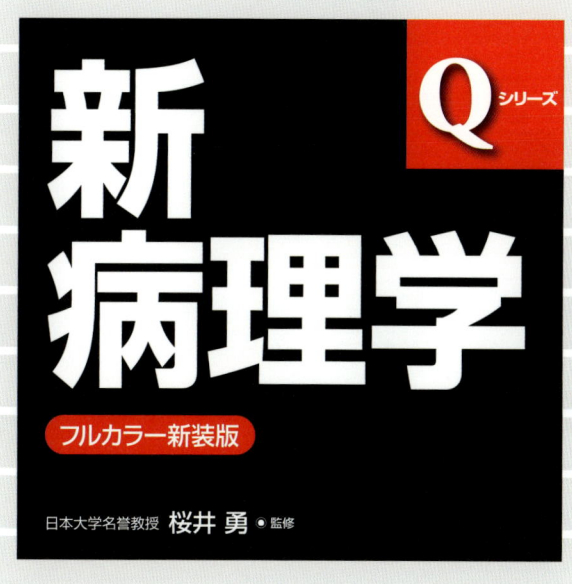

監 修

日本大学名誉教授
桜井 勇

執 筆

川口市立医療センター病理
日本大学医学部講師
山本雅博

川口市立医療センター病理
日本大学医学部講師
坂田一美

改訂第5版にあたって

　初版を著してから20年以上が経過しましたが，幸いにも読者の支持を得て版を重ねることができ，このたびのフルカラー新装版の発行に至ったことは望外の喜びです．

　今回の改訂版の最大の変更点は，多くのカラー写真とイラストを新たに加えたことです．それらは理解の助けになるだけでなく，医師国家試験にも役立つものと思います．また，医学・医療の進歩を見据え，設問の新規作成と削除を行い，内容にも修正を加えました．

　初版からのコンセプトは，以下のように一貫して変わっていません．
　1）解剖・病態生理・発生病理を基礎にした疾患の理解
　2）臨床医学入門
　3）具体的な設問と解答

　従来の病理学書の概念にとらわれず，臨床医学を学ぶ際の枠組みとなるように，あえて周辺事項も取り入れて執筆しました．臨床医学への架け橋として，本書を利用していただけると幸いです．

2012年4月

著者ら

目次

I 病理学総論

1 病因論
- Q1 病因の分類《外因(刺激)と内因》 ... 1
- Q2 単一遺伝子疾患と多因子疾患 ... 1

2 細胞障害
- Q3 細胞損傷と基本6病変 ... 2
- Q4 萎縮と低形成の違い ... 2
- Q5 混濁腫脹《出現しやすい臓器と電顕的変化》 ... 3
- Q6 細胞の変性と死 ... 3
- Q7 凝固壊死と液化(融解)壊死の違い ... 4
- Q8 壊死に陥った組織の転帰 ... 5
- Q9 アミロイドの名称の由来とその本体 ... 6
- Q10 アミロイド症の好発臓器と組織学的沈着部位 ... 6
- Q11 類線維素の意味《この変化が特徴的に観察される疾患群は?》 ... 7
- Q12 硝子滴変性と硝子様変性の違い ... 7
- Q13 死後変化の意味と主な変化 ... 8

3 進行性病変
- Q14 肥大の種類と具体例 ... 9
- Q15 肥大と過形成の違い ... 10
- Q16 創傷治癒の過程と形態変化 ... 10
- Q17 肉芽組織を構成する成分と働き ... 11
- Q18 良い肉芽と悪い肉芽の違い ... 12
- Q19 骨折治癒と創傷治癒の相違点 ... 12
- Q20 創傷治癒に対する抑制因子 ... 13
- Q21 再生の認められる臓器と認められない臓器 ... 13

4 代謝性病変
- Q22 血糖上昇を引き起こす病態 ... 14
- Q23 糖尿病の定義と,発生機序からみた分類 ... 15
- Q24 ホルモンおよび臓器因子からみた糖尿病の疾患概念 ... 16
- Q25 糖尿病の合併症とその発生病理 ... 16
- Q26 糖尿病による腎臓の変化 ... 18
- Q27 糖尿病の母親から生まれた新生児にみられる所見 ... 18
- Q28 脂肪代謝と高脂血症の定義 ... 19
- Q29 ライソソーム蓄積症の概念と分類 ... 19
- Q30 糖原病の欠損酵素・沈着部位・臨床症状 ... 20
- Q31 リピドーシスの代表的疾患と欠損酵素・沈着部位 ... 20
- Q32 ビリルビンの代謝経路と胆汁 ... 21
- Q33 黄疸の発生機序による分類《上昇するビリルビンの種類と原因疾患》 ... 22
- Q34 遺伝的ビリルビン代謝異常症 ... 23
- Q35 核黄疸の発生機序と重要性 ... 23
- Q36 ヘモクロマトーシスとヘモジデローシスの違い ... 24
- Q37 いろいろな色素の沈着部位・病的意義 ... 24
- Q38 結石の生じやすい臓器と,結石形成を促進する条件 ... 25
- Q39 銅代謝異常の代表的疾患とその形態的特徴 ... 25
- Q40 高尿酸血症の病態と痛風との関連 ... 26
- Q41 痛風結節の特徴と形態 ... 26
- Q42 ビタミンA,K,B_{12},Cの欠乏により引き起こされる病態 ... 27

5 循環障害
- Q43 循環障害の意味 ... 28
- Q44 血流分布の異常《虚血,充血,うっ血の違い》 ... 28
- Q45 破綻性出血と漏出性出血の違い ... 29
- Q46 出血の分類 ... 29
- Q47 出血性素因の大別 ... 30
- Q48 うっ血に基づく臓器変化 ... 30
- Q49 梗塞の発生病理とそれを左右する因子 ... 31

Q 50	梗塞巣の組織像 ... 31	Q 79	アクチノミセスとノカルジアの特徴 ... 52
Q 51	血管構築と梗塞の関係《貧血性梗塞，出血性梗塞，Zahn 梗塞》... 32	Q 80	SIRS の病態生理《敗血症・菌血症との関係》... 53
Q 52	側副循環の経路《大動脈弓閉鎖，下大静脈閉鎖，門脈閉鎖》... 33	Q 81	サイトカインの種類と作用 ... 54
Q 53	血栓の定義と血栓症による疾患 ... 34	Q 82	AIDS の意味と発症機序 ... 54
Q 54	血栓の発生因子と血管内血栓形成機序 ... 34	Q 83	偽膜性腸炎と菌交代現象の関係 ... 55
Q 55	血栓の転帰 ... 35	Q 84	特異性炎の「特異性」の意味と疾患名 ... 55
Q 56	塞栓の種類と発生病理 ... 35	Q 85	代表的な肉芽腫性疾患の結節の形態的違い ... 56
Q 57	骨折時の肺循環障害の発生病理 ... 36	Q 86	結核の病期分類 ... 56
Q 58	交差性（奇異性）塞栓症とは？ ... 37	Q 87	滲出型結核と増殖型結核の形態的違いとその意味 ... 58
Q 59	DIC の病態と基礎疾患 ... 37	Q 88	粟粒結核症と結核性敗血症の定義・特徴 ... 58
Q 60	ショックの病態生理 ... 38	Q 89	結核病変拡大の 4 つの経路 ... 59
Q 61	ショックの標的臓器 ... 39	Q 90	乾酪壊死が生じる状況 ... 59
Q 62	浮腫の発生機序 ... 40	Q 91	結核性空洞の構造と意義 ... 60
Q 63	心原性浮腫と腎性浮腫の症状の違い ... 40	Q 92	サルコイドーシスの疾患概念 ... 60
		Q 93	星芒小体，シャウマン小体の特徴 ... 61
		Q 94	らいの病型分類 ... 62
		Q 95	梅毒の病期と形態的特徴 ... 62
		Q 96	梅毒性動脈中膜炎の意義と形態像 ... 63

6 炎症

Q 64	炎症の定義と概念 ... 41
Q 65	炎症の 5 主徴と，急性炎症・慢性炎症の差異 ... 41
Q 66	炎症性細胞の種類と働き ... 43
Q 67	炎症におけるケミカルメディエーターの局在と働き ... 44
Q 68	形態的変化による炎症の分類 ... 44
Q 69	化膿性炎の特殊型《膿瘍，蓄膿，蜂窩織炎》... 45
Q 70	多核巨細胞の特徴と，その出現する疾患 ... 46
Q 71	滲出液と漏出液の違い ... 47
Q 72	多臓器不全の概念と発生病理 ... 48

8 免疫

Q 97	生体防御機構と炎症，免疫，アレルギーの概念 ... 64
Q 98	炎症，免疫，アレルギーの相互関係 ... 64
Q 99	アレルギー反応とは《Coombs 分類》... 66
Q 100	免疫学的観点からみた気管支喘息の発生機序 ... 66
Q 101	溶血性貧血と免疫応答の関係 ... 67
Q 102	Arthus 反応の意味と組織像 ... 67
Q 103	結核免疫の成立機序 ... 68
Q 104	ツベルクリン反応の機序 ... 68
Q 105	自己免疫疾患とは？ ... 69
Q 106	リウマチ性疾患，膠原病，自己免疫疾患の相互関係 ... 70
Q 107	全身性ループスエリテマトーデス（SLE）と自己免疫 ... 70
Q 108	免疫不全症候群の分類と疾患名 ... 71
Q 109	免疫不全症候群に悪性腫瘍が多い理由 ... 72

7 感染症

Q 73	溶血性連鎖球菌感染症《主な疾患とその続発症》... 49
Q 74	日和見感染の意味と主な発生要因 ... 50
Q 75	ウイルス感染を示唆する光顕所見 ... 50
Q 76	真菌感染による障害の 3 病型 ... 51
Q 77	主な真菌症の親和性臓器，菌体の形態的特徴 ... 51
Q 78	ニューモシスティス肺炎の形態像 ... 52

目 次

9 腫瘍

- Q 110 腫瘍の定義《良性・悪性の本質的な違いは何か？》.... 73
- Q 111 腫瘍の分類方法... 73
- Q 112 良性腫瘍と悪性腫瘍の性状・経過の違い......... 75
- Q 113 癌はどうして転移するのか？........................... 75
- Q 114 癌腫と肉腫の基本的な違い............................... 76
- Q 115 扁平上皮癌と腺癌の組織学的違い................... 76
- Q 116 腫瘍の異型性についてのチェックポイント......... 77
- Q 117 異型度，分化度，悪性度の意味と相互関係..... 78
- Q 118 化生，退形成，脱分化の違い........................... 78
- Q 119 異形成の意味.. 79
- Q 120 前癌状態の意味と具体例............................... 79
- Q 121 早期癌，上皮内癌，粘膜内癌，非浸潤癌の違い.. 80
- Q 122 混合腫瘍とは？... 81
- Q 123 潜在癌・潜伏癌・偶発癌の違いと，多くみられる臓器... 81
- Q 124 多重癌，多発癌，重複癌の違い..................... 82
- Q 125 悪性腫瘍の4つの転移経路........................... 82
- Q 126 骨転移の頻度が高い腫瘍は？........................ 83
- Q 127 TNM 分類とは？... 83
- Q 128 悪性腫瘍の合併症・死亡原因........................ 84
- Q 129 悪液質とは？.. 85
- Q 130 ホルモン依存性腫瘍の意味と具体例............ 85
- Q 131 ホルモン産生腫瘍とその産生ホルモン............ 86
- Q 132 腫瘍ウイルス.. 87
- Q 133 発癌における癌遺伝子と癌抑制遺伝子の関与... 87
- Q 134 多段階発癌《腺腫-癌の連鎖の意味》.............. 88
- Q 135 腫瘍マーカーの意味，臨床診断に果たす役割... 88

10 奇形

- Q 136 先天異常と奇形の違い................................... 89
- Q 137 臨界期とは？.. 90
- Q 138 感染症が引き起こす奇形............................... 90
- Q 139 臓器形成の抑制《無発生，形成不全，低形成の違い》.. 91
- Q 140 染色体異常の種類... 91

11 物理的外因による疾患

- Q 141 熱傷の分類と組織所見................................... 92
- Q 142 熱傷受傷時の病態生理と主な死亡原因......... 92
- Q 143 放射線照射による臓器障害とその機序......... 93
- Q 144 放射線感受性の臓器による違い................... 93
- Q 145 早期放射線障害の全身症状........................... 94
- Q 146 若い女性の下腹部の放射線検査は月経開始後10 日間に行う理由....................................... 94
- Q 147 挫滅症候群の意味と発生機序....................... 95
- Q 148 潜函病とは？.. 95

12 小児病理・老化

- Q 149 小児期にみられる疾患の特徴........................ 96
- Q 150 新生児期の重要な肺疾患とその特徴............ 96
- Q 151 新生児期〜乳幼児期に腸閉塞を起こす疾患..... 97
- Q 152 小児にみられる腫瘍の特徴........................... 98
- Q 153 小児の三大固形腫瘍の鑑別と組織像............ 98
- Q 154 老化の概念と老人病..................................... 99

13 病理検査

- Q 155 病理組織検査と細胞診《目的と有用性，および相互の関連性》... 100
- Q 156 代表的な固定液の特徴............................... 100
- Q 157 代表的な染色液の特徴............................... 101
- Q 158 免疫組織化学染色の利用目的..................... 101
- Q 159 凍結切片を作製する必要がある検査............ 102
- Q 160 臓器肉眼所見のとり方................................. 103
- Q 161 術中迅速診断の目的................................... 103
- Q 162 細菌・真菌診断に重要な特殊染色............... 104
- Q 163 細胞診の種類《検体採取方法，適応臓器・検体，診断》... 104
- Q 164 剥離細胞診と穿刺細胞診の違い................... 105
- Q 165 集団検診における細胞診の有用性............... 105

病理学各論

1 循環器

- Q1 左心不全，右心不全の循環動態と症状の関連 107
- Q2 心筋の循環障害《虚血の機序》............ 108
- Q3 心筋梗塞の組織像の経時的変化と酵素の変動 108
- Q4 虚血性心疾患《狭心症，心筋梗塞，心筋梗塞合併症の関係》............ 110
- Q5 心筋炎の原因と障害機序 111
- Q6 弁膜症の意味 112
- Q7 感染性心内膜炎の発生機序 112
- Q8 リウマチ熱による心障害の発生病理と特徴的な組織像 113
- Q9 特発性心筋症の定義と3分類 113
- Q10 心膜炎の種類《心嚢水腫，心タンポナーデとの関係》............ 114
- Q11 出生直後の血流の変化《心奇形との関係》............ 115
- Q12 心臓の原発性腫瘍の種類と心臓への影響 116
- Q13 動脈硬化症の種類と成立機序 116
- Q14 動脈硬化症の危険因子 117
- Q15 梅毒性大動脈瘤，動脈硬化性大動脈瘤，外傷性大動脈瘤の違い 117
- Q16 大動脈解離の発生機序，転帰と分類 118
- Q17 大動脈炎症候群（高安病，脈なし病）の症状と病態 119
- Q18 Buerger病，閉塞性動脈硬化症，Raynaud病の違い 119
- Q19 高血圧症の分類 120
- Q20 腎血管性高血圧症の発生機序 121
- Q21 高血圧症の転帰 122
- Q22 高血圧が血管に及ぼす影響《その影響によって主要臓器に生じる病変》............ 122
- Q23 悪性高血圧症の概念と腎臓の変化 123

2 血液・造血器

- Q24 貧血の種類と臨床的・形態学的特徴 124
- Q25 骨髄異形成症候群と白血病との相関 125
- Q26 白血病の定義，病因と急性・慢性の違い 126
- Q27 急性白血病のFAB分類と各病型の特徴 127
- Q28 慢性骨髄性白血病の病理学的・臨床的特徴と染色体異常 128
- Q29 類白血病反応と白血病 129
- Q30 成人T細胞白血病の疫学的・臨床的特徴 129
- Q31 多発性骨髄腫の特徴的検査所見と組織像 130
- Q32 血小板減少症の原因と発生機序 131
- Q33 リンパ節の構造《T細胞，B細胞の局在と悪性リンパ腫の発生部位》............ 132
- Q34 リンパ節の反応の原因と反応の場《反応性リンパ節症とは》............ 133
- Q35 悪性リンパ腫とその周辺疾患の関連 133
- Q36 非ホジキンリンパ腫の分類 134
- Q37 ホジキンリンパ腫の形態学的な診断根拠 135
- Q38 組織球症X《3疾患の臨床的・病理学的違い》...... 136
- Q39 脾腫をきたす疾患と鑑別診断 136
- Q40 胸腺の組織像《胸腺退縮と低形成の意味》............ 137
- Q41 胸腺腫の病理学的・臨床的特徴 138

3 呼吸器

- Q42 Wegener肉芽腫症の概念と組織学的特徴 ... 139
- Q43 呼吸不全の分類 140
- Q44 大葉性肺炎と気管支肺炎，小葉性肺炎，巣状肺炎の違い 140
- Q45 大葉性肺炎の形態像の推移 141
- Q46 閉塞性疾患と拘束性疾患《概念，病態生理と主な疾患》............ 142
- Q47 肺気腫の定義と分類《ブラとブレブの違い》......... 143
- Q48 COPD（慢性閉塞性肺疾患）とは 144

Q 49	特発性間質性肺炎の意味《急性間質性肺炎との違い》................ 144
Q 50	急性呼吸窮迫症候群（ARDS）の発生機序と形態像................ 145
Q 51	じん肺症の概念《主なじん肺症の種類と組織変化》... 146
Q 52	肺癌の組織型別の特徴................ 147
Q 53	肺門部肺癌と末梢型肺癌《組織型，進展形式，診断方法の違い》................ 148
Q 54	Pancoast 症候群と上大静脈症候群................ 148
Q 55	肺癌の転帰................ 149
Q 56	悪性中皮腫と石綿肺の関係................ 149
Q 57	縦隔の区分と縦隔腫瘍の好発部位................ 150
Q 58	胸部X線写真の異常陰影と病理組織像の関係................ 150

4 消化管

Q 59	多形性腺腫の発生機序と臨床的問題点................ 152
Q 60	甲状舌管嚢胞と鰓嚢胞の由来と組織像の違い................ 152
Q 61	先天性食道閉鎖症《食道気管瘻の発生機序》........ 153
Q 62	食道癌の進展と進行性食道癌の合併症................ 154
Q 63	逆流性食道炎と Barrett 食道................ 154
Q 64	ピロリ菌と胃炎・胃潰瘍・胃癌................ 155
Q 65	胃潰瘍の深さによる分類《慢性胃潰瘍の組織学的特徴と合併症》................ 156
Q 66	胃癌の肉眼分類とその意義................ 157
Q 67	早期胃癌の定義と肉眼分類................ 158
Q 68	硬性癌（スキルス癌）と形成性胃炎，革袋状胃................ 159
Q 69	胃癌の転移経路................ 159
Q 70	胃悪性リンパ腫の臨床病理学的特徴................ 160
Q 71	GIST（gastrointestinal stromal tumor）とは... 160
Q 72	腸の炎症性疾患の比較................ 161
Q 73	細菌性赤痢の臨床病理学的特徴................ 162
Q 74	真性憩室と仮性憩室の違い《Meckel 憩室と大腸憩室症》................ 163
Q 75	大腸ポリープの種類とその病理学的特徴................ 163
Q 76	大腸ポリポーシスの代表的疾患の鑑別................ 164
Q 77	早期大腸癌の定義と形態分類《早期大腸癌の治療方針》................ 164

Q 78	カルチノイド腫瘍とカルチノイド症候群................ 165

5 肝臓・胆道・膵臓

Q 79	肝障害の病態と肝機能検査の変動................ 166
Q 80	ウイルス性肝炎の特徴《ウイルスの種類による違い》................ 167
Q 81	急性ウイルス性肝炎と慢性肝炎の組織像........ 167
Q 82	ウイルス性肝炎の転帰《肝硬変，肝癌との関係》................ 168
Q 83	アルコール性肝障害の各病型の相互関係と組織像................ 169
Q 84	薬剤による肝障害の機序と代表的薬剤................ 170
Q 85	肝硬変の定義と発生病理《肝機能低下と動静脈短絡の関係》................ 170
Q 86	肝硬変の分類................ 171
Q 87	原発性胆汁性肝硬変の発生機序と組織像........ 172
Q 88	新生児（乳児）期の白色便................ 172
Q 89	細菌性肝膿瘍の感染経路................ 173
Q 90	アメーバ赤痢とアメーバ性肝膿瘍................ 173
Q 91	肝細胞癌の肉眼的分類と組織学的分類........ 174
Q 92	肝細胞癌と肝内胆管癌の比較《形態学的・臨床病理学的な違い》................ 175
Q 93	肝細胞癌と転移性肝癌の形態学的な違い...... 176
Q 94	胆石症と胆嚢癌................ 176
Q 95	急性膵炎の発生機序と原因................ 177
Q 96	慢性膵炎と急性膵炎の関係《組織像の違い》........ 177
Q 97	膵内分泌腫瘍の種類と産生ホルモン................ 178
Q 98	膵癌の発生部位の違いによる進展と症状の差................ 179

6 泌尿器

Q 99	腎不全の3分類と，それぞれの原因・発生機序................ 180
Q 100	腎機能不全，腎不全，尿毒症の違い................ 180
Q 101	尿毒症の際の他臓器の病変................ 181
Q 102	水腎症の病態・原因と合併症................ 181
Q 103	腎嚢胞と嚢胞腎の病理学的な違い................ 182
Q 104	腎盂腎炎の感染経路《乳頭壊死との関連》........ 182
Q 105	原発性腎炎の発生機序................ 183

- Q 106 原発性糸球体疾患の基本分類 183
- Q 107 びまん性糸球体腎炎の分類 184
- Q 108 びまん性糸球体腎炎の基本6型と臨床病型の関係 186
- Q 109 糸球体腎炎の診断における病理検査の必要性と項目 186
- Q 110 腎疾患以外の疾患に続発する糸球体腎炎 187
- Q 111 尿路結石の発生機序 187
- Q 112 腎臓の悪性腫瘍の種類と特徴 188
- Q 113 膀胱の腫瘍様病変と悪性腫瘍 189
- Q 114 膀胱癌の肉眼像と悪性度分類 189

7 男性生殖器

- Q 115 男性生殖器の結核症と臓器関連 190
- Q 116 男性不妊症の原因《精巣萎縮の際にみられる退行性変化》 190
- Q 117 精巣腫瘍の発生母細胞 191
- Q 118 胚細胞腫瘍の臨床病理学的特徴と腫瘍マーカー 192
- Q 119 前立腺肥大と癌，ホルモンの関連 193
- Q 120 前立腺癌の組織型，転移の特徴と腫瘍マーカー 194

8 女性生殖器

- Q 121 性の分化とその異常《分化異常の発生機序と代表的疾患》 195
- Q 122 性周期におけるホルモンの変動と子宮内膜の変化 196
- Q 123 異形成，上皮内癌，子宮頸癌の意味と相互関係 197
- Q 124 子宮頸癌と子宮体癌の比較 198
- Q 125 子宮内膜増殖症の発生機序と病理学的意義 ... 198
- Q 126 子宮内膜症の臨床的意義 199
- Q 127 子宮筋腫の発生部位と症状 200
- Q 128 妊娠時のホルモン動態と内膜変化 200
- Q 129 子宮外妊娠の好発部位と転帰 201
- Q 130 絨毛性疾患の分類と相互関係 201
- Q 131 卵巣腫瘍の発生母細胞 203
- Q 132 卵巣漿液性癌，粘液性癌，類内膜癌の比較 ... 204
- Q 133 ホルモン産生卵巣腫瘍《産生ホルモンとその徴候》 204
- Q 134 腟の自浄作用と腟炎の原因微生物 205

9 乳腺

- Q 135 女性化乳房の原因と組織像 206
- Q 136 乳腺症の臨床病理学的特徴と基本病変 206
- Q 137 線維腺腫，葉状腫瘍，癌肉腫の違い 207
- Q 138 乳頭からの異常分泌物を生じる腫瘍ないし腫瘍様病変 208
- Q 139 乳癌の触診・視診所見と病理所見との対比 ... 209
- Q 140 乳癌の好発年齢と危険因子 210
- Q 141 乳癌の発生過程と乳癌検診 210
- Q 142 乳癌の組織学的分類とそれぞれの予後 211
- Q 143 Paget病の臨床的・形態学的特徴 212

10 内分泌

- Q 144 主なホルモンとその分泌調節 213
- Q 145 下垂体前葉機能低下の原因とホルモン欠落症状 214
- Q 146 下垂体腺腫の臨床症状と下垂体ホルモンの関係 214
- Q 147 甲状腺腫（甲状腺腫大）をきたす疾患 215
- Q 148 甲状腺炎の原因 216
- Q 149 Basedow病と橋本病の病因 216
- Q 150 甲状腺中毒症と甲状腺クリーゼ 217
- Q 151 クレチン病と粘液水腫 218
- Q 152 甲状腺癌の組織型別の臨床病理学的・形態学的特徴 219
- Q 153 副甲状腺機能亢進症の病態《原発性と二次性の違い》 220
- Q 154 副腎ホルモンとその機能異常 220
- Q 155 原発性副腎皮質不全《Addison病とWaterhouse-Friderichsen症候群》 221
- Q 156 原発性アルドステロン症とCushing症候群の違い 222
- Q 157 クロム親和性腫瘍の特徴 222
- Q 158 多発性内分泌腺腫症とは？ 223

目 次

11 神経

- Q 159 脱髄疾患とは？..................224
- Q 160 変性疾患の代表的疾患と侵される部位..........225
- Q 161 Alzheimer 病..................225
- Q 162 Parkinson 症候群をきたす疾患とその障害部位..................226
- Q 163 運動ニューロン疾患の特徴と代表的疾患..........226
- Q 164 頭蓋内出血の種類《出血源となる血管，出血部位》..................227
- Q 165 脳動脈瘤の発生機序と好発部位..........228
- Q 166 脳動静脈奇形とモヤモヤ病の違い..........228
- Q 167 髄液の流れ《水頭症の病態と原因疾患》..........229
- Q 168 頭蓋内圧亢進とうっ血乳頭..........230
- Q 169 脳ヘルニアの発生部位と病的意義《脳ヘルニアと脳浮腫の関係》..................230
- Q 170 脳浮腫の発生病理..................231
- Q 171 脳梗塞の経時的変化..................231
- Q 172 酸素欠乏に伴う脳病変..................232
- Q 173 脳死と植物状態の違い..................232
- Q 174 ウイルス脳炎の感染経路..................233
- Q 175 硬膜下膿瘍，急性化膿性髄膜炎，脳膿瘍の感染経路..................233
- Q 176 髄膜炎の髄液所見《化膿性・結核性・ウイルス性髄膜炎》..................234
- Q 177 脳腫瘍の分類《神経の組織発生と悪性度》..........234
- Q 178 脳腫瘍の年齢・性・発生部位の関連..........235
- Q 179 星細胞腫の grade 分類..................236
- Q 180 癌の脳転移および髄膜癌腫症..........237

12 骨・軟部組織

- Q 181 骨の成長《骨端軟骨板の病理学的意義》..........238
- Q 182 急性化膿性骨髄炎と慢性化膿性骨髄炎の違い《腐骨，骨柩，汚溝の意味》..................239
- Q 183 骨の発生異常を示す疾患..................239
- Q 184 無腐性骨壊死の原因，種類と好発部位..........240
- Q 185 変形性関節症，関節リウマチ，化膿性関節炎の比較..................241
- Q 186 骨腫瘍の好発部位と発症年齢..................242
- Q 187 骨軟骨腫，骨腫，軟骨腫の概念と特徴..........242
- Q 188 骨肉腫の臨床病理学的特徴..................243
- Q 189 Ewing 肉腫の臨床病理学的特徴《鑑別すべき疾患》..................244
- Q 190 X 線写真上の骨膜反応像とその病理学的裏付け..................244
- Q 191 骨巨細胞腫の臨床病理学的特徴..........245
- Q 192 骨粗鬆症と骨軟化症の違い《カルシウム代謝との関連》..................246
- Q 193 筋生検が有用な疾患..................246
- Q 194 筋萎縮・変性の原因疾患《神経原性と筋原性の違い》..................247
- Q 195 筋ジストロフィーの分類と形態学的・臨床的特徴..................248
- Q 196 多発性筋炎の形態学的・臨床的特徴..........249
- Q 197 横紋筋肉腫の診断《亜型による年齢・発生部位・予後の違い》..................249
- Q 198 線維腫症の概念と分類《Dupuytren 拘縮とは》...250
- Q 199 皮膚線維腫，隆起性皮膚線維肉腫，悪性線維性組織球腫の共通点..................250
- Q 200 血管の腫瘍性病変..................251

13 皮膚

- Q 201 発疹の種類《原発疹と続発疹》..................252
- Q 202 SLE と DLE の違い《DLE の皮膚組織所見》..........252
- Q 203 強皮症と皮膚筋炎の組織像..................254
- Q 204 水疱症の水疱形成機序《天疱瘡の水疱の特徴》....254
- Q 205 扁平上皮癌とその周辺疾患..................255
- Q 206 母斑と母斑症の違い..................256
- Q 207 黒子，色素性母斑，悪性黒色腫の違い..........256
- Q 208 菌状息肉症，Sézary 症候群，T 細胞白血病 / リンパ腫の関連..................257
- Q 209 悪性腫瘍を高頻度に伴う皮膚疾患..................258

総論 1 病因論

Q1 病因の分類 《外因（刺激）と内因》

◎ 発生病理には病因が重要な役割を果たす。
◎ 内因は病気にかかりやすい準備状態。

- 病気の原因を病因といい，内因と外因に分けられる。外因は，外部から生体に対し障害性に働くものをいう。内因は生体側の因子で，病気にかかりやすい準備状態を指す。内因のみでは病気は発現しない。内因は素因ともいう。
- 外因には栄養的外因たとえば蛋白質過剰による痛風，ビタミン B_1 欠乏による脚気などや，物理的外因である外傷，熱傷，放射線障害，化学的外因である重金属中毒，医薬品，体内で産生されるエンドトキシン，アンモニア，アセトンなどがある。そのほか，ウイルス，細菌，原虫などの病原微生物が含まれる。
- 内因には生理的素因といわれる年齢，人種，性などのほか，皮膚癌を生じやすい紅皮症，アレルギー体質，糖尿病の易感染性など先天的・後天的に獲得された個人的素因である病理的素因がある。
- これらの病因を研究するのが病因論であり，発生病理を考える上では病変，病態とともに病因を追究しなければならない。

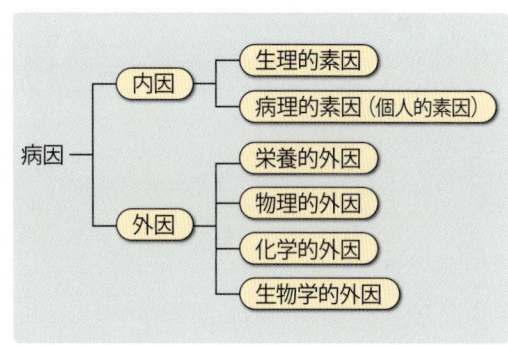

Q2 単一遺伝子疾患と多因子疾患

◎ 疾患の発症には遺伝因子と環境因子がいろいろな割合で関与する。

- 単一遺伝子疾患とは，ある特定の遺伝子（原因遺伝子）の変異によって発症する，いわゆる「遺伝病」である。血友病や進行性筋ジストロフィーなどがこれにあたる。
- 多因子疾患は，多くの異なる遺伝子（感受性遺伝子）の異常が背景にあり，これに環境因子が組み合わさって発症する。糖尿病，高血圧などの生活習慣病や癌がこれに含まれる。

総論 2 細胞障害

Q3 細胞損傷と基本6病変

◉ 各臓器の疾患は，必ず6つのカテゴリーのいずれかに属する。

◆ 疾病の本態は，臓器や組織の病的変化にその基盤を持つ。基本的変化は障害機序ないし形態像の違いによって，以下の6つに分けられる。①奇形，②代謝障害（退行性病変を含む），③進行性病変，④循環障害，⑤炎症・免疫，⑥腫瘍である。

◆ 各臓器に生じる病変は，必ず上の6つのカテゴリーのいずれかに属する。したがって，どのカテゴリーに属するかが，診断に至る重要なステップになる。その判断は，所見を正しくとれるか，所見の意義を理解しているかどうか，複数の所見を再構築できるかどうかにかかっている。また逆に，疾患の意義・概念・病因を正しく理解していること，すなわちその疾患がどのカテゴリーに属するかを理解していることが診断の前提となる。

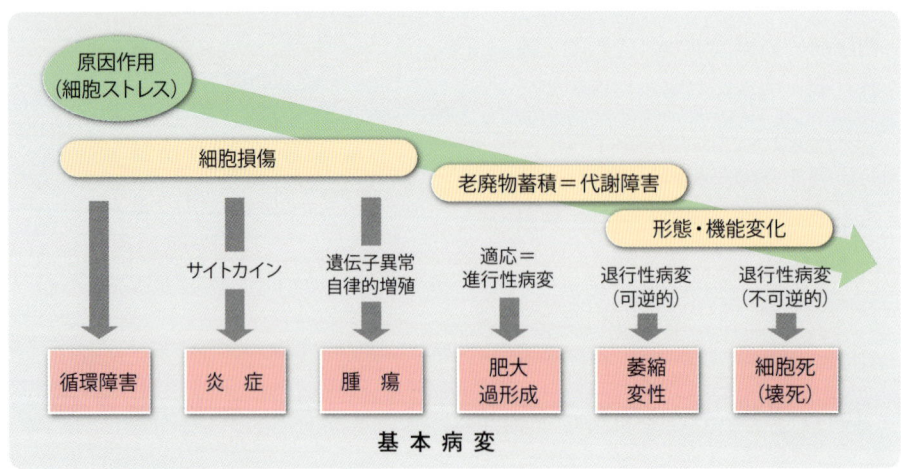

Q4 萎縮と低形成の違い

◉ 両者の差は一度正常の大きさまで発育したか，しなかったかである。

◆ 萎縮（atrophy）も低形成（hypoplasia）も正常に比べて大きさが小さいものを示す言葉であるが，その意味は次のように異なる。萎縮は，一度，一定の大きさまで成熟し

た臓器が何らかの原因により，その容積・細胞数を減じた場合に用いられる。それに対して低形成は，一定レベルまでの分化・成長を行えず，正常の大きさに達しないものをいう。
◆ なお，萎縮は原因によって以下のように大きく分類できる。生理的に起きる生理的萎縮（たとえば成人の胸腺），栄養障害や代謝障害による萎縮（特に摂取食事量が減少したことによるものを飢餓萎縮という），骨折後の下肢筋肉のように長期間にわたって臓器を使わなかった場合に生じる廃用（無為）萎縮，同じ部位を常に機械的に圧迫した場合に血行障害のために生じる圧迫萎縮，神経障害による神経性萎縮などである。

Q5 混濁腫脹 《出現しやすい臓器と電顕的変化》

● 混濁腫脹の細胞内顆粒は，膨化したミトコンドリア。

◆ 混濁腫脹（cloudy swelling）とは変性の一型で，組織学的に細胞が腫大し，細胞内に微細顆粒が出現して，そのために細胞質が不透明となり混濁することをいう。この変化は，急激な細胞呼吸の障害により，ミトコンドリアの変性・膨化が生じたために起こる。これらの変化は組織標本のみならず，肉眼的にも推定可能で，臓器の腫大や割面の膨隆があり，色も白っぽくなる。
◆ 混濁腫脹は循環障害・全身感染症・中毒などの際に，腎臓をはじめ肝臓・心臓・副腎などの実質臓器に出現する。

Q6 細胞の変性と死

● 変性・壊死は代謝障害の中の退行性病変である。
● 変性は可逆的変化であるが，壊死は不可逆的変化。
● アポトーシスはプログラムされた細胞死。

◆ 変性（degeneration）とは酸素欠乏や栄養素欠乏により細胞や組織の機能が低下した状態，あるいはいろいろな原因によって代謝異常が生じて組織内や細胞内にさまざまな異常代謝物質が沈着した状態をいう。したがって，代謝が正常に戻れば細胞自体も正常に復する。
◆ 変性の種類は主に沈着する物質の名前を付けて呼び，以下に示すようなものがある。
①糖質代謝異常：糖原変性
②脂質代謝異常：脂肪変性
③蛋白質や核酸代謝異常：混濁腫脹，水腫様変性，硝子滴変性，粘液変性，アミロイド変性など
④その他：石灰変性

- 一方，細胞の死は2種類ある。第一は壊死（necrosis）で，病的な刺激が加わることにより細胞内の水解酵素が活性化され，細胞自体が自己分解した状態である。
- 第二はアポトーシスと呼ばれるもので，細胞周期の中でみられるプログラムされた死である。一般に生物が恒常性を維持するためには，個体そのものや臓器の細胞数を一定に保つ必要がある。そのためには，細胞が増殖するのと同じように細胞が死んでいかねばならない。また，重大な遺伝子異常のある細胞や，不要な細胞（自己反応性に働くリンパ球，過剰な再生細胞など）はアポトーシスによって除去される。さらに，アポトーシスは発生途上における器官形成にも関与している。一部の癌遺伝子や癌抑制遺伝子はアポトーシスに関連すると考えられている。

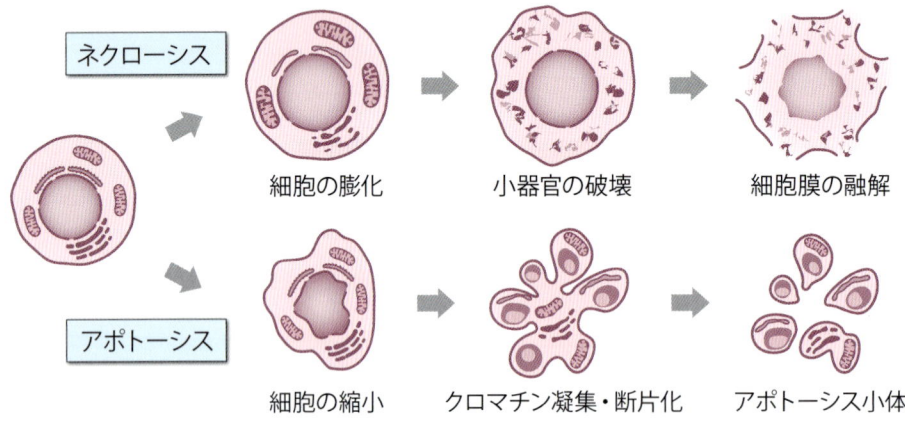

壊死とアポトーシスの形態像の比較 壊死細胞は膨化・破裂するため，周囲に炎症性反応を伴う。これに対し，アポトーシスでは細胞の大きさが縮小し，クロマチンの凝集や断片化が生じるが，細胞質の変化はきわめて軽度である。アポトーシスに陥った細胞は即座にマクロファージに貪食され，周囲に炎症性反応は生じない。

Q7 凝固壊死と液化（融解）壊死の違い

● 凝固するしないは，壊死物質内の蛋白量による。

- 凝固壊死（coagulation necrosis）は，肉眼的には臓器自体の紋理が消失したり，混濁する。組織学的には細胞構造や組織構造は不明瞭となり，エオジンに好染して見える。一方，液化（融解）壊死（colliquative necrosis）は，壊死に陥った部分は液状となり，時間の経過とともに吸収されたり排出されたりして空洞ないし嚢腫状となる。
- 両者の差は，組織中の蛋白量の多寡により決定される。すなわち蛋白量が少ないと壊死物質は固まることができず，液状となったままで，液化壊死の形をとる。

- 凝固壊死は通常の壊死の型であり，諸臓器の貧血性梗塞，結核結節，梅毒，悪性腫瘍などでよくみられる。一方，液化壊死は普通は脳（特に白質）の梗塞巣で観察される。しかし，凝固壊死をきたした場合でも，そこに二次的に細菌感染が加わった場合は液化壊死となることもある。
- なお，乾酪壊死（caseous necrosis）とは，凝固壊死の一種で脂肪に富んだ壊死をいい，結核結節によくみられる。☞Q90

Q8 壊死に陥った組織の転帰

◉ 壊死物質は組織中では異物となる。
◉ 壊死物質の吸収過程は，創傷治癒の過程に相当する。

- 壊死物質の成分や大きさ，周囲の状況により次のような転帰をとる。
①病巣が小さい場合，壊死物質は白血球やマクロファージによって貪食・吸収され，跡形残さず治癒する。
②病巣がやや大きいと，①と同じく吸収され，同時に周囲組織から毛細血管や線維芽細胞が侵入してきて肉芽組織（granulation tissue）が形成される。この過程を器質化（organization）という。それに引き続いて膠原線維が増生して瘢痕となる。☞Q16
③病巣が大きすぎる場合，完全に器質化できず，病巣辺縁部に形成された肉芽組織が線維化して病巣を囲むようになる（被包化 capsulation）。
④液化壊死をきたした場合，壊死物質は流れ出し，あとには空洞や嚢胞を形成する。
⑤壊死部位に二次的に感染を伴った場合は膿瘍を形成する。
⑥脂肪成分を多量に含んだ壊死部では石灰化をきたしやすい。

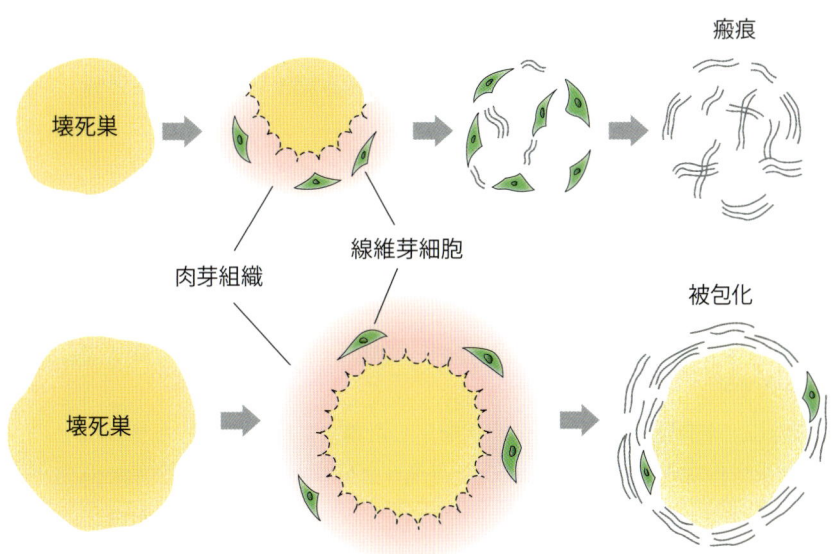

Q9 アミロイドの名称の由来とその本体

- ●アミロイド（類デンプン）とは名ばかりで，本体は蛋白質。
- ●アミロイドと断定するには偏光顕微鏡で陽性部分の緑色偏光が必要。

◆ Virchow（ウィルヒョウ）は1854年，慢性炎症患者の諸臓器に沈着する物質がヨードでマホガニー色に濃染し，希硫酸で褐色することから，これをデンプン類似物質すなわちアミロイド（amyloid）と呼んだ。アミロイドは蛋白質であるので，この名称は適当でないが，あまりにも広く用いられているためそのままになっている。

◆ アミロイドは単一物質ではなく，免疫グロブリンのL鎖由来（AL蛋白），急性期反応物質の一種SAA（AA蛋白），トランスサイレチン（ATTR蛋白），β_2-ミクログロブリン（Aβ_2蛋白）などが区別されている。

◆ 形態的にアミロイドは以下のような特徴を持っている。
① ヘマトキシリン・エオジン（HE）染色で好酸性に染まる。
② コンゴーレッドに染まり，偏光顕微鏡下で緑色の複屈折性を示す。
③ 電子顕微鏡では幅8〜15nmの分枝しない2本の細線維が集積する。
④ プロナーゼ処理により③の細線維構造が消失する。
⑤ 水に難溶性である。

Q10 アミロイド症の好発臓器と組織学的沈着部位

- ●アミロイドの成分は血清由来。
- ●アミロイド沈着は機能障害をきたす。

◆ アミロイドの成分となる蛋白は通常はそのまま分解されてしまうが，何らかの原因で分解されず，細胞間で重合あるいは凝集してアミロイド蛋白線維となって沈着した場合をアミロイド症（アミロイドーシス amyloidosis）という。

◆ アミロイドが沈着する臓器は腎臓，膵臓，肝臓，心臓，副腎，甲状腺，下垂体，消化管などである。組織学的沈着部位とその形態的特徴は以下のとおりである。

◆ 腎臓：糸球体毛細血管基底膜に沈着し，最終的には糸球体全体が侵される。また，尿細管基底膜にも沈着する。

◆ 肝臓：肉眼的にはゴム様硬，割面では光沢を増しロウ様となる。小葉間血管壁やDisse腔（ディッセ）に沿って沈着する。

◆ 脾臓：白脾髄に沈着し，赤脾髄を背景に多結節状を呈した場合には，煮沸したサゴ粒（サゴヤシのデンプンで作った食品）に似ていることからサゴ脾と呼ばれる。赤脾髄に沈着した場合は地図状となり，ハムの割面に似ていることからハム脾と呼ばれる。

◆ 心臓：肥大し，割面ではロウ様である。血管壁のほか，心内膜下や心筋細胞に沿って沈着する。

Q11 類線維素の意味 《この変化が特徴的に観察される疾患群は？》

● 類線維素の本体は現在のところ不明で，あくまでも形態を表現した言葉。

◆ **類線維素**（フィブリノイド fibrinoid）とは，HE染色で明赤色，フィブリン様に均一に染まり，ワンギーソン染色では黄色に無構造に染まる物質すべてを指し，あくまでも形態的特徴から付けられた名称である。均質屈折性蛋白性物質であり，その由来は膨化した膠原線維，血漿蛋白，線維素，免疫複合体などさまざまである。

◆ 類線維素が血管壁や間質に出現した場合を**類線維素変性**（fibrinoid degeneration），あるいは**類線維素壊死**（fibrinoid necrosis）という。これらの変化は，悪性高血圧症の際の腎血管によくみられるほか，一般に自己免疫疾患やアレルギー性疾患で比較的特徴的な所見である。

Q12 硝子滴変性と硝子様変性の違い

● 「硝子」とは好酸性で無構造，光沢のあるガラス様の形態をいう。
● 硝子滴変性は「変性」ではなく，むしろ機能亢進の所見。

◆ **硝子滴変性**は主に尿細管上皮細胞で観察される所見で，上皮細胞内の大型・好酸性の滴状物として観察され，その本体は細胞内に高分子蛋白が取り込まれた像である。すなわち退行変性というより，むしろ上皮細胞の再吸収機能の亢進状態を示すものである。

◆ 一方，**硝子様変性**（ヒアリン変性）は，肝細胞で観察されるアルコール小体のように細胞質にみられる場合（細胞質ヒアリン）と，陳旧化した結合組織，高血圧症の際の動脈壁などに生じる場合（結合組織ヒアリン）がある。

◆ **細胞質ヒアリン**は，細胞質内の分泌物質が濃縮したものと考えられている。**結合組織ヒアリン**の本体は結合組織蛋白の変性物質である。形態的には好酸性で無構造，光沢のあるガラス様に見え，電子顕微鏡的には幅 10〜15nm の微小細線維である。

Q13 死後変化の意味と主な変化

● 死後変化は物理的・化学的変化であり，生物学的変化ではない。

◆ 生体は死亡後，物理的・化学的変化を生じる。その変化を死後変化ないしは死体現象といい，ある程度の死後経過時間推定が可能である。

①瞳孔の対光反射消失および散大：瞳孔は死亡直後に散大するが，1〜2時間で再び縮小する。
②眼圧低下
③筋肉弛緩：死亡直後にみられる。
④死体冷却
⑤角膜混濁：死後数時間より始まり，半日〜1日位で全体が混濁。
⑥死斑：血液が重力により体の下位に沈下する。
⑦皮膚の蒼白化：死斑と反対の現象で，体の上位の部分に生じる。皮膚毛細血管から血液が消退するために起こる。
⑧皮膚・外表粘膜の乾燥：外表からの水分蒸発が続くことによる。
⑨死後硬直：死亡直後には筋弛緩が生じるが，その後末梢関節から硬直する。
⑩腐敗：体内の細菌，主に消化管由来の微生物の働きで分解する。湿度・温度が高いほど速く進行する。

総論 3 進行性病変

Q14 肥大の種類と具体例

◉ 肥大は生理的・病的にかかわらず，臓器の容積が増した状態をいう。

- 肥大（hypertrophy）とは，組織や臓器が一定以上にその容積を増すことである。臓器が実質細胞の増大により容積を増した場合を真の肥大，実質細胞以外のものが増すことにより全体の容積が増加した場合（例；進行性筋ジストロフィーのように筋組織が萎縮した代わりに脂肪組織が増加した結果，容積が増して見える）を仮性肥大と呼ぶ。
- また，生理的に必要なために増大するもの（例；妊娠子宮，運動選手の心臓＝スポーツ心）を生理的肥大，病気が原因で生じるものを病的肥大という。病的肥大は，病的な原因によって生じるものすべてを含む（例；弁膜症の際の左心室肥大）。
- 他の肥大の種類としては，臓器の仕事量が増加したために生じる労働性肥大（例；肺高血圧症の際の心肥大），一対として存在している臓器の一方を摘出した場合に，残ったもう一方の臓器が大きくなる代償性肥大（例；腎癌で一方を摘出）などがある。なお，前立腺肥大という言葉は用語の誤りで，実際は過形成である。☞ 各論 Q119

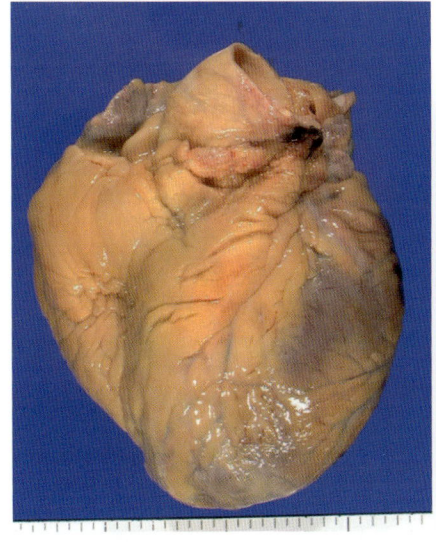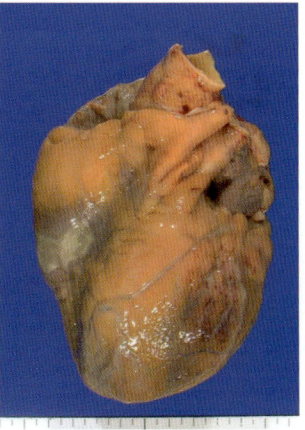

肥大心と正常心　左は肥大心で，重量は 700 g。全体に丸みを帯びている。右はほぼ正常の大きさの心臓で，重量は 300 g。

Q15 肥大と過形成の違い

● 肥大は細胞の大きさが増し，過形成は細胞数が増加する。

◆ いずれも臓器の容積が増加することに違いはないが，肥大（hypertrophy）は臓器を構成する細胞個々の大きさが増すことにより，全体の容積が増大するものをいう。それに対して，過形成または増生（hyperplasia）は，個々の細胞の大きさは変わらず，細胞数が増加することで容積が増大した場合である。したがって，過形成は仕事量増加などの負荷では生じない。

◆ 過形成の代表的な疾患としては，前立腺肥大，乳腺症，子宮内膜増殖症などがある。
☞ 各論 Q119，Q125，Q136

Q16 創傷治癒の過程と形態変化

● 創傷の治癒も基本的には炎症反応と同じである。
● 皮膚だけでなく，他の臓器の欠損部も同様の治癒過程を経る。

◆ 創傷治癒には，①創面が小さく，速やかに上皮被覆を示し治癒する一次癒合と，②創面が大きく，肉芽により補填され瘢痕を形成する二次癒合とがある。しかし，基本的な変化は同様である。時期により以下の3期に分けられる。

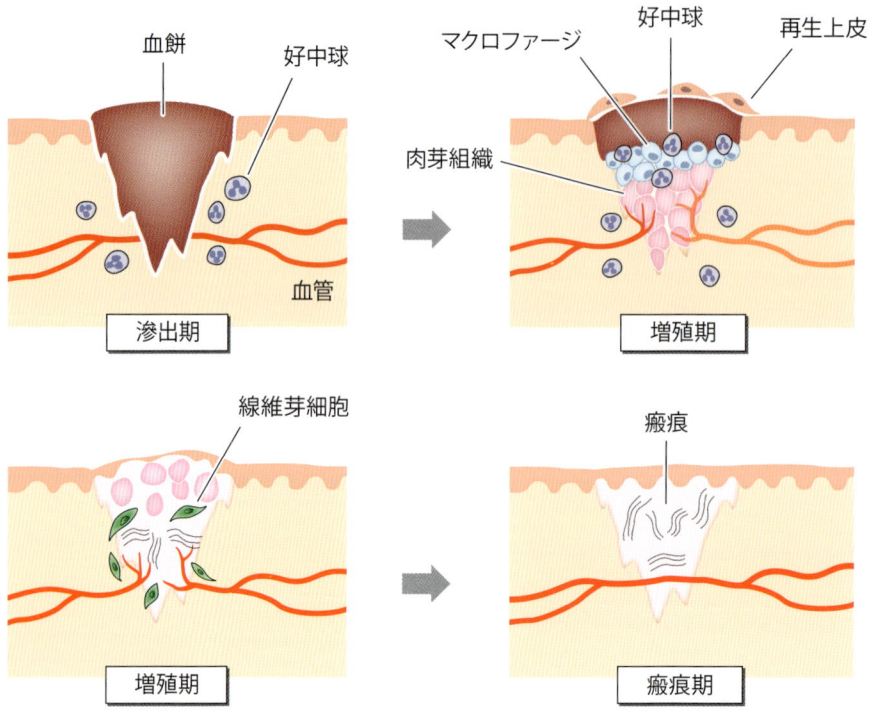

- **Ⅰ期（滲出期）**：創傷面にはフィブリンをはじめとする血液成分が滲出し，周囲には好中球をはじめとする白血球浸潤がみられる。血液成分は組織中に存在しているトロンボキナーゼにより凝固する。
- **Ⅱ期（増殖期）**：壊死物質やフィブリンが白血球や組織球により貪食され，郭清されたのち，周囲の健常部から侵入してきた線維芽細胞や毛細血管内皮細胞が増殖して，肉芽組織を形成する。肉芽形成にほぼ一致して好銀線維，さらに膠原線維の増殖が始まる。その後，創縁の上皮から細胞増殖が盛んになり表面を被覆する（再生上皮）。
- **Ⅲ期（瘢痕期）**：3週間ほどたつと病巣は一様に膠原線維に置き換わり，瘢痕（scar）となる。

Q17　肉芽組織を構成する成分と働き

◉ 肉芽組織は組織欠損のあとの穴埋めをする幼若結合組織。

- 肉芽組織（granulation tissue）とは，創傷治癒の際に表面が赤い顆粒状，肉様に見えることから付いた名称である。その本体は増殖の盛んな幼若結合組織で，線維芽細胞，毛細血管（内皮細胞）および浸潤した組織球，単球，好中球などからなる。
- 創傷治癒過程や炎症の際に生じるほか，血栓や塞栓を器質化したり，滲出物や壊死物質を排除したあとを補填するという重要な働きをする組織である。

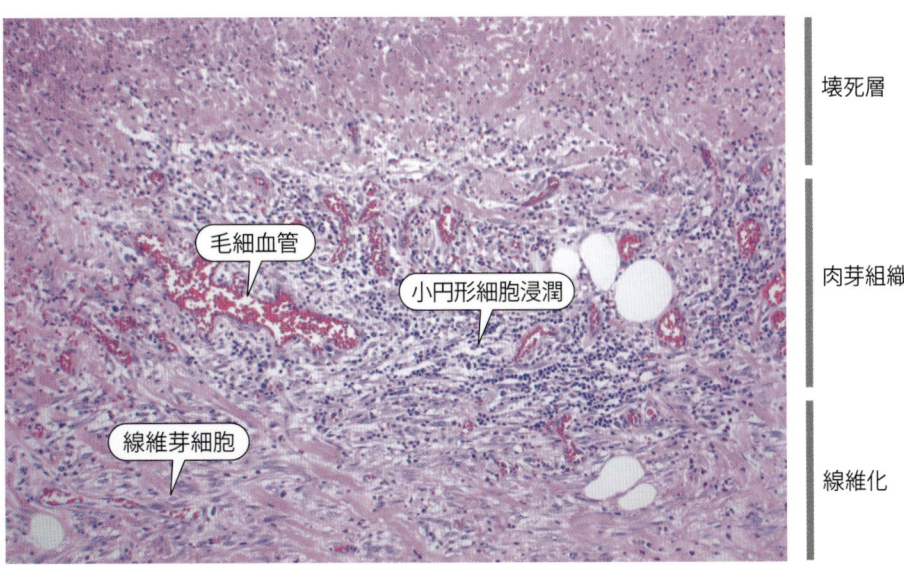

胃潰瘍の潰瘍底部分　写真の上1/3は壊死組織，中央1/3は肉芽組織，下1/3は線維化部分である。肉芽組織には毛細血管増生と小円形細胞浸潤がみられる。線維化部分では線維芽細胞が増生している。

Q18　良い肉芽と悪い肉芽の違い

- ●治癒をはかどらせるには，悪い肉芽組織は取り除く。
- ●悪い肉芽組織は水っぽくて汚い。

◆感染などの原因により創傷治癒が遷延する場合がある。そのような場合，通常の創傷治癒に比較して肉芽組織の発育が悪い。これを悪い肉芽（病的肉芽）という。

◆良い肉芽は血管に富み，出血しやすい。

	色	表面性状	分泌物	出血	硬さ	組織像
良い肉芽	鮮紅色	細顆粒状	少ない	しやすい	弾性硬	線維芽細胞や毛細血管に富む
悪い肉芽	灰白色	顆粒形成不明瞭	多い	しにくい	軟	線維芽細胞に乏しい 炎症性細胞（++） 浮腫性

Q19　骨折治癒と創傷治癒の相違点

- ●骨折も基本的には組織欠損である。
- ●仮骨は，肉芽組織，類骨，軟骨などの総称。
- ●骨折時の仮骨形成は，本来の層板骨形成までのつなぎ。

◆骨折治癒の最終目的は，破壊された骨を元に戻すことである。そのためには，単に肉芽組織で補填され，瘢痕となるだけでなく，さらに骨芽細胞や破骨細胞により層板骨が形成されることが重要である。すなわち，基本的には創傷治癒と同様に変化するが，要所要所において骨形成のための反応が生じる。

◆骨折の治癒過程は以下の3期に分けられる。〔　〕内は創傷治癒時の名称である。

①滲出期〔＝滲出期〕：骨折部表面には血液成分の滲出が生じ，血腫が形成され，壊死物質を伴う。そこには急性炎症反応が生じる。

②増殖期〔＝増殖期〕：病変部は肉芽組織で置換され，さらに周囲からの豊富な血液供給を受ける。肉芽形成とともに骨折部位の骨膜には骨芽細胞が増殖し，細胞に富む幼若な骨組織，すなわち類骨組織（osteoid）をつくる。ただし，血行が悪い部位では，軟骨芽細胞の増殖，軟骨形成がみられる。この時期の上記の構成成分すべてを総称して仮骨（callus）と呼ぶ。

③再構築期〔＝瘢痕期〕：骨芽細胞から分泌されたアルカリフォスファターゼの働きにより類骨組織に石灰化が生じ，線維骨が形成される。骨芽細胞は次第に骨細胞となる。一方では破骨細胞が誘導され，線維骨は吸収されて最終的には層板骨（緻密骨）に置換される。

Q20 創傷治癒に対する抑制因子

- ●創傷治癒は，全身状態と創傷部局所の状態の双方の影響を受ける。
- ●速やかな創傷の治癒には，良い肉芽が育つ状況が必要。
- ●膠原線維の合成にはビタミンCが必要。

◆ 創傷治癒の過程は一種の炎症反応であり，早期の治癒には速やかな炎症の終焉と，病巣の膠原線維による置換，上皮の再生が必要である。それらの治癒過程に対する抑制因子は，全身性因子と局所性因子とに分けて考えることができる。

◆ **全身性因子**：①高齢者では一般に治癒は遅い。②低蛋白血症，ビタミンC欠乏では膠原線維の合成が障害される。③貧血，アシドーシス（糖尿病，腎疾患），副腎皮質ホルモン投与などは線維芽細胞の増殖や毛細血管の増生を抑制する。

◆ **局所性因子**：①局所の圧迫などによる血液供給の不足，②感染，③異物や壊死物質の存在による炎症の遷延，④死腔により膠原線維で置換できない場合，⑤外力のため膠原線維の形成が悪い場合（固定不良）。

Q21 再生の認められる臓器と認められない臓器

- ●細胞ないし組織の分化度と再生能は反比例する。

◆ 個体の一部が失われたときに形態・機能ともに元どおりになる機転を再生というが，形態・機能ともに完全に修復する「完全な再生」はヒトではほとんど無理である。

◆ すなわち，欠損部が本来の組織や細胞で充填されるのではなく，肉芽組織をはじめとする他の成分で置き換わる「不完全再生」が多い。これは一種の修復に相当する変化である。

◆ **再生力が強いもの**：表皮，粘膜，肝組織，結合組織，骨，神経膠組織，Schwann（シュワン）細胞

◆ **再生力が弱いもの**：横紋筋，平滑筋

◆ **全く再生しないもの**：神経細胞，心筋（生直後から細胞分裂が起きない細胞）

◆ 再生が失敗した場合，欠損部は結合組織により置換され，「瘢痕化」する。

神経の修復 神経細胞は全く再生しない。また，中枢神経の軸索にも再生は起こらない。したがって，損傷部位は増殖した星状膠細胞によって置換される（グリオーシス）。一方，末梢神経は再生能が非常に高く，近位側断端では軸索が分裂・再生し，以前軸索の存在していた空間を増殖・伸展したもののみが終末臓器まで達する。ただし，完全に断裂した場合は，増殖した神経線維，Schwann細胞，線維芽細胞が腫瘍状の結節を形成する。これを切断神経腫（amputation neuroma）という。

総論 4 代謝性病変

Q22 血糖上昇を引き起こす病態

- 血糖上昇は，血糖降下因子の欠乏でも血糖上昇因子の増加でも起こる。
- 血糖降下因子はインスリンが唯一である。

◆ 血糖上昇因子には膵ランゲルハンス島のα細胞から分泌されるグルカゴン，甲状腺ホルモン（サイロキシン），下垂体から分泌される成長ホルモン，副腎皮質ホルモン（糖質コルチコイド），副腎髄質ホルモン（アドレナリン）などがある。

◆ 一方，血糖降下因子はインスリンただひとつである。インスリンは膵臓ランゲルハンス島のβ細胞から分泌される。

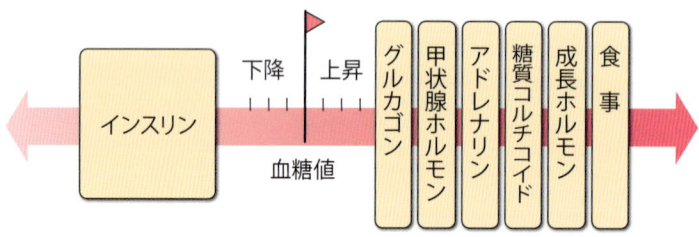

◆ したがって，血糖上昇を引き起こす病態としては，血糖降下因子であるインスリンの絶対的・相対的欠乏と血糖上昇因子の分泌増加がある。前者は糖尿病のほか，腫瘍による広範な膵臓の破壊，慢性膵炎やヘモクロマトーシスで生じる。

◆ 後者は成長ホルモンの増加する末端肥大症，甲状腺ホルモンの増加するBasedow病，副腎皮質ホルモンの増加するCushing症候群，副腎髄質ホルモンの増加する褐色細胞腫やストレス負荷などがある。しかし，これら血糖上昇因子が増加しても，膵臓が正常に働いている限り血糖上昇の程度は軽い。

インスリンの作用
① グルコースの利用促進とグリコーゲンの合成・貯蔵
② 蛋白の合成促進
③ 中性脂肪の形成・貯蔵促進

Q23 糖尿病の定義と，発生機序からみた分類

- 糖尿病は多様な成因からなる高血糖を主徴とする症候群。
- 糖尿病は糖代謝異常にとどまらない。

◆ 糖尿病（diabetes mellitus）の概念を明確に述べることは難しいが，以下の要素を伴った病態と定義することができる。
①絶対的・相対的インスリン不足に基づく。
②発症は環境因子，遺伝因子，誘発因子など多数の因子による。
③糖代謝のみならず，脂肪代謝，蛋白代謝，電解質バランスの異常をきたす。
④高血糖やケトアシドーシスなどの急性症状のほか，感染症や血管の異常に基づく慢性症状を伴う。

◆ 糖尿病は成因により表のように分類される。1型糖尿病は膵β細胞の破壊によるもので，生存のためにはインスリン投与が必須であることから，インスリン依存性糖尿病（insulin-dependent diabetes mellitus；IDDM）ともいう。2型糖尿病は，遺伝因子に環境因子が加わり発症に至ったもので，わが国では患者の90％以上を占める。

1型糖尿病	膵β細胞の破壊。通常は絶対的インスリン欠乏に至る A. 自己免疫性 B. 特発性
2型糖尿病	インスリン分泌低下を主体とするものと，インスリン抵抗性が主体で，それにインスリンの相対的不足を伴うものなどがある
その他の特定の機序，疾患によるもの	A. 遺伝因子として遺伝子異常が同定されたもの 　①膵β細胞機能に関わる遺伝子異常 　②インスリン作用の伝達機構に関わる遺伝子異常 B. 他の疾患，条件に伴うもの 　①膵外分泌疾患　②内分泌疾患 　③肝疾患　　　　④薬剤や化学物質によるもの 　⑤感染症　　　　⑥免疫機序によるまれな病態 　⑦その他の遺伝的症候群で糖尿病を伴うことの多いもの
妊娠糖尿病	

（日本糖尿病学会 糖尿病の分類と診断基準に関する委員会報告. 糖尿病 42；388, 1999）

糖尿病と遺伝子異常　1型糖尿病は，第6染色体にある主要組織適合遺伝子（MHC）領域やインスリン遺伝子領域など多くの遺伝子座がその発生に関与する。2型ではインスリン，インスリン受容体，グルコキナーゼ，ミトコンドリアの遺伝子異常などが報告されている。

Q24 ホルモンおよび臓器因子からみた糖尿病の疾患概念

◉糖尿病は，インスリン不足によりあらゆる代謝に障害をきたす症候群といえる。

◆ インスリンは血糖降下因子として働くが，その機序は，①肝臓に働いてグリコーゲン合成を亢進させ，②骨格筋や脂肪細胞へのグルコースの取り込みを促進することによる。

◆ したがって，インスリンが欠乏すると，筋肉，肝臓，脂肪組織でのグルコースの利用が障害される。このためグルコース摂取を高めようとする働きでますます高血糖になるとともに，エネルギー源確保のため脂肪組織および蛋白の分解が促進される。これらの結果として，血中には糖のほか，ケトン体や遊離脂肪酸が増加し，代謝性アシドーシスが進行する（糖尿病ケトアシドーシス）。

◆ さらに，これらの血清学的異常が長期にわたると，腎臓・網膜などを栄養する小細血管に好酸性物質が沈着し，特有の症状を呈する。また，大血管には粥状硬化が起こり，心臓や脳の虚血性病変，大腸の動脈閉塞などを引き起こす。☞ Q25, Q26

◆ 以上のように，糖尿病は単一疾患ではなく，インスリンの持つ広範な作用が障害された結果生じる症候群と考えると理解しやすい。

> 糖尿病の膵病変　膵島の硝子化，線維化は2型にみられ，血管硬化や外分泌組織の線維化などと関連している。1型では β 細胞の変性や脱顆粒，膵島炎（島内とその周囲にリンパ球浸潤をみる）などが認められる。特に膵島炎は発症6ヵ月以内の死亡例でみられる。

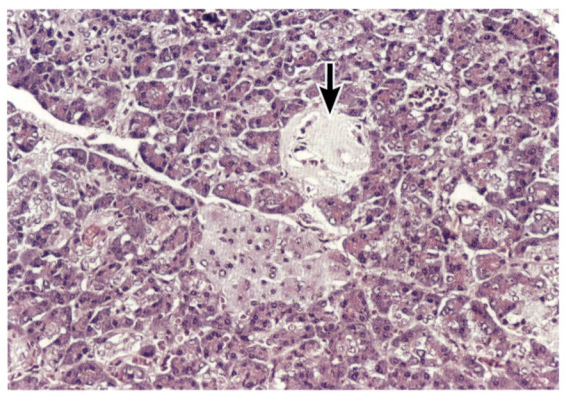

糖尿病の膵臓　ランゲルハンス島の硝子化を認める。

Q25 糖尿病の合併症とその発生病理

◉糖尿病の代表的な合併症は血管障害により生じる。
◉糖尿病性昏睡は3種類の病態がある。

◆ 糖尿病の合併症は基本的には血管障害であるが，①毛細血管・細動脈の障害である microangiopathy（細小血管症）と，②小動脈・大動脈の粥状硬化である macroangiopathy に分けることができ，それらには図のようなものが含まれる。そのほか，③感染症，④糖尿病性昏睡など代謝的合併症があげられる。

◆ 血管障害の発生にはインスリン不足，インスリン過剰，高血糖，高脂血症，高血圧，加齢，喫煙などさまざまな要因が関与するが，その発生機序は明確でない。

- **糖尿病時に感染症が生じやすい理由**として，高血糖，高乳酸血症，脱水，白血球機能低下などにより細菌増殖の起こりやすい状態が生じるほか，末梢循環障害，知覚鈍麻などがさらに感染を容易にする。
- **糖尿病性昏睡**は，発生機序によって次のように分類される。

①脂肪酸分解によるケトアシドーシス，脱水，電解質アンバランス，脳浮腫などが原因で生じる**糖尿病ケトアシドーシス性昏睡**

②ケトアシドーシスを伴わず，高血糖，脱水による高浸透圧を原因とする**非ケトン性高浸透圧性昏睡**

③治療のためのインスリン注射による**低血糖昏睡**は医原病であるが，これも便宜上，糖尿病性昏睡に含まれる。

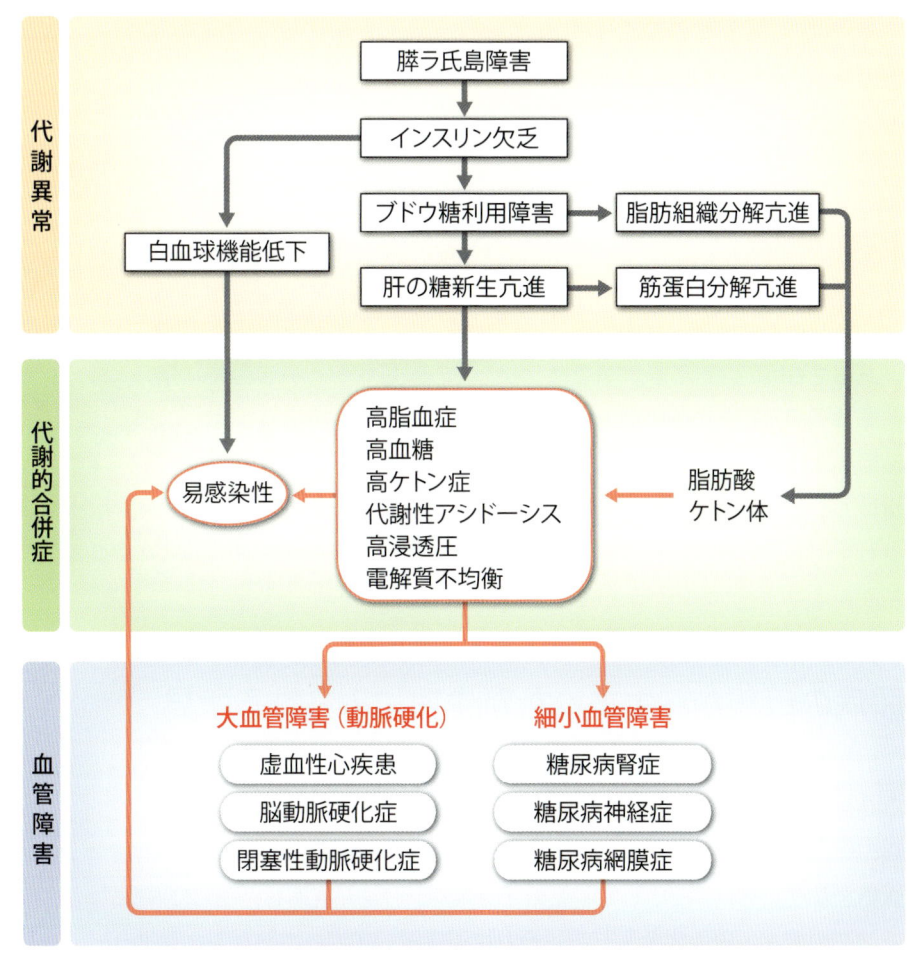

糖尿病網膜症 糖代謝障害によって網膜血管内皮細胞に異常が起こり，毛細血管瘤形成，出血，浮腫，先細り・せき止めなどの静脈異常，血管新生，軟性白斑や硬性白斑，さらには網膜剥離や硝子体出血などの変化を生じる。

Q26 糖尿病による腎臓の変化

● 糖尿病腎症にみられる特異的な病変は，Kimmelstiel-Wilson 結節と輸出入細動脈の動脈硬化である。

◆ 糖尿病の腎病変は，糖代謝障害により蛋白の糖化が生じ，その結果，血漿蛋白が細胞外基質にしみ込んで沈着物となり，同時に細胞外基質においてプロテオグリカンが増加することで形成される。
◆ 病変としては，①メサンギウム基質にみられる好酸性硝子様結節（Kimmelstiel-Wilson 結節），②糸球体毛細血管基底膜のびまん性不均一な肥厚，③糸球体係蹄の外側に出現するドーム状の好酸性均質性物質（fibrin cap）とボウマン嚢内の同様の物質（capsular droplet），④ボウマン嚢内に出現する細胞成分の少ない半月体（crescent），⑤輸出入細動脈の硬化（硝子化）があげられる。
◆ 免疫組織学的には，係蹄壁や細動脈壁に免疫グロブリン，補体，アルブミン，フィブリンなどの血漿蛋白成分の沈着が確認される。
◆ 糖尿病腎症は以下の3型に分けられるが，実際は分類困難なことが多く，また相互に移行もみられる。
① 結節型：メサンギウムの肥厚，さらに結節形成を主とし，糸球体毛細血管基底膜の肥厚はないか，あっても軽い。
② びまん型：糸球体毛細血管基底膜の肥厚は著しいが，結節形成はない。
③ 滲出型：fibrin cap や capsular droplet が優位に認められる。

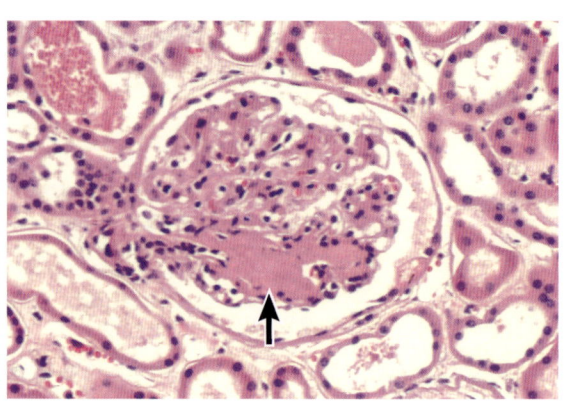

糖尿病の腎臓 糸球体に Kimmelstiel-Wilson 結節がみられる。糸球体毛細血管基底膜は軽度肥厚している。

Q27 糖尿病の母親から生まれた新生児にみられる所見

● 母親が糖尿病の場合，胎児は栄養過多状態にある。

◆ 母親が糖尿病の場合，母親の血漿グルコースは胎盤を介して胎児血中に入る。そのため胎児も高血糖となり，それに反応して胎児のインスリン分泌が亢進し，さらに膵臓ランゲルハンス島の肥大・過形成を生じる。それに引き続いてグリコーゲン，脂肪，蛋白の合成も亢進し，また原因ははっきりしないが，成長ホルモンや副腎皮質ホルモンの過剰分泌も生じる。
◆ この状態で生まれた新生児は巨大児となり，他の内臓も普通の場合に比して大きく，いわゆる巨内臓症を呈する。また胎盤も大きいが，絨毛は未熟である。このような児はインスリン分泌が多いため，出生後，低血糖発作を起こしやすい。

Q28 脂肪代謝と高脂血症の定義

- 脂肪組織はトリグリセライド・脂肪酸の合成と分解を同時に行う。
- LDLは動脈硬化促進，HDLは動脈硬化抑制に働く。

◆ 食物中の脂肪は中性脂肪の一種であるトリグリセライドである。トリグリセライドはリパーゼによって脂肪酸とグリセロールに分解され，腸管で吸収される。吸収されたのち，これらは再びトリグリセライドに合成され，カイロミクロンと呼ばれる乳状脂粒の形で血中に運ばれ，脂肪組織，肝臓，筋肉に取り込まれる。

◆ トリグリセライドは各臓器で脂肪酸に分解され，直接エネルギー代謝に利用される。また，血中の脂肪酸は肝臓で再びトリグリセライド，コレステロール，リン脂質に合成され，補酵素であるアポ蛋白と結合し，リポ蛋白の形で血中に放出される。

◆ 血漿リポ蛋白は，比重によってVLDL（主成分はトリグリセライド），LDL（主成分はコレステロール），HDL（主成分はリン脂質）に分類される。LDLは末梢組織の受容体に結合してコレステロールを供給することから，動脈硬化（粥状硬化）の促進因子である。一方，HDLは遊離コレステロールを取り込んで肝臓に戻すことから，動脈硬化の抑制に働く。

◆ 高脂血症は，血中総コレステロールあるいはトリグリセライドが増加した状態である。高脂血症が生じる原因は，①遺伝（家族性），②酵素活性異常に基づくリポ蛋白代謝異常，③アポ蛋白異常の3つがある。高脂血症が持続すると臓器に脂質の沈着が生じ，動脈硬化症，脂肪肝，黄色腫などをきたす。

(TG：トリグリセライド　CE：コレステロールエステル)

Q29 ライソソーム蓄積症の概念と分類

- ライソソームは，細胞内で糖質や糖脂質の分解を行う小器官である。

◆ ライソソーム蓄積症（lysosomal storage disease）とは，ライソソーム内に存在する種々の酵素が欠損するために，本来その酵素で代謝されるべき物質が細胞内に沈着してしまう病態の総称である。脳の障害を引き起こすタイプが含まれる。多くは常染色体劣性遺伝を示す。

◆ 蓄積する物質の種類によって分類され，糖原病，ガングリオシドーシス，リピドーシス，ムコ多糖蓄積症などがある。

蓄積症	疾患名
ガングリオシドーシス	Tay-Sachs病，GM_1 gangliosidosis
リピドーシス	Niemann-Pick病，Gaucher病など
糖原病	von Gierke病，Pompe病，Cori病など
ムコ多糖蓄積症	Hurler症候群，Morquio症候群など
acid lipase欠損症	Wolman病

Q30 糖原病の欠損酵素・沈着部位・臨床症状

- ◉ 糖原病はグリコーゲン代謝過程の酵素欠損症である。
- ◉ 欠損酵素の種類により，全身にグリコーゲンが沈着する場合と，沈着臓器が限定される場合がある。

- ◆ **糖原病**（糖原蓄積病 glycogen storage disease）とは，グリコーゲン合成・分解過程での**酵素の遺伝的欠損による先天性糖代謝異常症**である。過剰のグリコーゲンがさまざまな臓器の細胞質内に沈着し，細胞を障害した結果，症状を引き起こす。
- ◆ 代表的疾患の欠損酵素，臨床症状を表に示した。

疾患名	欠損酵素	臨床症状
Ⅰ型 von Gierke 病（フォンギールケ）	グルコース-6-フォスファターゼ	乳児期に発症 肝腫大，低血糖，ケトン尿症
Ⅱ型 Pompe 病（ポンペ）	α-1,4-グルコシダーゼ	心肥大や巨舌，肝腫大，筋力低下
Ⅲ型 Cori 病（コリ）	脱分枝酵素	肝の変性・壊死 ➡ 肝硬変症 筋緊張低下，脱力，ミオグロビン尿症

Q31 リピドーシスの代表的疾患と欠損酵素・沈着部位

- ◉ Niemann-Pick 病は脂質，Gaucher 病は糖脂質が沈着する。

- ◆ リピドーシスとは，組織に脂質の異常蓄積をきたす先天性代謝異常症をいう。代表的な疾患として以下のものがある。
- ◆ **Niemann-Pick 病**（ニーマンピック）：スフィンゴミエリナーゼの欠損のため，**スフィンゴミエリンと非エステル型コレステロール**がライソソーム内に沈着する。沈着臓器は肝臓，腎臓，骨髄，脾臓，リンパ節など多種に及ぶ。蓄積の生じた細胞（主に単核食細胞系細胞）は腫大し，Niemann-Pick 細胞と呼ばれる。
- ◆ **Gaucher 病**（ゴーシェ）：グルコセレブロシダーゼの欠損のため，**グルコセレブロシド**（糖脂質の一種）が肝臓，脾臓，骨髄，中枢神経に沈着する。沈着した細胞は Gaucher 細胞という。

単核食細胞系 生体内において異物処理にあたる細胞群。マクロファージのほか，肝クッパー細胞，脳ミクログリアなど単球由来の細胞が含まれる。

Q32 ビリルビンの代謝経路と胆汁

● ビリルビンは肝・胆道系障害以外にも，溶血亢進で増加する。

◆ 老廃赤血球や骨髄未熟赤血球は，脾臓で破壊される。その際，ヘモグロビンはヘム，グロビン，鉄に分解される。ヘムはさらにビリルビンに分解される。このビリルビンは脂溶性（非水溶性）のため，血中ではアルブミンと結合した状態で肝臓に運ばれる。これを非抱合型（間接）ビリルビンという。

◆ ビリルビンは肝臓のDisse腔で肝細胞内に取り込まれる。取り込まれたビリルビンはアルブミンからはずれて，グルクロン酸転移酵素の働きでグルクロン酸抱合され，水溶性の抱合型（直接）ビリルビンとなり，胆汁を介して小腸に入る。小腸では細菌の働きでウロビリノーゲンとなるが，一部は再吸収されて肝臓へ戻り再利用される（腸肝循環）。

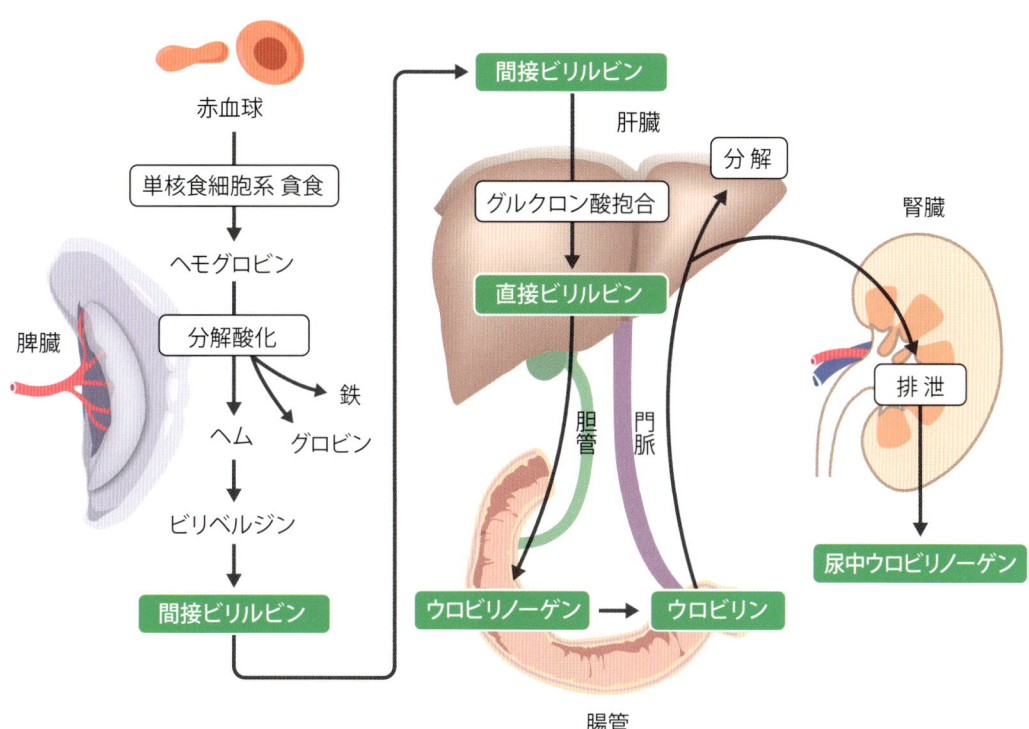

直接ビリルビンと間接ビリルビン van den Bergh反応（ジアゾスルファニル酸に対する胆汁色素の反応）の際に，何の処理もいらないものを直接ビリルビン，メタノールでアルブミンを離す処理を行わなければならないものを間接ビリルビンという。間接ビリルビンは脂溶性で，組織内へ移行せず，尿中にも存在しない。直接ビリルビンはアルコール，水いずれにも可溶性である。したがって，間接型に比べて組織内移行がよく，尿中にも排泄される。

Q33 黄疸の発生機序による分類《上昇するビリルビンの種類と原因疾患》

- ビリルビンは肝臓でグルクロン酸抱合されて水溶性となり，排泄可能となる。
- 黄疸の原因により，血中に増加するビリルビンの種類が異なる。

◆ 黄疸（jaundice）とは，何らかの原因による高ビリルビン血症（2mg/dℓ以上）の結果，皮膚，結膜などが可視的に黄色くなった状態をいう。また，肝臓，腎臓など種々の臓器にビリルビン沈着を生じた場合も黄疸という。

◆ 黄疸は，ビリルビン代謝・排泄過程のどこが障害されるかによって次のように分類できる。①ビリルビンが肝細胞に到達する前の異常による肝前性黄疸，②肝細胞に異常がある場合の肝細胞性黄疸，③ビリルビンが肝細胞で処理された後の過程に異常がある肝後性黄疸の3つである。したがって，障害される部位により間接ビリルビンが増加する場合と，直接ビリルビンが増加する場合がある。

①肝前性黄疸：種々の原因により溶血が亢進すると，肝細胞内でのグルクロン酸抱合が対応しきれず，間接ビリルビンが過剰となる。溶血性貧血など。

②肝細胞性黄疸 ☞ Q34
　1）ビリルビン取り込み・転送障害：間接ビリルビンが上昇する。Gilbert病など。
　2）グルクロン酸抱合障害：グルクロン酸転移酵素の欠損や肝臓の低機能による。間接ビリルビン上昇。Crigler-Najjar病，新生児黄疸など。
　3）抱合型ビリルビンの排泄障害
　　(a)先天性排泄障害：Dubin-Johnson病，Rotor病など。
　　(b)肝実質障害：肝硬変症など。
　　(c)薬物障害：抗生物質，クロルプロマジンなどによる。
　(b)と(c)はいずれも肝細胞膜自体の障害や，それに引き続く小葉内胆管狭窄などのため，直接ビリルビンの胆汁への排泄が障害される。したがって血中直接ビリルビンが上昇する。

③肝後性黄疸：肝外胆管閉塞に基づくもので，胆汁の流出が妨げられるために生じる。直接ビリルビンが上昇する。肝癌，胆石症など。

◆ 黄疸を示す臓器は，ホルマリンで固定するとビリルビンが酸化されてビリベルジンとなり，緑色を呈するようになる。組織標本では肝細胞内や胆管内にビリルビン色素が沈着している。

肝臓における黄疸の組織像　ビリルビンの貯留あるいは沈着の部位や存在様式により，7つの像が観察される。①毛細胆管の胆汁栓，②肝細胞内の胆汁色素，③細胆管内の胆汁栓，④胆汁円柱，⑤実質内胆汁貯留，⑥胆汁梗塞，⑦胆汁流出。

Q34 遺伝的ビリルビン代謝異常症

◉ 体質性黄疸は肝細胞の先天性ビリルビン代謝異常である。

◆ 遺伝的ビリルビン代謝異常症は別名**体質性黄疸**ともいい，ビリルビン代謝経路のさまざまな過程の先天的な障害により引き起こされる疾患である。その多くは優性遺伝を示す。
◆ **Gilbert病**（ジルベール）：ビリルビンの肝細胞内取り込みの障害により，非抱合型（間接）ビリルビンが血中に増加する。予後は良好といわれる。
◆ **Crigler-Najjar病**（クリグラー ナジャー）：肝細胞中の**グルクロン酸転移酵素の欠損**により，グルクロン酸抱合が障害されるため，血中には非抱合型ビリルビンが増加する。生後早くから症状が出現し，経過中に核黄疸をきたし死亡するので，予後は不良である。
◆ **Dubin-Johnson病**（デュビン ジョンソン）：肝細胞膜からの**抱合型ビリルビンの排泄障害**により生じ，抱合型ビリルビンの増加を示す。肝細胞には黒褐色顆粒が沈着し，**黒色肝**を呈する。
◆ **Rotor病**（ローター）：抱合型ビリルビンの肝細胞からの排泄障害によるもので，抱合型ビリルビンが増加する。Dubin-Johnson病とは違い，色素沈着をきたさない。
◆ 上記疾患のうちCrigler-Najjar病のみ劣性遺伝である。

Q35 核黄疸の発生機序と重要性

◉ 核黄疸が生じるには高ビリルビン血症が必要。
◉ 非抱合型（間接）ビリルビンは血液−脳関門を通過できるが，抱合型（直接）ビリルビンは通過できない。

◆ グルクロン酸転移酵素の欠損によりビリルビンのグルクロン酸抱合が障害されたり，新生児のように肝臓のビリルビン処理能力が低いような場合（具体的には胎児赤芽球症をはじめとする溶血性貧血など），血中に非抱合型（間接）ビリルビンが増加する。
◆ 非抱合型ビリルビンは**血液−脳関門**を通過するため，それらは大脳基底核に沈着してその部の機能を障害する。このように**基底核に非抱合型ビリルビンが沈着した状態**を**核黄疸**（nuclear icterus）という。ビリルビンは神経細胞内や神経膠細胞に沈着し，細胞呼吸を抑制する。将来的には中枢神経障害に基づく知能発育障害をきたし，死亡することが多い。
◆ なお，沈着ビリルビンにより生じるその他の臓器障害には，黄疸腎や胆汁性肝硬変症がある。

血液−脳関門　血中の物質が脳組織へ入り込むのは自由ではなく，選択的関門がある。これは脳毛細血管内皮細胞がその組織構造上，透過性が低いことによる。臨床的には，薬剤が関門を通過するかどうかが重要となる。

Q36 ヘモクロマトーシスとヘモジデローシスの違い

● 臓器障害が生じるには，鉄が実質細胞に沈着することが必要。
● ヘモジデローシスに鉄代謝異常はない。

◆ ヘモジデローシス（hemosiderosis）は輸血や鉄の過剰投与で生じ，鉄代謝には異常がない。ヘモクロマトーシス（hemochromatosis）は腸管からの鉄の吸収阻止機構に異常がみられる鉄代謝異常症である。

◆ ヘモジデローシスでは単核食細胞系への鉄沈着のみで，実質細胞には沈着しないので，器質的および機能的障害を生じない。一方，ヘモクロマトーシスは単核食細胞系のみならず種々の実質細胞にも鉄沈着をきたし，臓器障害を引き起こす。たとえば肝臓ではKupffer（クッパー）細胞だけでなく，小葉辺縁部の肝細胞に沈着し，肝細胞の変性・壊死を生じ，線維増生を伴う。ひどい場合は小葉の改築をきたし，肝硬変症となることがある。膵臓の場合，ランゲルハンス島や外分泌細胞全体に沈着し，膵硬変をきたし，二次的に糖尿病を引き起こす。そのほか，心臓，皮膚，副腎などにも沈着する。

Q37 いろいろな色素の沈着部位・病的意義

● 出現部位・病態により，鑑別すべき色素は限られる。

◆ 組織内色素を形態の特徴のみで鑑別するのは困難なことがあるが，表に示すように，沈着部位，病態を考慮すれば鑑別すべき色素は限定される。

色素	本体	性状	沈着部位	病的意義
ビリルビン（胆汁色素）	赤血球，ヘムの分解産物	おうど色 液状	肝内胆管・毛細胆管 クッパー細胞 腎尿細管上皮	胆汁のうっ滞 血中ビリルビンの増加
ヘモジデリン（血鉄素）	無機の水酸化鉄と有機物の化合物で，細胞内で産生される。鉄反応（+）	きらきらした黄褐色顆粒状	肝細胞，腎尿細管上皮 肺胞マクロファージ	出血，鉄代謝障害，赤血球崩壊。貪食されてから2〜3日
ヘマトイジン（出血素）	ビリルビンと同様の成分，鉄反応（−）	山吹色 結晶塊	比較的大きな出血巣	吸収不可能な出血巣で，出血から3週以上経過
メラニン	チロジンの分解産物	暗黒褐色 滴状	皮膚・網膜（生理的） 色素性母斑，悪性黒色腫	メラニン細胞の存在 メラニン産生腫瘍
リポフスチン（消耗性色素）	消化不可能な代謝残渣物	黄褐色 細顆粒状	心筋（細胞膜周囲） 肝細胞	加齢 臓器の疲弊
炭粉	炭化物，すす	純黒色 微細不整形	肺（肺胞上皮，肺胞マクロファージ，間質），リンパ節	喫煙の有無 炭鉱夫

| ビリルビン | ヘモジデリン | リポフスチン |

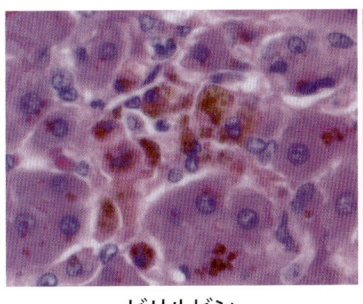

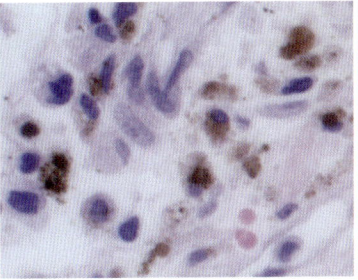

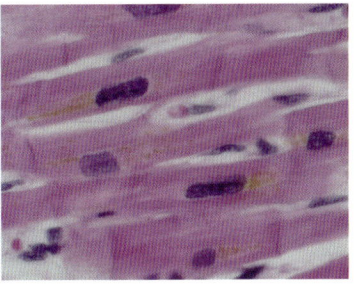

Q38 結石の生じやすい臓器と，結石形成を促進する条件

- 結石は中空臓器に生じる。
- 核になるものが存在すると，形成されやすい。

◆ 結石を作りやすい臓器は，胆嚢，膀胱，腎臓（腎盂），虫垂などの中空臓器，唾液腺，前立腺などである。

◆ 結石はそれら中空臓器の内腔や排泄管内，腺腔内に存在する液状物中の無機物・有機物などが析出して，硬い固形物となったものである。すなわち，結石が形成されやすい状態としては，①液性成分のうっ滞，②濃縮が生じたり，③炎症に際して析出したフィブリンから結晶柱が作られた場合などが考えられる。

◆ 胆石の場合はコレステリン，ビリルビンなどが主成分で，尿路結石の場合は尿酸塩，硝酸塩，リン酸塩，シスチンなどが成分となる。☞ 各論 Q94, Q111

Q39 銅代謝異常の代表的疾患とその形態的特徴

- Wilson 病は，銅を運搬する蛋白（セルロプラスミン）の欠乏により起こる。

◆ 代表的疾患は Wilson 病（肝レンズ核変性症）で，セルロプラスミン（血清蛋白の1つで，銅を含む糖蛋白。銅を運搬する働きを持つ）の欠乏により組織中に銅が沈着する疾患である。

◆ その代表的病変は，①肝臓の大結節性肝硬変症，②角膜の Kayser-Fleischer 環，③脳のレンズ核変性の3つである。脳では正常の10倍，肝臓では5倍の銅の沈着がみられる。脳の病変は肉眼的には軟化巣である。組織学的には銅沈着による神経膠細胞の変性で，Alzheimer I 型細胞や Opalski 細胞の出現によって特徴づけられる。肝臓では肝硬変症に至るまでの，種々の程度の病変が認められる。眼にみられる Kayser-Fleischer 環は，角膜の Descemet 膜への銅の沈着によって起こる。

◆ その他の臓器で重要なのは腎臓で，腎尿細管上皮細胞への沈着のため尿細管での再吸収能が低下し，アミノ酸尿を生じる。

Q40 高尿酸血症の病態と痛風との関連

- ●尿酸は動物細胞核成分に由来する。
- ●高濃度の血中尿酸は，組織内に結晶化して析出する。

◆ 尿酸は動物細胞の核を構成する**プリン化合物**（アデニンヌクレオチド，グアニンヌクレオチドなど）の分解によって生じ，尿中に排泄される。

◆ **高尿酸血症**は，①尿酸の過剰産生（核酸の分解亢進），②腎臓での尿酸排泄の低下が大きな原因である。核酸の分解亢進をきたす原因は，食事摂取からの増加，血球などの崩壊，尿酸代謝異常（プリン体生合成の増加），酵素異常，その他原因がはっきりしない場合（特発性）がある。腎臓の異常としては，各種腎疾患が原因となる。新生児における有核赤血球崩壊や白血病での病的白血球の崩壊などでみられる高尿酸血症は，崩壊した多量の細胞の核酸分解によって生じる。

◆ 高尿酸血症が持続し，尿酸塩の結晶が関節部や皮下組織，腎臓に析出し，急性関節炎や腎障害をきたした状態を**痛風**（gout）という。

Q41 痛風結節の特徴と形態

- ●尿酸塩結晶は生体にとって異物である。
- ●痛風の痛みは針状結晶による刺激が一因とされる。

◆ **痛風結節**（gouty node, tophus）とは，高尿酸血症に伴って析出した**尿酸塩**が関節，特に第1中足趾関節の関節軟骨や皮下に沈着して形成されたもので，痛風患者の中でも病悩期間が長い人や体内の尿酸プールが増加している場合に生じやすい。

◆ 組織学的には針状結晶（尿酸塩）の集まりで，その周辺には異物巨細胞を含んだ**肉芽腫性反応**が生じる。なお，尿酸塩は水溶性であるので，ホルマリン固定でなく，純アルコール固定のほうが結晶を確認しやすい。

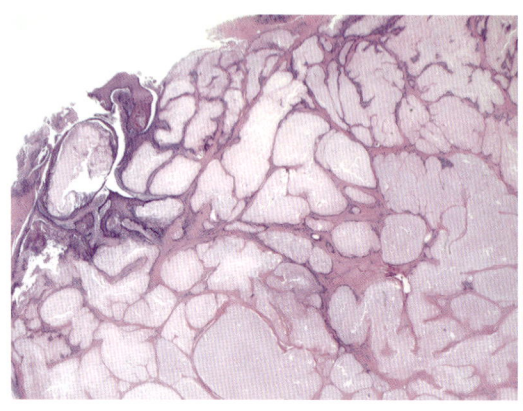

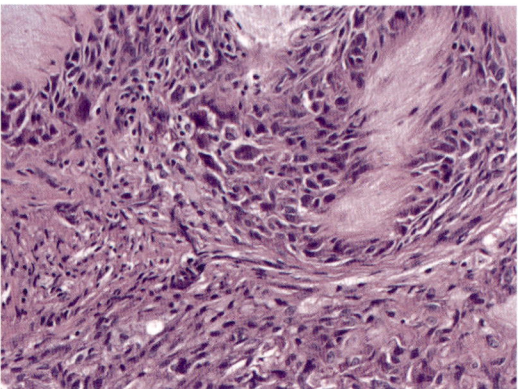

痛風結節 弱好酸性の結節が多数みられる。右は拡大像。結節に接して異物巨細胞が存在し，周囲に組織球や線維芽細胞の増生もみられる。

Q42 ビタミン A, K, B₁₂, C の欠乏により引き起こされる病態

- 血液凝固因子の合成にビタミン K が関与する。
- ビタミン C 欠乏では創傷治癒が不良となる。

- **ビタミン A**：視力，上皮の維持のほかに，ヘモグロビンや各種のホルモンの合成にも関与している。これが欠乏すると，夜盲症と各種上皮の扁平上皮化生を引き起こす。夜盲症は網膜のロドプシン形成が障害されるために生じる。また，上皮が扁平上皮化生をきたすことにより，眼球乾燥症，角膜軟化症，さらに気道の易感染性（線毛の欠如，粘液産生低下などによる），尿路結石形成（尿細管の角化）などが生じる。

- **ビタミン K**：肝臓での血液凝固因子（プロトロンビン，第Ⅶ，Ⅸ，Ⅹ因子）の合成に必須の因子である。したがって，これが欠乏すると血液凝固異常が生じ，高度の出血傾向が起こる。

- **ビタミン B₁₂**：体内では DNA 合成過程の一部で補酵素として働く。これが欠乏すると，全身の増殖細胞に DNA 合成障害が生じる。RNA には障害は起こらないため，RNA/DNA 比が増加する結果，細胞の成熟がアンバランスとなる。特に赤血球の場合，骨髄で巨赤芽球が形成され，いわゆる悪性貧血となる。☞ 各論 Q24

- **ビタミン C**：白血球機能や結合組織代謝に関係している。これが欠乏すると壊血病になり，さまざまな部位で出血をきたす。また，骨での類骨形成が起きなかったり，骨芽細胞からの骨形成も生じない。さらにコラーゲン形成も不良なため，創傷治癒の際に十分な線維化が生じない。☞ Q20

総論 5 循環障害

Q43 循環障害の意味

◉ 生命維持に必要な物質や有害物質の運搬が妨げられた状態。

◆ 循環とは，全身にはりめぐらされた血管を介して，血液が酸素や二酸化炭素，栄養物，老廃物を運搬することである。循環障害はその血液の流れが何らかの形で妨げられたり，分布に異常をきたした状態で，結果として各臓器への酸素や栄養分の供給，各臓器からの二酸化炭素や老廃物の回収が障害されてしまう。

◆ 原因としては，血液を送り出すポンプである心臓の機能低下，輸送路である血管の動脈硬化や血栓・塞栓形成などによる内腔狭窄のほかに，血管の機能的な収縮も挙げられる。

Q44 血流分布の異常 《虚血，充血，うっ血の違い》

◉ 虚血，充血，うっ血は，組織局所における血液の流入量と流出量のバランスが崩れた状態である。

◆ 虚血は，臓器に血液を運搬する動脈に収縮や閉塞が生じた結果，臓器に流入する動脈血液量が著明に減少し，流出量は不変の場合に生じる。臓器は蒼白となり，長時間続くと組織壊死を引き起こす。

◆ 充血は，臓器に流入する血液量が増加し，流出量は不変の場合で，臓器は動脈血が増加するため鮮紅色を呈し，細動脈に血液が貯留し拡張するため肉眼的には血管像が明瞭化する。この場合，臓器の機能は亢進状態となる。

◆ うっ血は，臓器からの血液の流出路，すなわち静脈に閉塞や狭窄がある場合で，臓器あるいはその血管の灌流域内に静脈血のうっ滞が生じた状態である。臓器は暗赤色で静脈の拡張が目立つ。うっ血が長時間続くと酸素不足になるため，組織の変性・壊死を起こす。

◆ なお，虚血と同様の状態を表す別の用語として，「貧血」という言葉がある（たとえば「脳貧血」などという）。ただし，「貧血」は本来，循環血液の単位量あたりの赤血球数あるいはヘモグロビン量が正常より減少した状態を指す用語であり，血流分布の異常とは区別されるべきである。☞ 各論 Q24

Q45 破綻性出血と漏出性出血の違い

● 赤血球が血管外に出るには，必ずしも血管壁の破壊がなくともよい。

◆ 両者の大きな違いは，血管壁に損傷があるか否かである。すなわち，破綻性出血は血管壁や心臓壁に損傷が生じ，壁が破れたために起きる出血で，外傷，潰瘍，動脈瘤破裂などがこれにあたる。

◆ 一方，漏出性出血は，目に見えるような明らかな血管壁の損傷はないが，血管基底膜や内膜が障害されたとき，あるいは透過性亢進などにより内皮細胞間を通って赤血球がしみ出した状態であり，毛細血管や細静脈で認められることが多い。たとえば窒息性出血，肺塞栓症，Waterhouse-Friderichsen 症候群などでみられる。

Waterhouse-Friderichsen 症候群　髄膜炎菌（グラム陰性双球菌）の感染症のうち，電撃性菌血症と呼ばれる劇症型。まれな病型で，全身衰弱，広範な紫斑，さらにチアノーゼやショックを起こし，1〜2日で死亡することもある。☞ 各論 Q155

Q46 出血の分類

● 出血の部位，形状，大きさ，機序などの観点から分類する。

◆ **血管の種類**：動脈性出血，静脈性出血，毛細血管性出血
◆ **体内・外**：外出血，内出血
◆ **形状・大きさ**：点状出血（直径 2 mm 以下），斑状出血（直径 5 mm 以上），血腫（相当量の血液が組織内に貯留した状態），紫斑（点状・斑状出血が多数みられる状態）
◆ **臓器の種類**：特定臓器の出血はそれぞれ臓器名のあとに「出血」を付けて呼ぶ。鼻出血，眼底出血，肺出血，胃出血，腎出血など。特殊な出血として以下のようなものがある。
① 吐血（消化管からの出血が口から排出されたもの。暗赤色を呈する）
② 喀血（肺や気管などからの出血が口から排出されたもの。鮮紅色で泡沫状である）
③ 下血（消化管からの出血が肛門から排出されたもの。暗赤色〜黒色の便となる）
④ 血尿（腎盂や尿管・膀胱からの出血が尿にまじり外尿道口から排出されたもの。肉眼的にわかる肉眼的血尿と，顕微鏡でわかる顕微鏡的血尿がある）
⑤ 性器出血（子宮・腟からの出血）
⑥ 体腔内出血（胸腔内や腹腔内への出血，動脈瘤の破裂）
⑦ 頭蓋内出血（脳内出血，脳室内出血，クモ膜下出血などすべて含む）

Q47 出血性素因の大別

- ◉ 出血に関係する因子は血管，血小板，凝固因子の3つ。
- ◉ 出血性素因の意味は，血液が血管外に出やすい状態と，出たものを止めにくい状態の両方を含む。

◆ 出血性素因（出血傾向）とは，自然に出血をしやすかったり，一度出血すると止血しにくい状態をいう。

◆ 原因としては，①血管因子，②血小板因子，③血漿中の凝固因子の3つがある。

① は主に血管壁の脆弱性や内皮細胞の異常による透過性亢進などによるもので，Schönlein-Henoch 紫斑病，Ehlers-Danlos 症候群，敗血症，薬剤中毒などがある。

② は血小板数の減少や機能異常によるもので，特発性血小板減少性紫斑病，白血病，再生不良性貧血，血小板無力症，血小板血症などがある。☞ 各論 Q32

③ は血友病（hemophilia）をはじめとする先天的な凝固因子の欠損，DIC（☞ Q59）などによる凝固因子の過剰消費による。

止血・凝固能の検査
① 出血時間：血管あるいは血小板の異常を反映
② 血小板数：血小板の異常を反映
③ 血餅退縮：血小板の異常を反映
④ 血漿プロトロンビン時間：外因系凝固因子，プロトロンビンの異常を反映
⑤ 部分トロンボプラスチン時間：内因系凝固因子の異常を反映
⑥ ユーグロブリン溶解時間：線溶系の異常を反映
⑦ フィブリン分解産物（fibrin degradation product ; FDP）：線溶系の異常を反映

Q48 うっ血に基づく臓器変化

- ◉ 慢性うっ血では臓器は硬化をきたす。
- ◉ 右心不全では体循環系のうっ滞を生じる。

◆ 一般に臓器にうっ血が生じると，臓器には酸化ヘモグロビンが減少し還元ヘモグロビンが増加するため暗赤色を呈する。この状態がさらに持続すると，毛細管圧が血漿膠質浸透圧を上まわり，血漿が漏出するようになる。慢性うっ血となると結合組織の増加が生じ，硬化をきたす。

◆ うっ血が問題となる臓器は，肺，肝臓，脾臓である。

◆ **肺うっ血**：左室不全で生じることが多い。血漿成分が肺胞内に漏出し，肺胞内浮腫を生じる。肺胞に漏れ出た赤血球由来のヘモジデリンを貪食した肺胞マクロファージがみられる。これを心不全細胞という。慢性化した状態を褐色硬化といい，肺胞中隔の硬化のためガス交換が困難となり，

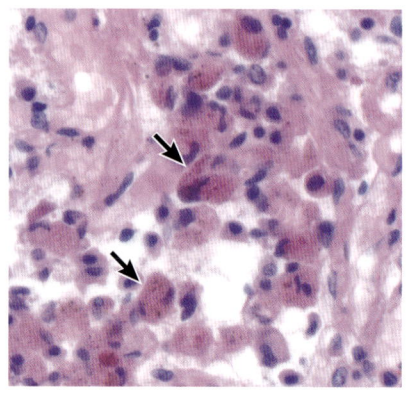

心不全細胞 ヘモジデリンを貪食した肺胞マクロファージ

低酸素状態を引き起こす。
- ◆ 肝うっ血：右心不全の際にみられることが多い。初期には血液うっ滞に基づく腫大が生じ，肝小葉中心部には中心静脈・類洞の拡張と肝細胞の萎縮がみられる。慢性化すると，小葉中心部から結合組織が増生して小葉の改築をきたすため，うっ血性肝硬変症と呼ばれる状態となる。

にくずく肝　肝うっ血に際して，その基盤に脂肪肝が存在すると，脂肪肝による黄色，うっ血による暗赤色が入りまじって果実の「にくずく」の割面のように見える。

Q49　梗塞の発生病理とそれを左右する因子

◉ 梗塞とは，動脈の閉塞によってその灌流領域に生じる，酸素欠乏による限局性の組織壊死である。

- ◆ 臓器に血液を供給している動脈が，血栓や塞栓，血管壁の肥厚（動脈硬化），血管の攣縮などで閉塞し，その臓器が無酸素状態になった場合，壊死に陥る。この状態を梗塞（infarction）という。
- ◆ 梗塞の発生に関係する因子は以下のとおりである。
①虚血に対する組織感受性：無酸素状態にどの程度耐えられるか。脳では短時間。
②臓器の活動状態：活動期の臓器では反応が大きい。
③血管の構築：血管二重支配の場合は梗塞になりにくい。たとえば肺，肝臓。☞ Q51
④血管閉塞に至る時間的経過：ゆっくり経過した場合は梗塞になりにくい。
⑤血管走行の状態：側副血管が作られやすい場合は梗塞になりにくい。たとえば腸管における腸間膜動脈の吻合。

Q50　梗塞巣の組織像

◉ 梗塞巣は最終的には瘢痕組織となる。
◉ 梗塞巣を迂回した血液が側副性充血巣を形成する。

- ◆ 梗塞巣は形態的に壊死が認められるばかりでなく，時間が経過すると組織反応によって次の4層に区別できる。すなわち内層から外層に向かって，
①病巣中心部の壊死巣（黄白色，混濁）
②好中球や組織球の浸潤巣（黄色）
③出血ないし側副性充血巣（赤色）
④壊死に至らなかったり，壊死巣の分解産物の影響によって生じる組織変性巣
- ◆ さらに時間が経過すると，壊死巣は白血球により分解・除去され，そのあとに線維芽細胞が増殖して膠原線維に置換される。これが瘢痕組織である。

Q51 血管構築と梗塞の関係 《貧血性梗塞，出血性梗塞，Zahn 梗塞》

- 2系統の血管支配でも，1系統にすでに障害があれば梗塞を生じる。
- Zahn 梗塞は強いうっ血状態で，真の梗塞ではない。

◆血管の構築は図に示す3種類に分類できる。

① 1系統の血管に灌流され，吻合枝を持たず，毛細血管網のみで静脈に移行する（終動脈）：腎臓，脾臓，中大脳動脈，心臓（冠状動脈は機能的終動脈）

② 動脈が豊富な吻合を有する：消化管

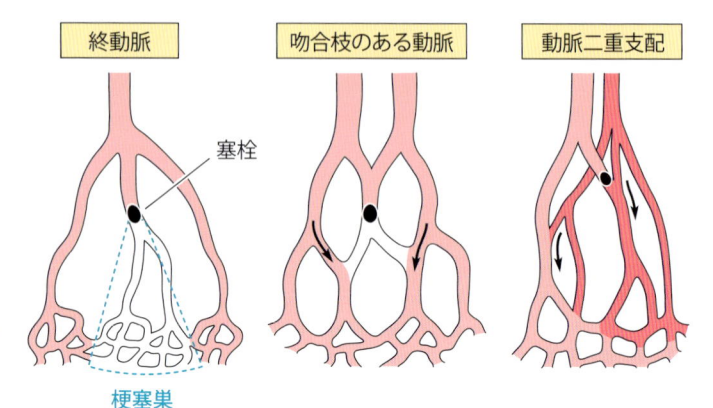

③ 2系統の血管によって灌流される（動脈の二重支配）：肺の肺動脈と気管支動脈，肝臓の門脈と肝動脈

◆ ①の場合，動脈閉塞により完全な虚血状態となり，貧血性梗塞（白色梗塞）の形態をとる。梗塞巣の形は，被膜を底辺とし，閉塞部位を頂点としたくさび形を呈する。

◆ ②の場合，末梢部での閉塞では梗塞に陥ることはない。しかし，比較的太い近位部の動脈が急速に完全閉塞を起こしたときは，梗塞に陥る。さらに，吻合が多いため，閉塞を起こしていない別の血管からの血液の逆流が生じ，出血性梗塞（赤色梗塞）の形態をとる。

◆ ③の場合，直ちに梗塞に陥ることはない。しかしながら，肺では肺動脈閉塞が生じたとき，左心不全などのため静脈圧が高いと，気管支動脈から血液が逆流するため障害部より出血を生じ，くさび状の出血性梗塞に陥る。肝臓では門脈の閉塞が生じても完全な梗塞に陥ることはないが，くさび状の強いうっ血状態を呈し，これを Zahn 梗塞と呼ぶ。

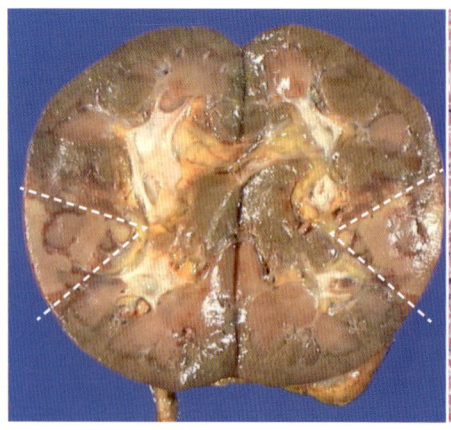

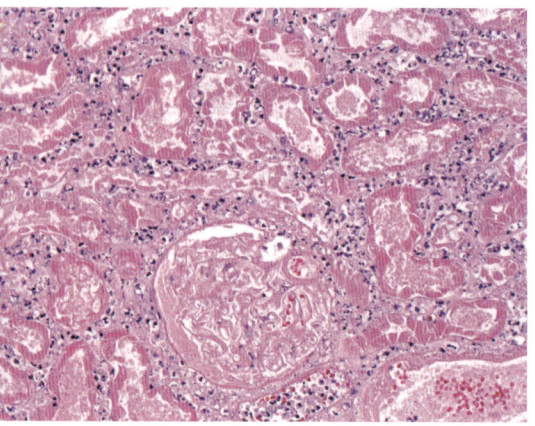

腎梗塞 梗塞巣は被膜を底辺としたくさび形を呈する。腎固有構造は消失して一様に黄褐色となり，辺縁部は出血性である。組織像では糸球体，尿細管ともに壊死に陥っている。

Q52 側副循環の経路《大動脈弓閉鎖，下大静脈閉鎖，門脈閉鎖》

- ●側副循環は生命維持のための血流バイパス。
- ●肝硬変症の際にみられる食道静脈瘤や腹壁静脈怒張は側副循環の結果である。

◆ **側副循環**（collateral circulation）とは，何らかの原因で主幹動脈が狭窄したり閉塞した場合に，普段あまり機能していない血管や静脈叢を利用して血液を送ることをいう。

◆ **大動脈弓閉鎖**：大動脈の狭窄や閉塞は先天的なものがほとんどである。右図に示すように，閉塞が動脈管より近位か遠位かで，側副循環の経路が異なる。近位の場合は，右心室から肺動脈，動脈管を経て大動脈へ血液が流れる（この場合，生後動脈管が閉鎖すると死亡する）。遠位の場合は，左鎖骨下動脈から肋間動脈を経て下行大動脈へ至る。

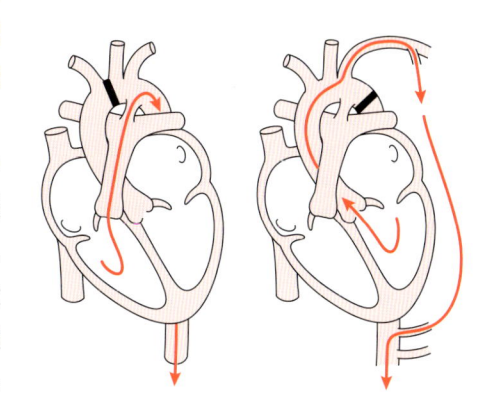

◆ **下大静脈閉鎖**：下大静脈の閉塞・狭窄，たとえばBudd-Chiari症候群では外腸骨静脈から下腹壁静脈を経て右心房に戻る。

◆ **門脈閉鎖**：肝内門脈枝の閉塞・狭窄は肝硬変に多くみられ，**門脈圧亢進**のため，下図に示す3経路を経て血液は右心房に戻る。

① 門脈から臍傍静脈，さらに腹壁静脈を経て上大静脈へ至る。この際，臍を中心としてみられる浅腹壁静脈の怒張を，その形態から**メデューサの頭**（caput medusae）という（メデューサはギリシャ神話に出てくる女性で，蛇の頭髪を持っている）。

② 門脈から胃静脈・食道静脈，さらに奇静脈・半奇静脈を経て上大静脈へ戻る。この際，食道粘膜内に**食道静脈瘤**（esophageal varix）が形成される。

③ 下腸間膜静脈，さらに上直腸静脈を逆流し，直腸静脈叢を経て内腸骨静脈へ至る。この際，直腸静脈叢に瘤ができ粘膜面に突出したものを**痔核**（hemorrhoids）という。

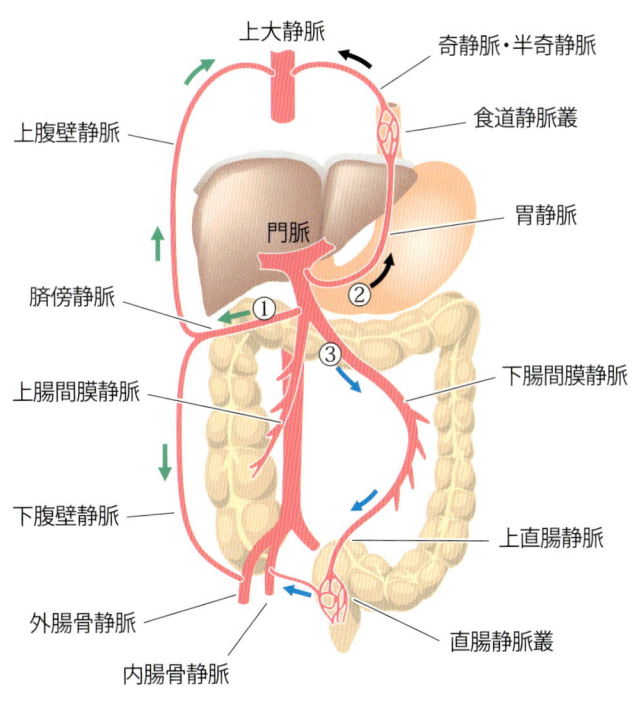

Budd-Chiari症候群 肝外肝静脈の閉塞のために門脈圧が上昇し，肝腫大，腹水を生じる。原因不明の場合と，腫瘍，炎症，外傷などに続発する場合がある。

Q53 血栓の定義と血栓症による疾患

- ◉ 血栓は血管内血液凝固であり，末梢組織の虚血や梗塞を引き起こす。
- ◉ 血栓が存在しているだけでは血栓症とはいわない。

- ◆ 血栓（thrombus）とは，生体の血管内で生じた血液凝固のことをさしている。血栓により症状が出現したり，障害が生じた場合を血栓症（thrombosis）と呼ぶ。
- ◆ 血栓が原因で引き起こされる疾患には以下のようなものがある。脳血栓症➡脳梗塞，冠状動脈血栓症➡心筋梗塞，下腿動脈血栓症➡下腿壊死，肺血栓症➡肺梗塞，腎動脈血栓症➡腎梗塞などである。
- ◆ これらの疾患では，血栓により血管が閉塞したり狭窄した結果，その部より末梢に行く血液量が著減するため酸素・栄養分の供給が不足し，壊死が生じる。
- ◆ 静脈血栓の場合は，多くは局所におけるうっ血を生じるにとどまるが，ときに梗塞をきたすこともある（たとえば大腿静脈血栓症）。

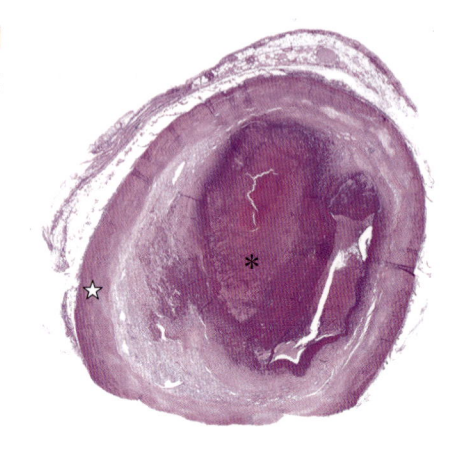

冠動脈血栓 冠動脈の内腔を充填する血栓（＊）。血管壁（☆）と血栓の間には動脈硬化病変をみる。

Q54 血栓の発生因子と血管内血栓形成機序

- ◉ 血栓の発生には，血管壁，血流，血液成分の3因子が関与する。
- ◉ 血管内膜の損傷，血流の乱れと速度の低下，凝固能亢進によって生じやすい。

- ◆ 血栓の発生には，次の3つの因子が関係する。
- ① 血管壁の性状の変化：動脈硬化や外傷などに伴う血管内皮細胞や内膜の損傷
- ② 血流の変化：血管分岐や内膜肥厚などに伴い，血流速度が遅くなったり，渦流，乱流が生じた場合
- ③ 血液成分の変化：凝固能が亢進したり，粘性が高まった場合
- ◆ 血栓の形成機序：内皮細胞障害により内皮下組織や内弾性板が露出し，損傷部位から遊離したコラーゲンに血小板が粘着する。粘着・活性化した血小板からアデノシン二リン酸（ADP），セロトニン（血管透過性亢進因子），カルシウムイオン，トロンボキサン A_2（血小

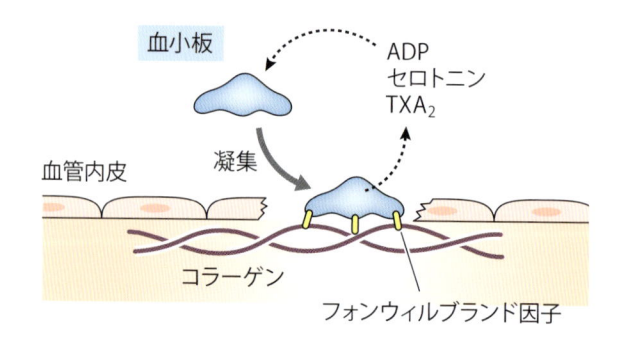

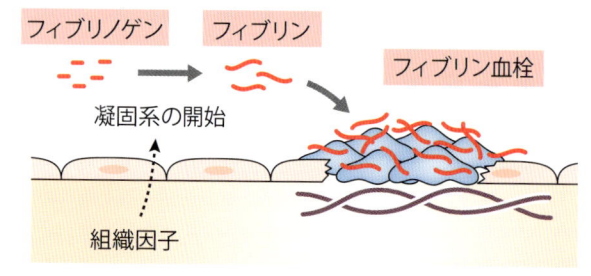

板内で作られる生理活性物質で，血管収縮作用や血小板凝集作用を有する）などが放出されることによって，さらに血小板の凝集が増長される。次いで組織因子（組織トロンボプラスチン）が，血漿蛋白の1つであるフィブリノゲンを重合してフィブリン形成を引き起こす。この結果，フィブリンに覆われた血栓が形成される。これをフィブリン血栓という。

◆ この血栓に白血球が多く粘着すると白色血栓，赤血球が多いと赤色血栓という。大きい血栓では血管の上流から下流に向かって頭部（白色血栓），体部（混合血栓），尾部（赤色血栓）が形成される。

Q55　血栓の転帰

● 血栓の将来は，溶けてなくなるか，流れて詰まるか，組織として取り込まれるかである。
● 血栓がはがれると血栓塞栓になる。

◆ 一度形成された血栓は，状況に応じていくつかの異なる運命をたどる。

① 治療などにより初期のうちに血栓が融解する。線維素溶解（線溶）fibrinolysis という。
② 血栓の一部が血流や何らかの衝撃で剥離すると塞栓となり，血管内を流れていき，他の臓器で塞栓症を起こす。☞Q56
③ 血栓に細菌感染が起こり，一部が融解され，感染性塞栓となる。
④ 血栓付着部の血管壁から活性化された線維芽細胞と毛細血管が侵入し，肉芽組織を形成し，血栓を置換する。これを器質化という。さらに，血栓内にできた毛細血管が拡張し，固有の血管腔が連絡した状態を再疎通（recanalization）という。

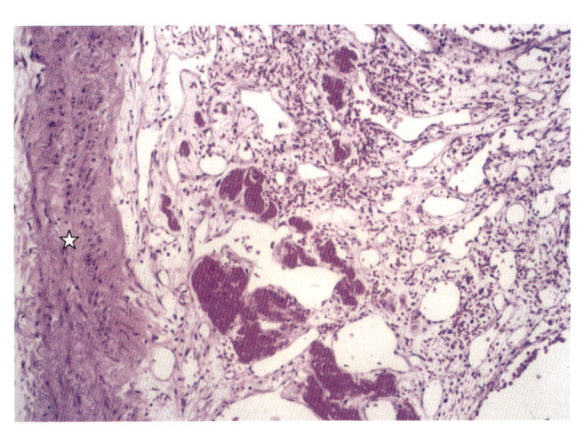

器質化した血栓　血管壁（☆）より右側が血栓で，大小の毛細血管が増生し，網目状となっている。

Q56　塞栓の種類と発生病理

● 体構成物，外来性物質のいずれもが塞栓となりうる。
● 多くは肺塞栓症となりやすい。

◆ 血液とともに流れてきた物質で血管腔が閉塞され，障害が生じた結果，さまざまな症状を呈した場合を塞栓症（embolism）といい，この物質を塞栓（embolus）という。

- 塞栓の種類は，①体の構成物の一部（脂肪，骨髄，弁膜），②体内で生じた物質（羊水，コレステリン，腫瘍，剥離血栓），③外来性の物質（空気，ガラス）などがある。塞栓は有機物，無機物，固形物，液状，ガス状など，物質の性状を問わない。
- 脂肪塞栓は骨折や外傷が原因で生じる。脂肪ばかりでなく，骨髄成分が血中に入ると骨髄塞栓症となる。血栓塞栓は，たとえば下腿静脈や右室系に発生した血栓が剥離して肺塞栓症をきたす。羊水塞栓は分娩時の子宮損傷により血中に羊水成分（粘液，胎児表面の角質や毛髪）が入り，肺塞栓症を生じる。空気塞栓は外傷や手術，注射などによって空気が肺動脈に詰まる。
- 全身の静脈血は心臓に戻ったのち，最初に肺循環に入る。したがって，塞栓は肺にできやすい。

肺動脈血栓塞栓症（エコノミークラス症候群）
長時間同じ姿勢で座っていると，下肢の深部静脈に血液がうっ滞し，血栓が生じやすくなる。その後，急に体を動かすと，血栓が剥がれて流れ，肺動脈に詰まり塞栓症をきたす。飛行機のエコノミークラスの乗客に多くみられたため，この名がある。

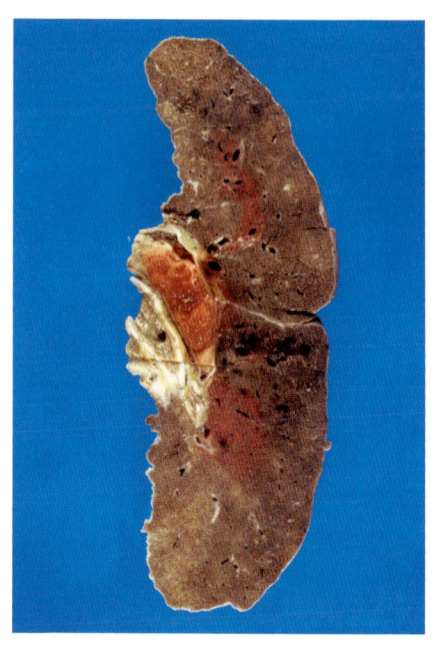

肺動脈血栓塞栓症　肺動脈主幹部を完全に閉塞する血栓

Q57 骨折時の肺循環障害の発生病理

● 骨折ではいろいろな種類の肺塞栓症が生じうる。

- 骨折時には骨および骨髄の破壊のほか，軟部組織の破壊・挫滅などが加わる。また，種々の程度に出血を伴う。
- 骨折部の骨髄内では，静脈に陰圧が生じることによって，破壊された骨髄組織や脂肪が静脈に入り，肺に到達して骨髄塞栓症や脂肪塞栓症が生じる。また，血中に入った挫滅組織から放出された組織トロンボプラスチンが血栓形成の引き金となり，肺血栓症を生じる。
- これらの塞栓による機械的な内皮細胞障害とともに，ライソソームから放出される化学的障害因子（種々の血管透過性亢進因子や過酸化ラジカルなど）が血管内皮細胞を障害する。さらに，出血による hypovolemic shock（循環血液量減少性ショック）に伴う血管の収縮も血管内皮細胞を障害する。その結果，肺細小動脈や毛細血管における透過性が亢進し，血漿が血管外に滲出して肺浮腫を生じる。

Q58 交差性（奇異性）塞栓症とは？

◉ 心臓中隔欠損では肺循環系と体循環系に異常交通が生じる。

◆ 体循環系の静脈からの塞栓は肺循環系に塞栓症を生じ，肺循環系からの塞栓は体循環系に塞栓症を生じるのが原則である。
◆ 心臓に中隔欠損や卵円孔開存が存在すると，体循環系の静脈に生じた塞栓は肺循環系を通過せず，欠損孔を通って直接大動脈に入り，体循環系の臓器に塞栓を生じる。これを，通常の経路と交差するという意味で交差性塞栓症または奇異性塞栓症（paradoxical embolism）と呼ぶ。

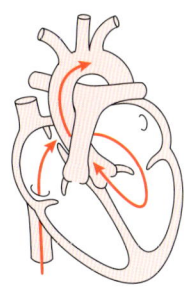

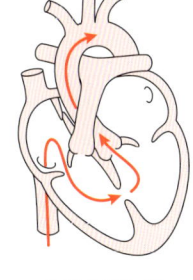

心房中隔欠損　　心室中隔欠損

Q59 DICの病態と基礎疾患

◉ 本来は出血箇所で起こるべき血液凝固が全身血管内で起こる。
◉ 凝固亢進と線溶亢進という2つの相反する状態が併存する。

◆ DICとは disseminated intravascular coagulopathy（播種性血管内凝固症候群）のことで，血管内において血液凝固が過度に亢進した結果，無数の微小血栓が形成された病態をいう。血液凝固は組織因子(組織トロンボプラスチン)と血液成分の接触によって起こるが，本来，血管内皮細胞に組織因子は存在せず，また正常血管には血栓形成を防ぐ機構があるため血栓は形成されない。☞ Q54
◆ 重症感染症，不適合輸血，悪性腫瘍（白血病，癌），常位胎盤早期剥離，妊娠中毒，外傷，熱傷などの疾患では，エンドトキシン，腫瘍壊死因子，インターロイキン-1 などが血中に放出され，その刺激により血管内皮細胞，単球，マクロファージに組織因子の生成と放出が起こる。同時に内皮細胞はこれら物質によって障害を受け，血栓が形成されやすくなる。また，血管壁に粘着した活性化好中球からフリーラジカル（過酸化酸素）やエラスターゼが放出され，内皮細胞がさらに障害される。
◆ 一方，血栓を溶解除去する仕組みである線溶系が働き，プラスミンがフィブリンをFDP（フィブリン分解産物）に分解する。DICでは血小板が無秩序に消費される一方で，線溶系も過度に機能するため，出血傾向を生じる。

組織因子　組織トロンボプラスチン（凝固因子の第Ⅲ因子）のこと。血管を取り巻く組織に存在し，血管損傷時に放出され，血液凝固の引き金になる。また癌細胞や白血病細胞に強い活性がみられる。

DICの診断基準　①プロトロンビン時間延長，②血小板数減少，③フィブリノゲン減少，④FDP増加。厚生省から点数制によるDIC診断基準が提示されている。病理学的には，数種の臓器において末梢血管，特に細小動脈内に微小血栓が形成されていることを確認する。

Q60 ショックの病態生理

- ショックは全身血流の不均等分布であり，単なる血圧の低下ではない。
- 脳と心臓は血液供給の最優先臓器。
- ショックの病態の本態は循環障害 ➡ 代謝障害と移行する。

◆ ショックは原因は何であれ，末梢循環障害が生じることが引き金となって起きる。末梢循環障害が生じれば，生体はそれを代償しようと交感神経-副腎系，レニン・アンジオテンシン・アルドステロン系の反応が活発化する。前者では副腎髄質ホルモンの分泌が盛んとなり，血中カテコールアミン（アドレナリン，ノルアドレナリン）は通常状態の50〜100倍となる。後者では腎臓への血流不足が引き金となり，末梢血管収縮，昇圧反応，尿細管での水分再吸収促進などが生じる。☞ 各論Q20

◆ カテコールアミンが分泌されることで末梢血管は収縮し，静脈にうっ滞していた血液は中心循環系に戻り，特に生命維持に直結する心臓，脳などの臓器に優先的に血液が供給される。

◆ 一方で，それら重要臓器の犠牲となって血液供給が減少する臓器が出てくる。この状態が長時間持続すれば，血液供給が減少した臓器では酸素不足，エネルギー不足が深刻となり，代謝障害，組織壊死などが生じ，最終的には機能不全状態となる。つまり，代償作用として起きた変化が，より深刻な全身状態の悪化につながっていく。

◆ すなわち，ショックは最初は循環障害の形であるが，のちには組織の酸素欠乏による代謝障害へと移行する。

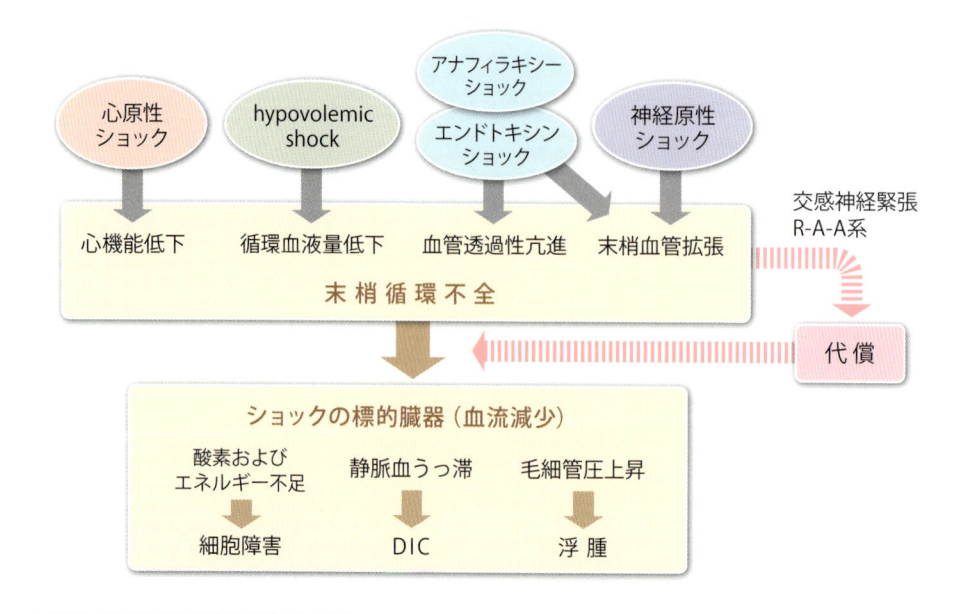

ショックの際の細胞変化 臓器が低酸素状態に陥ると細胞レベルでは核クロマチンの凝集，小胞体の拡大が起こり，細胞内Naは増加，Kは低下し，細胞内の水分は増加する。ミトコンドリアは膨化する。さらに時間が経過するとライソソーム膜が崩壊し，加水分解酵素が放出され，細胞や体組織は破壊される。

Q61 ショックの標的臓器

◉ 臓器により灌流臨界レベルが異なるため，ショック時の障害程度は臓器間でかなり差がある。

- ショックの初期の血流不全を代償するために血液供給が減少する臓器は，ショックの影響を特に受けやすい。消化管，腸間膜，肝臓，脾臓，腎臓，筋肉がこれにあたる。腎臓は最も障害を受けやすい。
- **腎臓**：近位尿細管壊死と遠位集合管のヘム円柱，間質の浮腫を生じる。壊死が両側広範になると両側腎皮質壊死となり，腎不全の状態となる。
- **消化管**：腸間膜血管の攣縮によって，胃腸にはフィブリン析出，出血，浮腫および粘膜を主とする壁の壊死や潰瘍形成がみられる。潰瘍は穿孔することもある。また，酸素欠乏状態になると血管透過性が亢進し，エンドトキシンが血中に入り敗血症を起こしやすくなる。
- **肝臓**：小葉中心性または傍中心性の帯状の肝細胞壊死を生じる。
- **脳**：小出血巣が主体で，細静脈内血栓や血管壁のフィブリノイド変性を伴う場合がある。発生場所は各脳動脈灌流域の境界部位で，動脈硬化症患者などに発生しやすい。

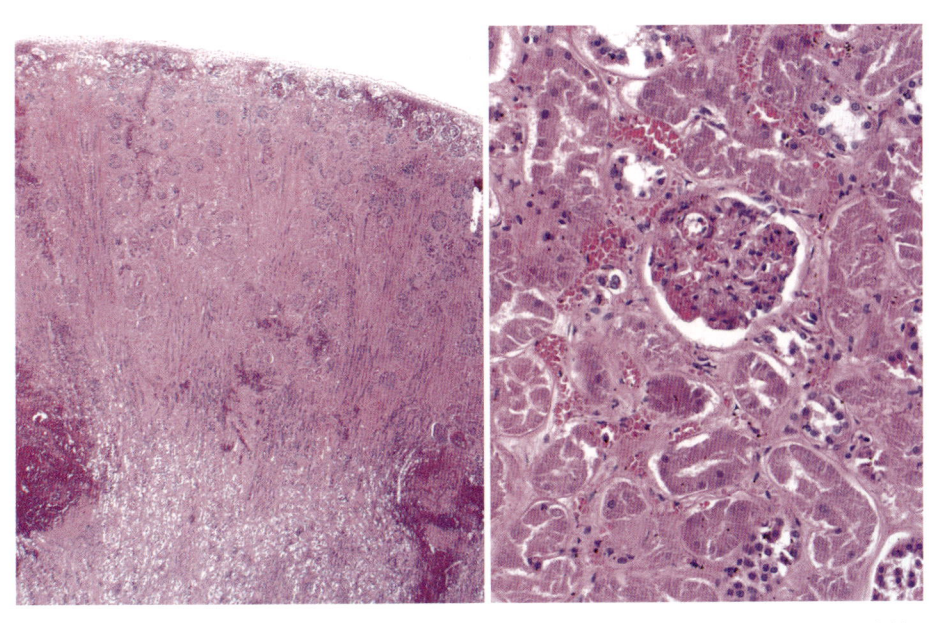

腎皮質壊死 左：ルーペ像。組織構造が不明瞭となっている。右：拡大像。糸球体の変性がみられ，尿細管上皮は変性・壊死に陥り，基底膜から剥離している。

エンドトキシン・ショック グラム陰性桿菌の持つ菌体内毒素が抗体と反応して生じるアナフィラキシー・ショックである。発症初期に末梢血管が拡張し代謝が亢進するため warm shock の形をとるという特徴がある。

Q62 浮腫の発生機序

◉浮腫の発生には循環障害のほか，血漿浸透圧や Na などの電解質バランスが大いに関与する。

◆一般に浮腫（edema）とは，組織間液ないしリンパ液が細胞内，細胞間隙または体腔内に異常に貯まった状態をいう。組織間液は局所因子と全身性因子によって調節されている。
◆局所因子としては次のものがある。
①毛細血管透過性亢進：毛細血管が障害されると，高分子蛋白が血管外に漏出するため，組織間液の浸透圧が上昇し，静脈側への水分還流を妨げる。
②毛細血管圧上昇：うっ血などで全身の静脈圧が上昇すると，静脈側毛細血管圧（正常 6 ～ 12 mmHg）も上昇し，組織間液が毛細血管内に戻ることができない。
③血漿膠質浸透圧低下：血漿蛋白，特にアルブミンが浸透圧を維持している。アルブミンの合成低下や尿中排泄増加により低アルブミン血症（2.3 g/dℓ 以下）をきたすと，血漿膠質浸透圧（正常 25 mmHg）が低下し，血液成分が漏出する。
◆全身性因子としては，Na を主体とする電解質バランスがくずれ，Na と水の排泄が低下した病態を考える。すなわち，①腎機能障害（糸球体濾過能と尿細管再吸収能のバランス），②アルドステロンと抗利尿ホルモンのバランス，③組織内 NaCl 量（組織内に Na イオンが貯留した状態）などである。

浮腫・水腫・腔水症　皮下組織の水分貯留を浮腫，組織間のものを水腫，体腔内のものを腔水症というが，実際には明瞭に使い分けているわけではない。

Q63 心原性浮腫と腎性浮腫の症状の違い

◉心原性浮腫は下肢から，腎性浮腫は顔面から始まる。

◆心原性浮腫はうっ血性心不全の際にみられ，皮下組織，特に下肢や殿部のように重力のかかりやすい部に生じる浮腫である。直接の原因は静脈うっ滞による毛細管圧上昇である。いったん浮腫が形成されると，水分が組織に移動した結果，有効循環血液量が減少する。これを代償するためにレニン・アンジオテンシン・アルドステロン系（☞ 各論 Q20）が亢進し，腎性浮腫へと移行する。
◆腎性浮腫は各種腎炎やネフローゼ症候群に生じるが，眼瞼から始まり，顔面，さらに全身へと広がる。これは糸球体および尿細管の障害による NaCl の過剰な貯留や，多量の蛋白喪失に基づく低蛋白血症による膠質浸透圧低下，また腎血流量の低下に伴うレニン・アンジオテンシン・アルドステロン系の亢進によるものである。

総論 6 炎症

Q64 炎症の定義と概念

- 有害因子を排除し，障害組織を修復する過程を炎症という。
- 退行性病変，微小循環障害，進行性病変からなる。

◆ 病原微生物をはじめとして，物理化学的因子あるいは免疫応答の産物などの刺激が生体に加わると，それに反応して局所あるいは全身に組織変性や壊死が生ずる。同時に微小循環障害と血液成分の血管外への滲出が起こり，それに引き続いて線維芽細胞や膠原線維の増生，血管新生などの増殖性変化が出現する。

◆ これらの結果として，有害因子を無害化し，あるいは排除して治癒に至らせようとする。この一連の反応過程を炎症という。

◆ 有害因子が存続したり，新たに別な有害因子が出現して炎症が持続する場合は慢性炎症と呼ぶ。

◆ 概念的に，炎症は免疫応答による生体防御を病理組織レベルの現象としてとらえたものと考えられる。☞Q97

Q65 炎症の5主徴と，急性炎症・慢性炎症の差異

- 急性炎症は経過が短く反応は激しい。慢性炎症は長期にわたり反応は穏やか。
- 慢性炎症では発赤，熱感が消失する。
- 機能障害は，基本病変すべての結果である。

◆ 局所の炎症で出現する主な症状を5主徴という。すなわち，①発赤，②熱感，③腫脹，④疼痛，⑤機能障害である。これらの症状がみられる局所での基本病変は，組織の変性・壊死，循環障害，滲出，増殖性変化（進行性病変）などである。これらの病変が炎症の5主徴を形づくる。

◆ 5主徴と基本病変の関連を急性炎症を例にあげて述べると，生体に侵入した有害因子は，組織ないし細胞を障害して変性・壊死に陥らせる。その結果，局所の微小循環が障害され，充血・うっ血・血管透過性亢進などを生ずる。局所の血液量が増大することによって，発赤・熱感が起こる。

◆ その後，炎症性細胞（☞Q66）が血管壁に接着し，ケミカルメディエーター（☞Q67）

が放出される。そのため局所や周辺の血管透過性がさらに亢進し，血漿成分や白血球が血管外へ出ること，すなわち滲出が加わり，局所は腫脹する。さらに神経終末が滲出に伴う組織圧の上昇で圧迫されたり，炎症性産物で化学的に刺激されたりして疼痛を起こす。

◆ 治癒機転が働きはじめると肉芽組織が形成され，病変は器質化・被包化されて組織は再生する。機能障害は初期の組織細胞障害ばかりではなく，すべての基本病変が関与した結果である。

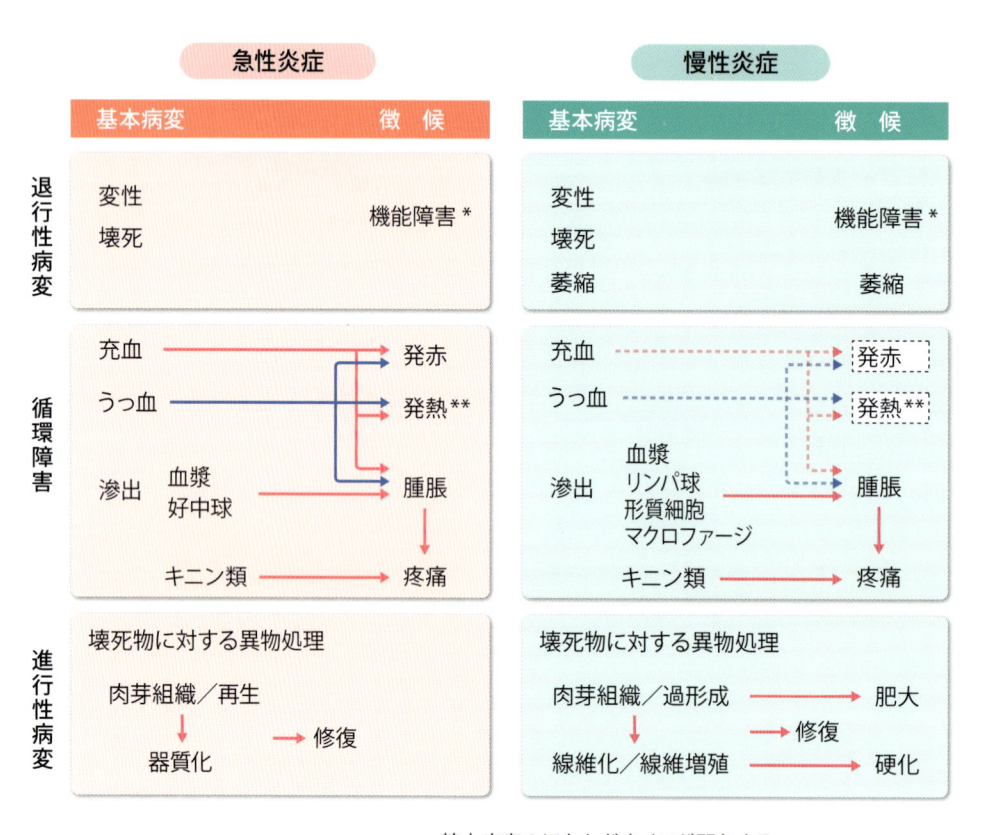

急性炎症

基本病変	徴候
退行性病変：変性／壊死	機能障害*
循環障害：充血／うっ血／滲出（血漿・好中球）／キニン類	発赤／発熱**／腫脹／疼痛
進行性病変：壊死物に対する異物処理／肉芽組織・再生／器質化	修復

慢性炎症

基本病変	徴候
退行性病変：変性／壊死／萎縮	機能障害*／萎縮
循環障害：充血／うっ血／滲出（血漿・リンパ球・形質細胞・マクロファージ）／キニン類	発赤／発熱**／腫脹／疼痛
進行性病変：壊死物に対する異物処理／肉芽組織・過形成／線維化・線維増殖	肥大／修復／硬化

* 基本病変のほとんどすべてが関与する
** 局所の代謝亢進による代謝熱が加わる
[⋯] 急性炎症の場合よりも軽いか，ほとんど認められないもの

（岡本至公：わかりやすい病理学．南江堂，1989，p.40，改変）

◆ **慢性炎症**の場合には，これらの徴候がすべてそろうとは限らない。多くの場合，循環障害が軽減するために，発赤・熱感は急性炎症の場合よりも軽いか，ほとんどみられなくなる。また疼痛もみられない。

◆ 有害因子の種類によってもこれらの徴候が欠落することがある。たとえば，風疹や麻疹などの皮膚発疹では発赤しか出現しないし，結核病変でも発赤・熱感に乏しい。脊椎カリエスの際の結核性膿瘍は冷膿瘍といわれる。

Q66 炎症性細胞の種類と働き

- 単球／マクロファージ，好塩基球／肥満細胞は，血中に存在しているか，組織内に存在しているかの違い。
- 好酸球はアレルギー疾患や寄生虫感染症で多く出現する。

◆ さまざまな有害刺激により生体に炎症反応が生じたときに，局所に出現する細胞を炎症性細胞という。これらには血中から動員される細胞と，もともと組織に存在していた細胞の2種類がある。これらの細胞は，細菌成分や補体，ある種のサイトカイン（ケモカインと呼ばれる）に引き寄せられて炎症巣に集まってくる。このような性質を化学走性という。

◆ **好中球**：炎症反応の最初に局所に出現し，病原菌や壊死物質を貪食し，加水分解酵素（酸フォスファターゼ，β-グルクロニダーゼなど）の働きで消化することにより，局所から排除する。細菌感染，Ⅲ型アレルギーなどで出現する。

◆ **単球・マクロファージ**：血中に存在する単球および組織に存在する組織球に由来し，炎症局所に遊走してマクロファージに分化する。マクロファージからはプロスタグランジン，インターフェロン，インターロイキンなどが放出される。好中球と同様に，顕著な貪食作用を示す。そのほか，免疫応答において抗原情報をT細胞に伝える抗原提示細胞（☞Q98）の役目を果たしている。慢性炎症の中でも肉芽腫性炎に出現しやすい。

◆ **リンパ球**：リンパ性組織から局所へ到達する。リンホカインと呼ばれる種々のサイトカインを産生して免疫応答を調節し，病原菌やウイルス感染細胞の排除に働く。T細胞とB細胞の2種類があり，T細胞は細胞性免疫に，B細胞は液性免疫に関与する。主に慢性炎症時，特にウイルス感染症，Ⅳ型アレルギーで顕著に出現する。

◆ **形質細胞**：Bリンパ球から分化した細胞で，抗体（免疫グロブリン）を産生する。

◆ **好酸球**：骨髄に由来し，アレルギー反応や寄生虫感染などの際に組織へ浸潤することが多い。しかしその機能は明らかでない。

◆ **好塩基球・肥満細胞**：炎症のケミカルメディエーター（☞Q67）であるセロトニンやヒスタミン，あるいは抗凝固物質のヘパリンを産生・放出する。血中に存在するものを好塩基球，組織内に存在するものを肥満細胞という。

インターロイキン マクロファージのほか，樹状細胞，好中球，Bリンパ球，血管平滑筋細胞，線維芽細胞などでも産生される。その作用は，好中球やマクロファージの遊走能を高めたり，ライソソームや活性酵素の放出を促す。またキラーT細胞の出現を助けたり，NK細胞の活性を高め，マクロファージの持つ細胞障害作用を増強する。

化学走性（chemotaxis） ある環境下に存在する細胞が，環境中の化学物質の濃度に刺激されて，その部に向かったり，あるいは避けるようにして動く性質。その部に向かう性質を「正の走性」，避ける性質を「負の走性」という。走性を起こさせる物質を走化性因子と呼ぶ。

Q67 炎症におけるケミカルメディエーターの局在と働き

- ◉ 炎症局所における血管透過性亢進は合目的的である。
- ◉ 透過性亢進因子の多くは白血球に存在している。

◆ 炎症は，組織が有害因子によって障害された際の生体反応であるが，その反応には血中の免疫担当細胞や血漿蛋白を局所へ動員する必要がある。そのために，炎症部位への血液供給量の増大とともに，血管透過性が亢進する。

◆ 血管透過性を亢進させる原因は直接的な血管内皮細胞障害だけでなく，以下に示すような種々の化学物質，すなわちケミカルメディエーターの作用による。これらは主に血管内皮細胞を収縮させ，内皮細胞間隙を開大させることにより，透過性亢進を生じる。

① アミン系：好塩基球や肥満細胞の顆粒内に存在するヒスタミンやセロトニン。炎症に際して速やかに放出され，即時型反応を示す。作用時間は短い。

② ポリペプチド系：血漿成分に由来する。ロイコタキシン，ブラジキニン，補体などである。特にブラジキニンに血管透過性亢進作用がある。

③ 蛋白分解酵素：カリクレイン。血漿，尿，唾液，膵臓中に含まれているカリクレイノーゲンが活性化されてできる。

④ アラキドン酸代謝物：ロイコトリエンやプロスタグランジン。肥満細胞や好塩基球が補体などによって刺激されると，細胞内のアラキドン酸代謝が亢進し，これらの代謝産物が放出される。細動脈拡張，血管収縮，血管透過性亢進を引き起こす。

ロイコトリエン（LT） 即時型アレルギーの際に肥満細胞や好塩基球から放出されるケミカルメディエーター。LTC_4，LTD_4，LTE_4 は気管支平滑筋収縮作用や血管透過性亢進作用を持ち，かつて SRS-A（slow reacting substance of anaphylaxis）とも呼ばれていた。一方，LTB_4 は炎症反応における走化性因子である。

Q68 形態的変化による炎症の分類

- ◉ 炎症は，滲出物の種類と反応形態により分類される。
- ◉ 特異性炎は肉芽腫性炎に含まれる。

◆ 炎症はその形態的変化により，①滲出性炎，②増殖性炎，③肉芽腫性炎，④アレルギー性炎の4つに分けられる。

◆ 滲出性炎は滲出を特徴とする炎症で，滲出物の種類により次のように細分類される。

　a) 漿液性炎：主に血清成分が滲出。

　b) カタル性炎：被覆上皮の剥離を伴う粘膜の炎症，粘液流出。

　c) 線維素性炎：フィブリンが析出し，偽膜が形成される。

　d) 化膿性炎：膿性滲出物を伴う。蓄膿，蜂窩織炎，膿瘍など。

- **増殖性炎**は，炎症性細胞のうちリンパ球，マクロファージ，線維芽細胞などの**増生や線維化が優位**で，滲出機転（細胞障害，循環障害など）が軽度な場合をいう。炎症性刺激が弱く，組織内に高度の滲出や壊死が起こらないような場合に生じ，慢性の経過をとる。組織学的には肉芽組織形成と結合組織増生が中心で，最終的には病巣部は硬化する。
- **肉芽腫性炎**は増殖性炎の**一型**で，肉芽腫（マクロファージ，類上皮細胞，多核巨細胞の増生からなる結節性の肉芽）の形成を特徴とする。その中でも特殊な病原菌によって生じた炎症を**特異性炎**と呼ぶ（結核，サルコイドーシス，梅毒，らいなど ☞ Q84）。そのほか異物肉芽腫，珪肺結節など多岐にわたる。
- **アレルギー性炎**は，外来性抗原にさらされた生体に，同じ抗原物質が再び非経口的に侵入した結果，免疫応答を起こした場合に生じる炎症である。☞ Q99

Q69 化膿性炎の特殊型 《膿瘍，蓄膿，蜂窩織炎》

● 膿瘍は好中球の浸潤が限局性，蜂窩織炎はびまん性。

- **膿瘍**は組織内に好中球が限局性に集まり，好中球の崩壊によって放出された分解酵素によって組織融解が起こり，空洞を形成しているものをいう。この空洞を膿瘍腔という。膿瘍腔の形成がなければ膿瘍とはいわない。皮下や粘膜下，肺，肝臓，腎臓，脳などにみられる。
- **蓄膿**は体腔に膿汁がたまった状態をいう。二次的に膿瘍腔を形成する膿瘍とは区別する。副鼻腔蓄膿症，膿胸，腹腔蓄膿症，心嚢蓄膿症，卵管留膿症，子宮蓄膿症，胆嚢蓄膿症など。
- **蜂窩織炎**は疎性結合織（皮下結合織，粘膜下結合織，脂肪織）のびまん性の好中球浸潤をいう。結合織と浸潤好中球の濃淡が織りなすパターンが，蜂の巣にむらがる蜂をイメージさせることから名付けられた。**蜂巣炎**，フレグモーネ（phlegmone）などともいう。顔面，四肢に好発し，原因菌はブドウ球菌が多い。

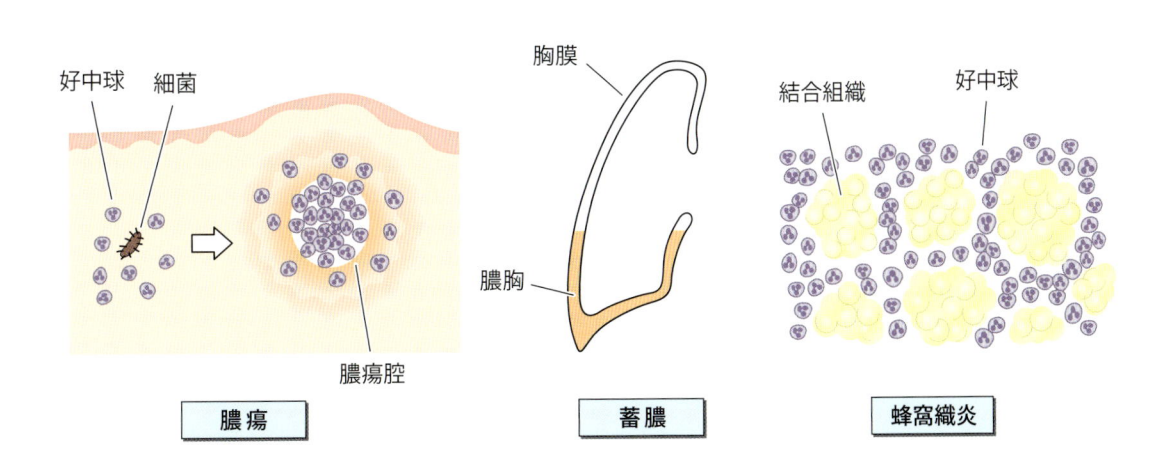

膿瘍 ／ 蓄膿 ／ 蜂窩織炎

Q70 多核巨細胞の特徴と，その出現する疾患

◉ 炎症病変の多核巨細胞はマクロファージ由来。

◆ 炎症で出現する巨細胞はマクロファージ由来であり，腫瘍にみられる場合は組織球系由来の腫瘍を意味することが多い。

◆ 巨細胞は核の配列・形などにより，図のように分類される。

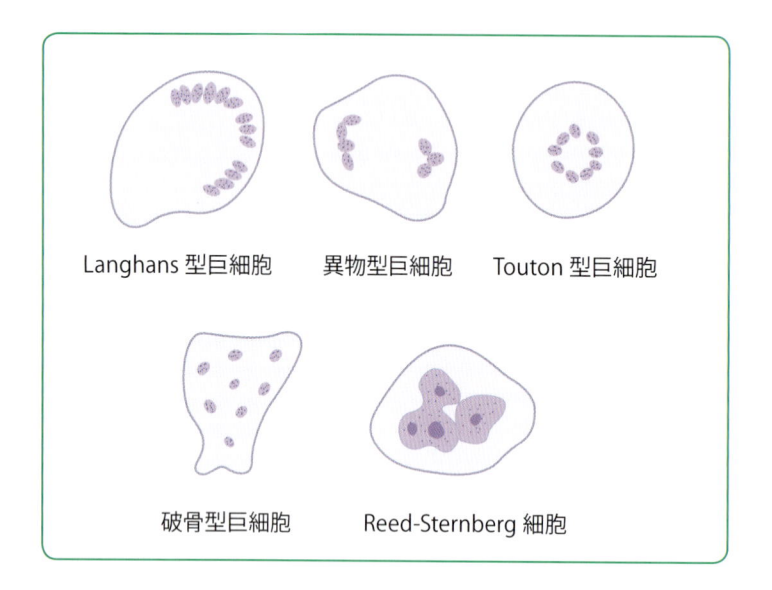

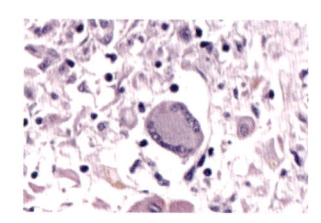

Langhans 型巨細胞　異物型巨細胞　Touton 型巨細胞
破骨型巨細胞　Reed-Sternberg 細胞

ラングハンス型巨細胞

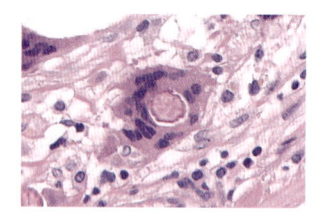

異物型巨細胞

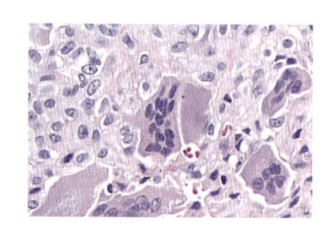

破骨型巨細胞

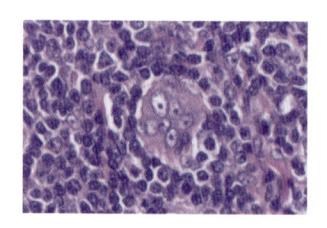

Reed-Sternberg 細胞

① **Langhans 型巨細胞**（ラングハンス）：核は周辺に馬蹄形に配列する。結核，サルコイドーシスにみられる。☞ Q92
② **異物型巨細胞**：核は密集する。ときに細胞質内に異物を貪食している。種々の異物肉芽腫にみられる。
③ **Touton 型巨細胞**（ツートン）：核は円形・小型で中心寄りに環状に並ぶ。黄色腫，組織球腫にみられる。
④ **破骨型巨細胞**：細胞は多稜形。核は円形・小型で散在することが特徴。通常は骨表面に存在する。腱巨細胞腫，骨巨細胞腫にみられる。
☞ 各論 Q191
⑤ **Reed-Sternberg 細胞**（リード ステルンベルグ）：多核ないし多分葉型で出現しやすく，核は細胞中心部に集まる。核膜は肥厚し，大きな核小体を持っている。Hodgkin 病（ホジキン）に特有。☞ 各論 Q37

Q71 滲出液と漏出液の違い

- ◉ 滲出液の発生は能動的，漏出液の発生は受動的。
- ◉ 滲出液の成分・性状は血漿，漏出液のそれは組織間液に似る。

◆ **滲出液**（浸出液）は，炎症の場において，炎症性細胞から放出されるサイトカインのために血管壁の透過性が増し，血漿成分や白血球が合目的に血管外に出てきたものである。

◆ **漏出液**（浮腫液）は，循環障害による血管内圧の増加や，低蛋白血症による血漿膠質浸透圧の低下が原因となり，血管壁から血漿が浸み出てきたものである。

◆ 両者の発生する病態は重複することがあり，その場合は厳密に区別することはできない。両者の違いを表にまとめた。

	滲出液（浸出液）	漏出液（浮腫液）
発生機序	血管透過性亢進	膠質浸透圧低下，血管内圧上昇
病態	各種炎症巣，腹膜炎・胸膜炎（化膿性，結核性，癌性），膵炎	低蛋白血症：肝硬変，ネフローゼ症候群 循環障害：心不全
成分	蛋白・線維素に富む（血漿成分に同じ），白血球多い	蛋白に乏しい液（組織間液やリンパ液に同じ），白血球少ない
肉眼性状	淡黄色〜濃黄色，混濁	無色〜淡黄色，透明
リバルタ反応	陽性	陰性

Rivalta（リバルタ）反応 酢酸を滴下して蛋白を沈降させ，液中の蛋白の含有量をみる検査。滲出液は蛋白を多く含むため陽性となる。

Q72 多臓器不全の概念と発生病理

● 2つ以上の重要臓器・系の機能不全状態をいう。
● 生体への過大な侵襲は高サイトカイン血症による全身炎症反応に移行する。

- **多臓器不全**（multiple organ failure；MOF）とは，感染症，手術，外傷，熱傷，急性膵炎など生体に大きな侵襲が加わったことによるショックに引き続き，2つ以上の重要臓器・系が機能不全に陥る病態をいう。重要臓器・系とは，心臓，肺，肝臓，腎臓，消化管，骨髄，神経系，血液凝固・線溶系を指している。

- 従来は MOF はいわば終末期の病態の表現に等しかったが，現在は各種侵襲後の初期に**全身性炎症反応症候群**（systemic inflammatory response syndrome；**SIRS**）と呼ばれる段階を経て多臓器の機能不全に至るという機序が考えられている。

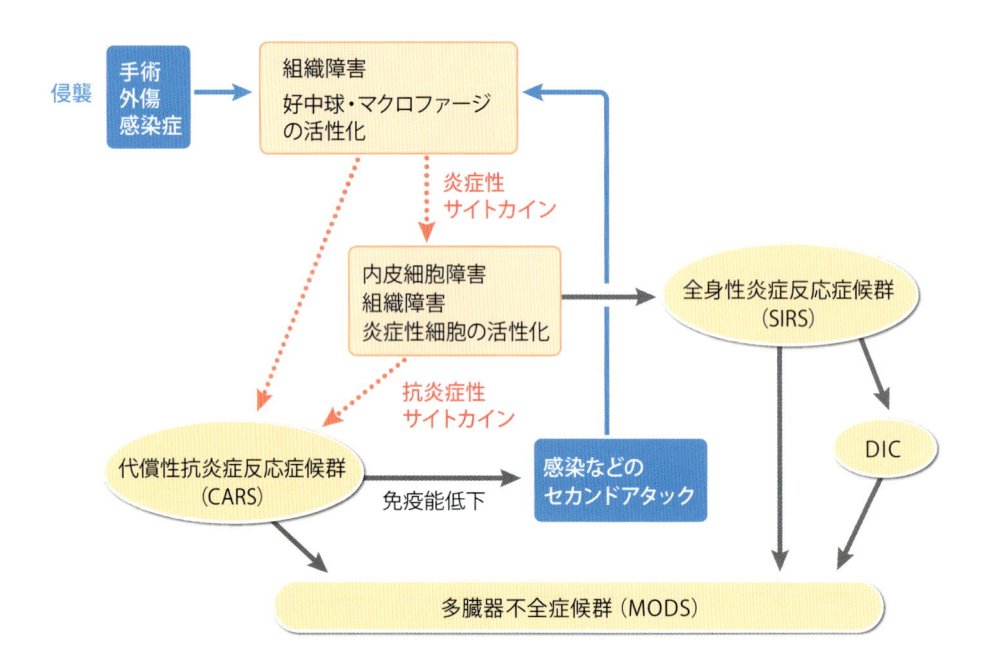

```
侵襲 → 手術          → 組織障害
        外傷            好中球・マクロファージ
        感染症          の活性化
                             ↓ 炎症性サイトカイン
                        内皮細胞障害
                        組織障害        → 全身性炎症反応症候群
                        炎症性細胞の活性化    （SIRS）
                             ↓ 抗炎症性サイトカイン          ↓
                        代償性抗炎症反応症候群 → 感染などの      DIC
                        （CARS）  免疫能低下  セカンドアタック
                                            ↓
                              多臓器不全症候群（MODS）
```

- SIRS は，過大な侵襲によって免疫担当細胞や炎症性細胞，血管内皮細胞からサイトカインが放出され，それらが血中を循環することで全身諸臓器に炎症を引き起こす病態とされ，その本態は高サイトカイン血症である。☞ Q80

- 一方，過剰な炎症性サイトカインに対して，抗炎症作用を持つサイトカインが放出される。これは**代償性抗炎症反応症候群**（compensatory anti-inflammatory response syndrome；**CARS**）と呼ばれ，いわば免疫能抑制状態になる。

- 炎症性サイトカインは炎症や免疫応答の調節に働くが，好中球に対しては遊走や活性化などに働く。活性化された好中球は血管腔に集積し，内皮細胞に接着して障害を起こす。もしこの状態で感染などのセカンドアタックが起これば，炎症性サイトカインに対して好中球などの過剰反応が生じ，全身臓器が障害される。これが**多臓器不全症候群**（multiple organ dysfunction syndrome；**MODS**）である。

総論 7 感染症

Q73 溶血性連鎖球菌感染症 《主な疾患とその続発症》

● 溶連菌感染症の治癒後の腎炎やリウマチ熱は，アレルギー性機序による。

◆ 溶血性連鎖球菌（特に A 群）による感染症としては，丹毒，産褥熱，敗血症，咽頭炎，膿痂疹，猩紅熱，細菌性心内膜炎，肺炎などがある。

◆ 丹毒，産褥熱などは組織侵入型感染症といわれ，蜂窩織炎の形をとる。細菌がリンパ管から血流に入ると，敗血症や菌血症といった全身感染症を起こす。溶連菌による肺炎は，種々のウイルス感染症に引き続いて起こることが多い。細菌性心内膜炎はまれで，菌血症を起こしたときに発症し，急激な経過で死亡する。

◆ 上記の急性感染症ののち，1〜4週間の潜伏期をおいて腎炎やリウマチ熱に進展することがある（☞各論Q8）。これは菌の直接の作用ではなく，アレルギー反応によるものである。溶連菌成分に対する抗体が作られ，それが溶連菌抗原と反応し，血中に抗原抗体複合物が形成される。この複合物が病変を引き起こす。リウマチ熱は呼吸器感染症（咽頭炎など）に，腎炎は皮膚感染症（膿痂疹）に続発することが多い。

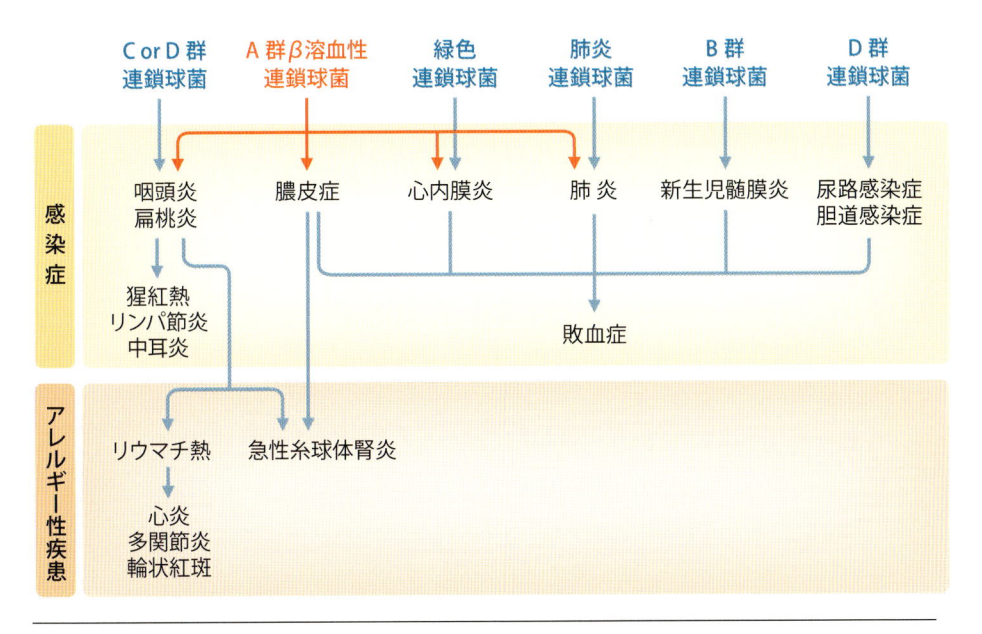

	C or D 群 連鎖球菌	A 群 β 溶血性 連鎖球菌	緑色 連鎖球菌	肺炎 連鎖球菌	B 群 連鎖球菌	D 群 連鎖球菌
感染症	咽頭炎 扁桃炎 ↓ 猩紅熱 リンパ節炎 中耳炎	膿皮症	心内膜炎	肺炎 ↓ 敗血症	新生児髄膜炎	尿路感染症 胆道感染症
アレルギー性疾患	リウマチ熱 ↓ 心炎 多関節炎 輪状紅斑	急性糸球体腎炎				

劇症溶連菌感染症（toxic shock-like syndrome；TSLS） 軟部組織の広範な壊死を伴い，多臓器不全をきたして急速に重篤化する A 群溶連菌感染症。日本ではまれな血清型（M3型）の菌による可能性があるが，発症機序は解明されていない。

Q74 日和見感染の意味と主な発生要因

- 日和見感染は免疫能の低下を意味する。
- AIDSや白血病だけではなく，癌，糖尿病，熱傷などでも免疫能は低下する。

◆ 日和見感染（opportunistic infection）とは，健康人であれば普通は感染しないような病原性の弱い微生物に感染することをいう。つまり，宿主の抵抗力（免疫能）が弱まったとき，たとえば白血病，癌末期，AIDS，糖尿病，再生不良性貧血，熱傷などのほか，免疫抑制剤使用患者など，顆粒球減少や好中球機能低下，リンパ球（特にTリンパ球）機能低下をきたした場合に生じる。

◆ 院内感染症の多くは日和見感染症の側面を持つ。近年問題になっているMRSA（メチシリン耐性黄色ブドウ球菌）も，健康人にはせいぜい化膿性炎症しか起こさないが，易感染性宿主には敗血症などの重篤な感染症を引き起こす。

◆ 最初は抗生物質投与で菌が淘汰された結果，薬剤の効きにくい種類の細菌，たとえば緑膿菌などが表に出てくる。免疫能低下がさらに進むとカンジダ，アスペルギルス，ムーコル，ニューモシスティスなどの真菌，ヘルペス，サイトメガロウイルスなどのウイルス，トキソプラズマなどの原虫が感染するようになる。

近年目立つ原虫疾患 クリプトスポリジウム症とアカントアメーバ症がある。いずれも日和見感染として生じることが多く，前者は下痢と栄養失調，後者は肺炎や脳炎を引き起こす。ともに治療法は確立されていない。

Q75 ウイルス感染を示唆する光顕所見

- ウイルス感染は，細胞内に種々の封入体を形成する。

◆ ウイルスに感染した細胞は独特な変化を示す。形態的にそれらの所見を見つけることにより，ウイルス感染の有無を判定できる。

◆ 主な所見として①核の染色性低下（スリガラス様），②多核化，③封入体（inclusion body）がある。なかでも封入体が重要であり，存在部位により核内封入体と細胞質内封入体に分けられる。その本体ははっきりしておらず，ウイルスの集まったもの，ウイルスに対する細胞の反応産物という2つの説がある。形態学的には核内あるいは細胞質内に円形の無構造物としてとらえられる。

◆ 核内封入体：ヘルペスウイルス，サイトメガロウイルス感染

◆ 細胞質内封入体：狂犬病（Negri小体），伝染性軟属腫（Henderson-Paterson小体）など

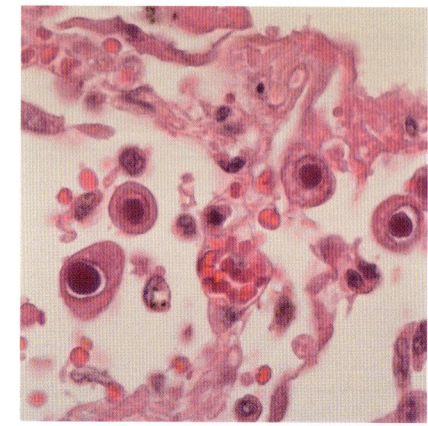

核内封入体（サイトメガロウイルス肺炎）
（高知大学 三好勇夫名誉教授提供）

Q76 真菌感染による障害の3病型

- ●真菌は感染症，アレルギー，中毒を起こす。
- ●真菌のあるものは代謝産物として毒素を産生する。

◆真菌によって引き起こされる障害は，その発症機序により以下の3型に分類される。

①**真菌症**：最もよくみられる病型で，真菌の感染症である。通常は皮膚真菌症（**表在性真菌症**）としてみられるが，悪液質や抗生物質使用，骨髄障害などで抵抗力が低下していると，日和見感染として内臓などにも生じる（**深在性真菌症**）。

②**真菌アレルギー**：真菌に対する生体側のアレルギー反応。たとえば，ハウスダスト内のカビがアレルゲンとなり，気管支喘息やアレルギー性鼻炎を起こしたりする。

③**中毒**：真菌の一種である茸の持つ毒素による場合と，真菌が産生する代謝産物が原因で生じる場合がある。後者の代謝産物を多く産生するのはアスペルギルスの一型で，その産物を**アフラトキシン**という。

真菌症の病理像 真菌感染により引き起こされる病理変化は，宿主側の抵抗力との関係でさまざまに変化する。宿主が全く反応しないものから，壊死～化膿病巣を形成するもの，肉芽腫を形成するものなどがある。

Q77 主な真菌症の親和性臓器，菌体の形態的特徴

- ●真菌症には種類によって好発臓器がある。

◆真菌感染症でよくみられるのは，カンジダ症，アスペルギルス症，クリプトコッカス症，ムーコル症などである。これらは臓器親和性があり，また形態にも図のような特徴があって区別が可能である。

◆**カンジダ** *Candida* は多くは**仮性菌糸**（幅3～6μm）で，出芽性分生子を伴う。仮性菌糸の横断面は充実性である。口腔，消化管，腟，皮膚に多い。

◆**アスペルギルス** *Aspergillus* は隔壁を持つ菌糸（幅7～10μm）で，**45°のY字状分枝を示す**。横断面は中空である。病巣ではY字分枝を周辺へ向ける。肺・気管を中心に，消化管にも病変をつくる。

◆**ムーコル** *Mucor* は隔壁を持たない幅の広い菌糸（幅6～50μm）で，**直角に分枝する**。横断面は中空である。肺，消化管，脳に病変をつくり，局所での**血管侵襲性が強い**。

◆**クリプトコッカス** *Cryptococcus* は直径5～10μmの円形菌体で，**厚いムチン様被膜を持つ**。肺や，髄膜を中心とする中枢神経系に病変を形成する。

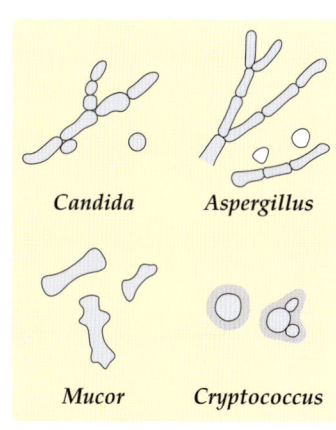

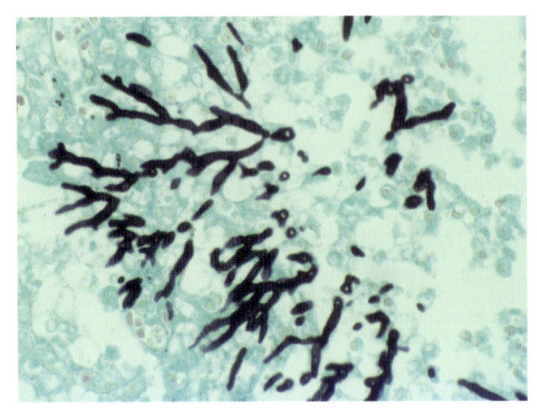

アスペルギルス　菌糸は45°の分岐を示す。
（グロコット染色）

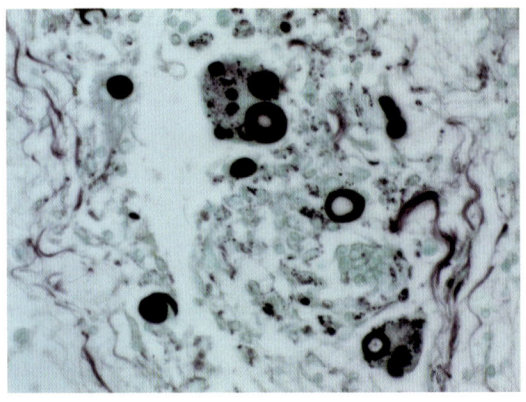

クリプトコッカス　酵母様の菌体で丸く，グロコット染色で莢膜が黒く染色される。

Q78　ニューモシスティス肺炎の形態像

◉ ニューモシスティス肺炎の原因微生物は真菌の一種であることがわかった。

◉ 白血病などで日和見感染として発症する。

◆ ニューモシスティス肺炎の原因微生物は培養ができないために，長い間分類が確定されず，原虫説と真菌説があった。最近の研究により，従来考えられていたニューモシスティス・カリニ *Pneumocystis carinii* ではなく，真菌の一種であることがわかり，ニューモシスティス・イロヴェチ *Pneumocystis jroveci* と命名された。

◆ 健康人では不顕性感染は多いが発症することはなく，白血病や腎移植，AIDS などにみられる日和見感染である。

◆ 肉眼的に肺は灰白色で硬く，割面では粘稠性があることが特徴である。病理組織学的には肺胞内に好酸性泡沫状ないし点状物質が充満しており，これが菌体の集塊である。真菌などの染色に用いられるグロコット染色で染めると菌体が黒色に染まり，円形～三日月状の輪郭がよく分かる。

Q79　アクチノミセスとノカルジアの特徴

◉ アクチノミセスは嫌気性で病巣内に菌塊を形成するが，ノカルジアは好気性で菌塊は形成しない。

◆ アクチノミセスとノカルジアはともに放線菌属に含まれる。近年，抗生物質が普及したことで激減したが，ときに内臓に病巣を形成し重篤となる。

◆ アクチノミセス *Actinomyces* は嫌気性菌で，ヒトの口腔内常在菌である。亜急性あるいは慢性の経過で肺，肝臓，回盲部，顔面などに膿瘍を形成し，さらに瘻管や瘻孔を

作ったものがアクチノミセス症である。膿瘍内には菌塊が存在する。菌糸は幅 1 μm 以下で，分節状を示す。最近では発生は少ないものの，結膜炎や子宮の炎症などでみられることがある。

- **ノカルジア** Nocardia は菌糸状菌体を持つ**好気性菌**で，土壌に存在する。四肢の外傷部から侵入し，皮下から筋，骨に至る慢性の化膿性肉芽腫性病巣を形成する。血行性に波及し，肺ノカルジア症，脳ノカルジア症を生ずることもある。病巣内に菌塊は認められない。日本には少ないといわれていたが，近年，細胞性免疫能の低下した患者での発生が認められる。

Q80 SIRSの病態生理 《敗血症・菌血症との関係》

- ● SIRSの本態は高サイトカイン血症による組織障害。
- ● 敗血症は，感染症を引き金としてSIRSが起こったもの。

- **SIRS** は systemic inflammatory response syndrome（全身性炎症反応症候群）の略で，炎症に対する生体の全身的な反応を表現する概念である。具体的には，各種感染症をはじめ，外傷や手術，熱傷，膵炎などの侵襲が局所に加わった際に，障害された組織細胞や血管内皮細胞あるいは炎症性細胞から過剰のサイトカインが放出され，それが血中を循環して，全身的な炎症反応を引き起こした状態をいう。☞ Q72
- 過剰に産生された**サイトカイン**やアラキドン酸代謝産物，PAF（血小板活性化因子）や補体系を介して，好中球が活性化される。活性化した好中球から消化酵素や活性酸素が産生され，これが血管内皮細胞や組織細胞を障害し，結果として諸臓器が障害される。
- 以前は，血中で菌が増殖した結果，全身の組織に障害が生じることを**敗血症**と定義していたが，これは血管に菌が侵入して循環している状態（**菌血症**）を前提とした診断名である。ところが，実際には血液培養で菌が証明されない症例がしばしば存在する。
- 現在，**敗血症はSIRSを伴う感染症**と定義されている。敗血症に臓器の機能低下を伴ったものを**重症敗血症**，さらに補液に反応しない血圧低下を伴ったものを**敗血症ショック**という。

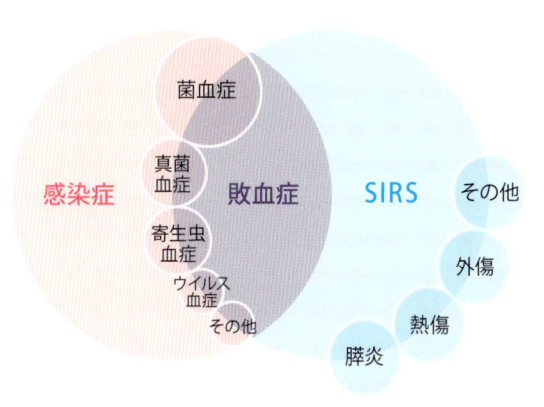

SIRSの診断基準 以下のうち2項目を満たすこと
① 体温：36℃以下または38℃以上
② 心拍数：90回/分以上
③ 呼吸数：20回/分以上，あるいは $Paco_2$ 32 mmHg以下
④ 白血球数：12,000/μℓ以上または4,000/μℓ以下，あるいは10%以上の未熟顆粒球

Q81 サイトカインの種類と作用

- ● サイトカインは局所ホルモンである。
- ● 高サイトカイン血症は組織障害を引き起こす。

◆ 化学伝達物質による細胞間情報伝達の様式には，①化学物質を産生した局所で細胞自身や近傍の細胞に作用する場合と，②血流に乗って遠隔の細胞に作用する場合がある。前者の化学物質をサイトカイン，後者をホルモンという。

◆ サイトカインは分子量数万以下の可溶性蛋白で，好中球，リンパ球やマクロファージなどの免疫担当細胞，内皮細胞，線維芽細胞，クッパー細胞などで一過性に産生され，かつごく微量で生理作用を持つ。過剰に産生されたサイトカインは血中に流入して高サイトカイン血症を生じ，好中球の活性化や諸臓器の内皮細胞障害を引き起こす。

作 用	サイトカインの種類
炎症や免疫応答の調節	IL（インターロイキン），IFN（インターフェロン），ケモカイン
アポトーシス誘導	TNF（腫瘍壊死因子）など
造血因子	GM-CSF, G-CSF, M-CSF, IL など
成長因子	EGF, NGF, PDGF, TGF

Q82 AIDS の意味と発症機序

- ● 免疫不全によって発生した複数の病気による症候群。
- ● HIV による CD4 陽性 T 細胞障害がその本態。

◆ AIDS は，ヒト免疫不全ウイルス（human immunodeficiency virus；HIV）感染によって引き起こされる後天性免疫不全症候群（acquired immunodeficiency syndrome）である。

◆ CD4 という表面抗原を持つヘルパー T 細胞は，B 細胞やマクロファージと協力して病原微生物の除去に働いている。HIV はこの CD4 陽性 T 細胞に感染する。CD4 陽性 T 細胞は破壊されて著減し，結果として細胞性免疫不全を生じる。免疫不全によって種々の臓器に多彩な病変が発生するが，大きく 4 つの病態に分けることができる。
① ニューモシスティス肺炎などの日和見感染症　☞ Q78
② Kaposi 肉腫や悪性リンパ腫のような日和見腫瘍　☞ 各論 Q200
③ 持続性微熱，下痢，体重減少など非特異的症状
④ 亜急性 AIDS 脳炎や HIV 腎症など HIV 感染に特異的な症状

Q83 偽膜性腸炎と菌交代現象の関係

◉ クロストリジウム・ディフィシルは腸内常在菌で，通常病原性はない。
◉ 偽膜性腸炎は，抗生物質投与が引き起こした一種の医原性疾患。

◆ 偽膜性腸炎（pseudomembranous colitis）は偽膜形成を特徴とする細菌性大腸炎であり，クロストリジウム・ディフィシルにより起こる。抗生物質投与後の腸内細菌叢の菌交代現象として生じることが多い。組織像としては，陰窩の拡張・粘液貯留と，表面への滲出物や粘液の噴水状の放出や，フィブリン崩壊粘膜上皮からなる偽膜形成などがみられる。

◆ クロストリジウム・ディフィシル Clostridium difficile はグラム陽性嫌気性桿菌で，10〜30％の人に腸内常在菌の1つとして存在する。クロストリジウム・ディフィシルが常在している患者にクロストリジウム・ディフィシル感受性のない抗生物質が投与されることが原因で菌交代現象が生じ，クロストリジウム・ディフィシルの異常増殖が生ずる。しかし，必ずしも菌が検出されるとは限らない。

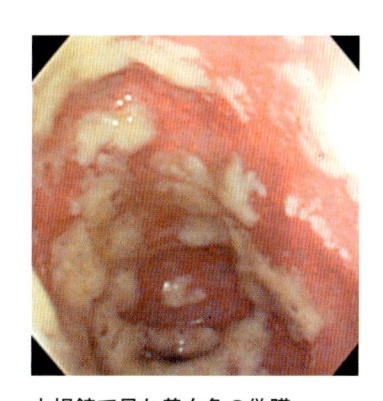

◆ 菌交代現象とは，抗生物質の投与により常在菌叢のバランスが崩れ，主体を占める菌種が変わることをいう。一般的には，使用された抗生物質に耐性のあるカンジダや，緑膿菌を代表とする弱毒グラム陰性桿菌に変わることが多い。

内視鏡で見た黄白色の偽膜
（松本主之ほか：内視鏡診断のプロセスと疾患別内視鏡像，日本メディカルセンター，2005）

Q84 特異性炎の「特異性」の意味と疾患名

◉ 特異性炎とは，その原因菌に特徴的な肉芽腫を形成する炎症をいう。
◉ 結核菌，らい菌は細胞内寄生菌である。

◆ 特異性炎とは，通常の炎症における経過や形態的変化とは異なった特徴を示す炎症をいう。原因菌は，結核菌，らい菌，梅毒スピロヘータなどである。これらの病原菌によって引き起こされる組織反応は，それぞれの病原菌により特徴的であり，菌を直接証明しなくても，組織反応の特徴から原因菌の推定が可能である。それが「特異性」と呼ばれるゆえんである。

◆ これらの病原菌は，マクロファージなどの食細胞に貪食されても食胞内で長く生き残る。したがって，特異性炎の経過は他の炎症と比較して一般的に緩慢であり，難治性である。形態的には滲出反応はみられず，細胞の増殖（特に単核食細胞系細胞）を主体とする増殖性炎の形をとり，一般に種々の肉芽腫を形成する。

Q85 代表的な肉芽腫性疾患の結節の形態的違い

- サルコイド結節には乾酪壊死は生じない。
- ゴム腫では血管を中心に病巣が形成される。

◆ 代表的な肉芽腫性疾患である**結核**，**サルコイドーシス**，**梅毒**はそれぞれに特徴的な結節を形成する。いずれも類上皮細胞，多核巨細胞からなり，種々の細胞浸潤を伴う。

◆ 梅毒結節は第3期梅毒でみられ，ゴム様の硬さを呈することから**ゴム腫**と呼ばれる。ゴム腫は血管を中心に病巣が形成されるため，壊死巣の中心に血管陰影が認められるのが特徴である。

	大きさ	融合傾向	乾酪壊死	線維化	周囲炎	星芒小体 シャウマン小体
結核結節	大	少ないがある	あり（ときに広範）	軽度	あり（リンパ球）	まれ
サルコイド結節	小	なし	なし	高度	少ないがある	しばしば
ゴム腫	やや大	なし	あり（高度）	軽度	あり（形質細胞）	なし

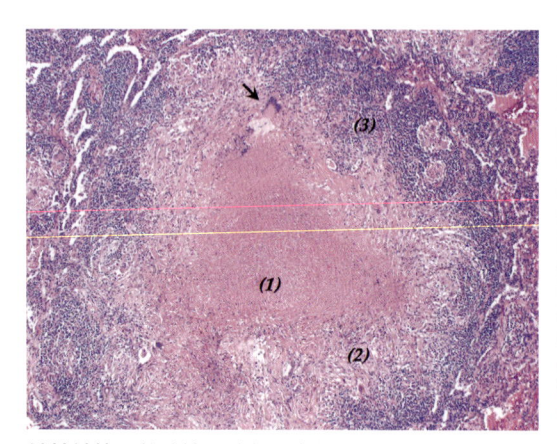

結核結節 乾酪壊死（1）を中心に，周囲に類上皮細胞（2），ラングハンス型巨細胞（矢印），リンパ球浸潤（3）を認める。

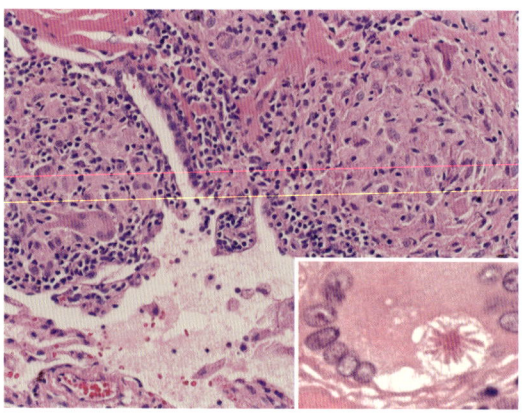

サルコイド結節 結核結節に比べて小型で，乾酪壊死を伴わない類上皮肉芽腫。ラングハンス型巨細胞，星芒小体 asteroid body（右下）をみる。

Q86 結核の病期分類

- 菌の広がり方は個体の免疫力と菌の強さのバランスによって決まる。
- 粟粒結核は臓器結核期を経てからも生じうる。

◆ 結核（tuberculosis）は生体反応の型によって，①**初期変化群**，②**血行散布期**，③**臓器結核期**の3期に分けられる。ただし，必ず3期すべてを経過するわけではない。

① **初期変化群**

- 肺胞内に入った結核菌はマクロファージに貪食されるが，その細胞内で増殖を始める（細胞内寄生菌）。生体が菌に対して免疫を獲得すると菌は死滅し，同時に細胞は壊死に陥る。壊死巣周囲には肉芽腫が形成され，やがて線維化も始まり，病巣は被包化され石灰化や乾酪化を生じる。これを初感染巣という。
- 免疫が獲得される前にリンパ管に菌が侵入し，所属リンパ節に結核性リンパ節炎が形成される。免疫が獲得されれば，この病巣にも硬化が始まる。初感染巣と所属リンパ節病巣をあわせて初期変化群と呼ぶ。☞ Q103

② **血行散布期**

- 治癒せずに拡大した初感染巣やリンパ節病巣から胸管，静脈角リンパ節を経て菌が血中に入り全身に散布される。この時期に免疫が獲得されない場合や，免疫が獲得されていても防御反応が弱かったり，菌の毒力が強い場合は早期粟粒結核となる。
☞ Q88

③ **臓器結核期**

- 血中に散布された菌が各臓器（腎臓，精巣上体，脊椎など）に巣くって，ある程度経過したのち，何らかの機転で病巣が広がる時期をいう。また，これら拡大した病巣から血中に菌が入ることがある。つまり再び血行散布期に戻ることがあり，さらに個体の免疫能が低下していると晩期粟粒結核を生じる。

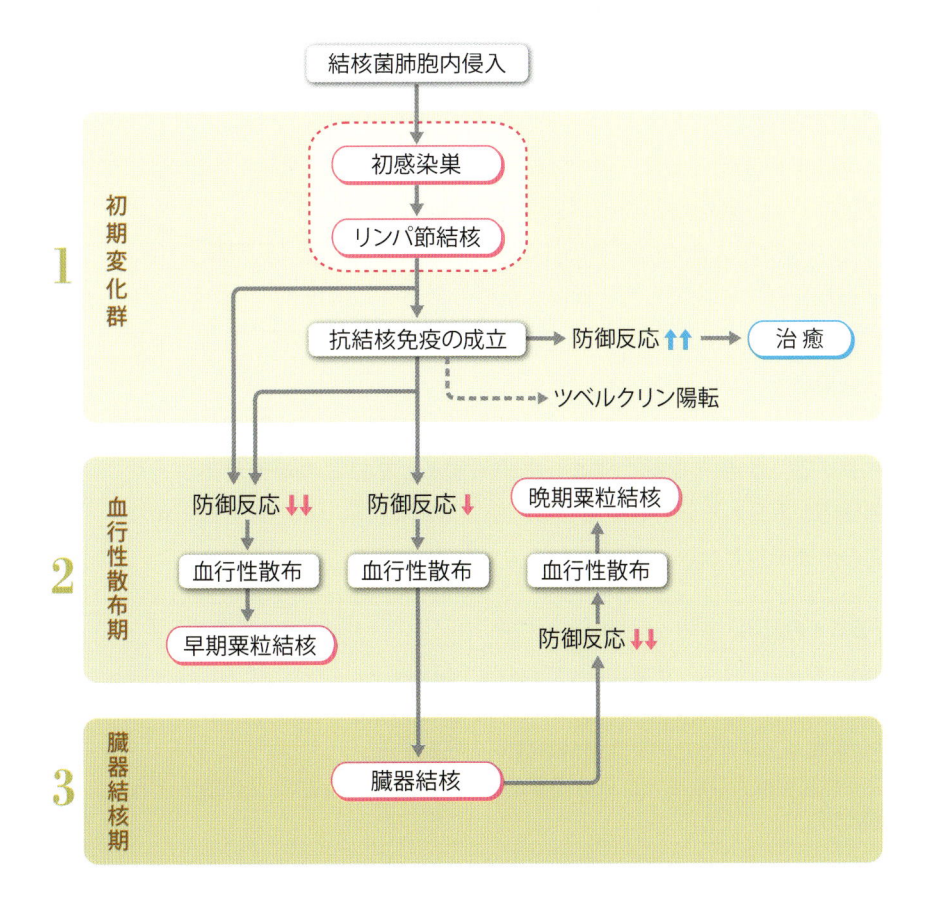

Q87 滲出型結核と増殖型結核の形態的違いとその意味

◉ 増殖型結核は防御反応が良くないと出現しない。

- 結核病変のタイプは，菌の量や毒力と，個体の免疫力のバランスで決定される。そのため同一患者でも，そのときの状態や時期で反応は異なる。また，実際には移行像や混合型があり，タイプの区別は難しい。
- 滲出型結核：菌の毒力・菌量が個体の免疫力よりまさっている場合は，強い滲出機転が変化の主体となる。すなわち局所に充血が起こり，次いで血漿成分の滲出や白血球（初期には好中球，のちにはリンパ球やマクロファージ）の浸潤が起こる。マクロファージは結核菌を貪食するが，細菌とともに壊死に陥り，広範に乾酪壊死巣（☞Q90）を形成する。
- 増殖型結核：個体の防御反応が良い場合は乾酪壊死はわずかで，増殖機転が著明となる。壊死巣を囲むように類上皮細胞が柵状に増殖し，周囲を網状の好銀線維が取り囲む。類上皮細胞とともにラングハンス型巨細胞（☞Q70）も出現する。

Q88 粟粒結核症と結核性敗血症の定義・特徴

◉ 同じ血行散布期でも，菌の毒力，菌量，個体の反応の差で，粒状散布，粟粒結核，チフォバチローシスが生ずる。

- 粟粒結核（miliary tuberculosis）とは，血中に結核菌が多量に入り，全身に散布され，全身諸臓器に多数のアワの実大の結核肉芽腫が形成されることをいう。
- 粟粒結核には，①小児や若年者で初感染に引き続いて出現する場合（早期蔓延）と，②成人に臓器結核期を経て十分な免疫を獲得したのちに生じる場合（晩期蔓延）の2つのタイプがある。後者の感染源としては，肺や肺門部付近のリンパ節，脊椎，精巣上体などの結核病巣が多い。
- 結核性チフォバチローシス（typhobacillosis tuberculosa）はLandouzy型結核性敗血症で，腸チフス様の激しい症状を起こすことに由来する。結核菌の毒素が強かったり，個体の防御反応がみられないときに生じる。組織は壊死に陥りほとんど反応がなく，粟粒結核症の形態を生じない。

結核であることの証明 次の4項目のうち1項目を証明できれば結核の診断を下す。

①喀痰，膿，組織などより，培養によって結核菌を証明する。
②抗酸菌染色（Ziehl-Neelsen染色），あるいは蛍光法によって結核菌を証明する。
③組織中に乾酪壊死を伴った肉芽腫（結核結節）を証明する。
④HPA法：結核菌群のリボソームRNAを標的とした遺伝子増幅法で，結核菌かどうかを判断する。

Q89 結核病変拡大の4つの経路

- 肺門リンパ節に病変があるときは血行性散布が起こりやすい。
- 結核の拡大経路は癌のそれに類似する。

◆ 結核菌が1つの病巣から他臓器ないしは同一臓器に広がるルートは4つあり、癌の転移経路に類似する。

①リンパ行性：臓器内病巣からリンパ管を通して所属リンパ節に転移したり、リンパ節からリンパ節へ転移する。たとえば、肺の初感染巣から所属リンパ節へ拡大したり、肺門部リンパ節の病巣から胸管を経て静脈角リンパ節へ至る。

②血行性散布：血流を介して広がるもの。たとえば肺門部リンパ節病巣から胸管を経て静脈角リンパ節に病変ができると、やがて血中に菌が侵入する。臓器結核の病巣から直接血中に入ることもある。

③管内性散布：呼吸器の気道や消化管、泌尿器の尿管や尿道、卵管や子宮腔などの管腔を介して、菌が対側の臓器や他臓器に散布されることをいう。

④直接散布（播種）：臓器表面に病巣が広がり、胸腔、腹腔内に菌が散布され、結核性胸膜炎や腹膜炎を生じる。

Q90 乾酪壊死が生じる状況

- 脂肪酸は蛋白分解酵素の働きを抑制する。
- 結核菌は脂肪酸を含む脂質に富む。

◆ 通常の化膿性炎では、好中球の持つ蛋白分解酵素により壊死組織は分解され、軟化・融解する。

◆ ところが結核では好中球浸潤はほとんどなく、軟化・融解は生じない。また、結核菌は菌体重量の40％に達する多量の脂肪を含み、その中の脂肪酸は蛋白分解酵素を阻害する働きを持っている。

◆ つまり、結核性の変化では浸潤する好中球が少ないうえ、脂肪酸によって組織の分解が抑制されるため、凝固壊死の中でも乾酪壊死と呼ばれるチーズ状の色と硬さを呈するようになる。

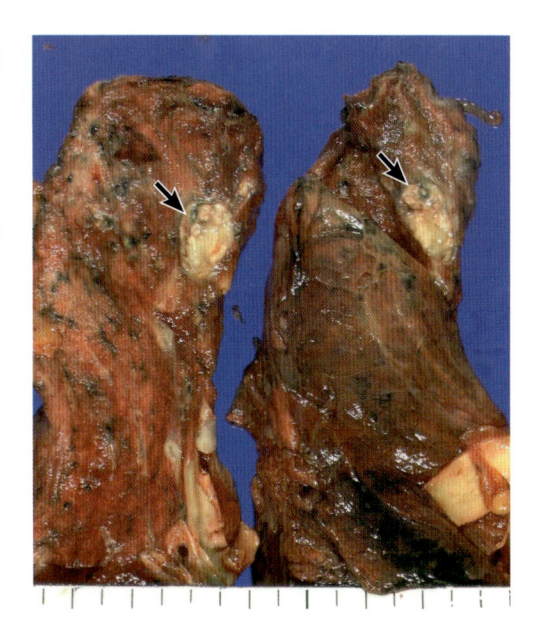

肺結核結節　特有のチーズ色を呈する乾酪壊死巣を認める。

Q91 結核性空洞の構造と意義

- ◉ 結核菌は好気性菌なので，空洞は良好な培地となる。
- ◉ 血管は空洞内に露出する。

- ◆ 乾酪壊死巣は通常被包化されるが，その後二次感染などにより好中球浸潤を受けると，蛋白分解酵素の働きで軟化・融解が起こる。この壊死物質が，病巣と連絡する気管支（灌流気管支）を介して排泄された後の組織欠損部が空洞である。
- ◆ したがって，空洞壁は内側から①結核菌を含む壊死巣，②リンパ球浸潤を伴う結核性肉芽腫，③線維巣，④無気肺巣の4層からなる。
- ◆ 空洞が存在すると，結核菌は好気性菌のため空洞壁内面の壊死物質の中でよく増殖し，それらは咳とともに排泄されて飛沫感染を生じるほか，自分の健康肺や消化管への転移を生じる。空洞内には血管が梁状に露出し，ときに破裂して大出血をきたすことがある。すなわち空洞の意義は，排菌源，喀血源の2点である。

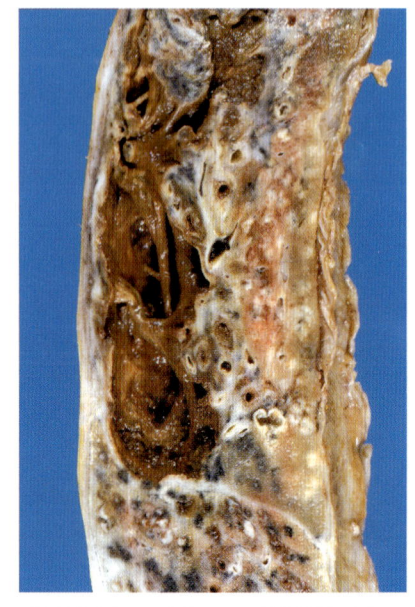

肺結核空洞 肺全体に結核結節が散布している。空洞内には梁状の血管を認める。

Q92 サルコイドーシスの疾患概念

- ◉ 原因は不明であるが，細胞性免疫異常が関与。
- ◉ 臨床的には両側肺門部リンパ節腫脹（BHL）が特徴。

- ◆ サルコイドーシス（sarcoidosis）は，全身の諸臓器に生じる類上皮細胞肉芽腫症（epithelioid cell granulomatosis）である。原因は不明であるが，非定型抗酸菌や未知の抗原の関与，細胞性免疫機構の異常が考えられている。若年者に比較的多い。
- ◆ サルコイドーシスの肉芽腫は類上皮細胞からなり，少数のランゲルハンス型巨細胞を混在する。周囲にはリンパ球，マクロファージ，線維芽細胞の増生がある。肉芽腫は乾酪壊死を伴わない，小型，融合性が少ないなどの特徴があるが，結核結節との区別が難しいことがある。ランゲルハンス型巨細胞内には特徴的な星芒小体やシャウマン小体をみることがある。
- ◆ 臨床的には，初期には両側肺門部リンパ節腫脹（bilateral hilar lymphadenopathy；BHL）が主な症状で，その後，肺野に結節を多数形成する。診断に際しては臨床所

Kveim（クベイム）反応 サルコイドーシス患者の病変部の組織懸濁液を皮内に注射すると，3～4週後に同部に類上皮細胞肉芽腫からなる硬結が形成される。

見やX線所見に加えて，上述の類上皮細胞肉芽腫が2ヵ所以上で証明されるか，Kveim（クベイム）反応陽性であることが必要である。

◆ サルコイドーシスの死因の多くは心臓に病変が及んだことによる。**心サルコイドーシス**は房室ブロックや心室性期外収縮，心室頻拍などの重症不整脈を引き起こし，これらが死因となる。

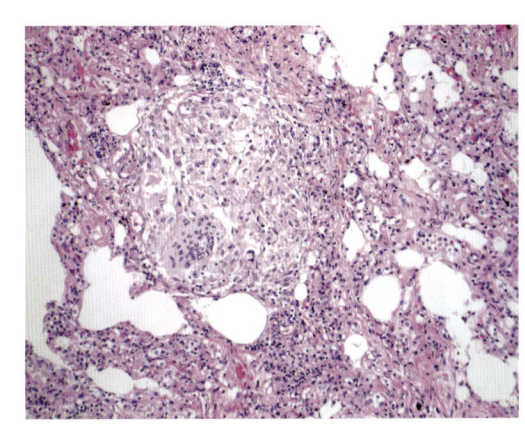

肺サルコイドーシス 肺胞中隔に小型の類上皮肉芽腫をみる。

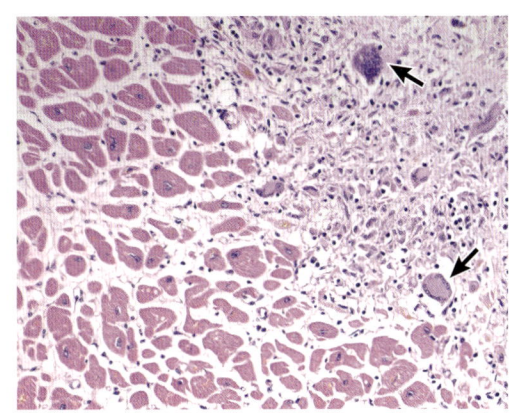

心サルコイドーシス 心筋内にサルコイド結節を認める。矢印はラングハンス型巨細胞。

Q93 星芒小体，シャウマン小体の特徴

- ● 星芒小体，シャウマン小体は巨細胞の細胞質中に存在する。
- ● シャウマン小体はカルシウム・鉄を含む。

◆ 両者ともサルコイドーシスの巨細胞の細胞質中にしばしばみられるものである。

◆ **星芒（ぼう）小体**（asteroid body）は微小管に由来するとも，封入体の一種ともいわれ，エオジン好染性，光沢のあるヒトデ型の類結合体である。脂質に対する反応は陽性である。

◆ **Schaumann（シャウマン）小体**は貝殻状小体（conchoidal body）ともいわれ，リン酸カルシウムや鉄を含む。ヘマトキシリン好染性で，層板状構造を示す。

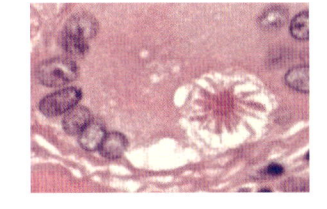

◆ 両者とも結核症などにもみられることがあり，サルコイドーシスに特異的ではないが，かなり特徴的と考えてよい。

星芒小体 asteroid body

Q94 らいの病型分類

● らい菌の増殖部位は，皮膚，神経細胞。

◆ 癩（leprosy）は，抗酸性・グラム陽性桿菌であるらい菌 Mycobacterium leprae 感染による慢性感染症である。感染力は弱く，感染経路は不明である。らいで死亡することはまれで，合併感染症やアミロイドーシスが死因となる。皮膚，神経が好発部位であるが，リンパ節，肝臓，脾臓なども侵す。

◆ らい菌はマクロファージや単球などの食細胞内で増殖し，肉芽腫を形成する。その特徴から次の3型に分けられる。

① らい腫型：らい菌を貪食したマクロファージ（らい細胞）の集塊が，皮膚にらい結節を形成する。マクロファージの細胞内でらい菌が増殖し，細胞質は泡沫状となる。菌は Ziehl-Neelsen 染色で染め出される。

② 類結核型：らい細胞は泡沫状ではなく，類上皮細胞の形態をとり，結核に似た肉芽腫を形成する。多くの場合，細胞内にらい菌は証明されない。肉眼的には皮膚斑を中心とした斑紋らいの形態をとり，知覚障害を伴う。

③ 中間型または未定型：①②の中間型。血管周囲にリンパ球，形質細胞，組織球が浸潤し，ときにらい細胞や類上皮細胞も認められる。

光田（みつだ）反応　別名レプロミンテスト。らい結節を処理して抗原液を作り，皮内に注射して反応させる。ただし，らいのすべてに陽性に出現するわけではなく，むしろ病型分類に用いられる。

Q95 梅毒の病期と形態的特徴

● 病期分類の考え方は基本的には結核と同じ。
● 3期，4期にトレポネーマは証明されない。
● 下疳は潰瘍，横痃はリンパ節腫大の意味。

◆ 梅毒（syphilis）は，スピロヘータの一種である梅毒トレポネーマ Treponema pallidum 感染による慢性感染症であり，病期分類の考え方は結核と同様である。

◆ 第1期（初感染期）：感染後約3週間で，感染部に扁平・常色の硬い局所疹が形成される。これを初期硬結という。さらにこれが潰瘍化し，周堤部，潰瘍底部が線維化し，硬結として触れる状態を硬性下疳という。

◆ 初期硬結や硬性下疳と前後して，感染部の所属リンパ節が腫大し，並んで触れるようになる。すなわち梅毒性リンパ節炎であるが，無痛性で，自潰して潰瘍を形成することはない。これを無痛性横痃という。組織学的には，真皮内の小血管周囲に形質細胞・リンパ球浸潤をみる。トレポネーマは血管壁ないしその周囲に証明される。

- 第2期（血行散布期）：感染後3ヵ月よりバラ疹，丘疹，膿疱を生じ，これが繰り返し起こる。組織像は第1期と同様であるが，類上皮細胞や巨細胞が混在することもある。
- 第3期（臓器梅毒）：感染後3～4年で始まり，皮下に肉芽腫を生じ，やがて自潰・軟化する。筋肉や骨のほか，脳硬膜，肝臓，脾臓をも侵す。この結節をゴム腫（☞Q85）という。この時期は免疫力が強く，病巣内にトレポネーマは証明されない。
- 第4期（変性梅毒）：初感染後十数年で発症する。大動脈や神経系を侵し，進行性麻痺，脊髄癆，大動脈中膜炎や大動脈瘤を生じる。

軟性下疳 連鎖桿菌である軟性下疳菌により生じる性病の1つ。感染後2～3日で感染部に膿苔を有する浅い潰瘍を生じるが，触れると軟弱で軟性下疳という。下疳発生後2～3週で所属リンパ節炎がるいるいと腫大・自潰し，痛みを伴うので有痛性横痃という。

鼠径リンパ肉芽腫 クラミジア感染による性病で，梅毒・淋病・軟性下疳に続く性病という意味で「第四性病」とも呼ばれた。鼠径リンパ節が腫大し，外陰部−直腸−腟瘻を形成する。

Q96 梅毒性動脈中膜炎の意義と形態像

- ◉病変の本体は，大動脈の中膜を灌流する栄養血管の閉塞性血管内膜炎。
- ◉血管内膜にみられるちりめんじわは，中膜弾性線維の断裂・瘢痕によるひきつれ。
- ◉梅毒は大動脈瘤の原因の1つ。

- 梅毒性動脈中膜炎は初感染後十数年たって生じ，進行性麻痺，脊髄癆などと同様に梅毒第4期（変性梅毒）に含まれる。中膜の弾性が失われる結果，大動脈瘤が主に胸部に形成されることが重要である。☞各論Q15
- 肉眼像：血管内膜面にちりめんじわないし樹皮様と表現される縦方向のしわがみられる。
- 組織像：中膜の外膜側を走行する栄養血管に，形質細胞を主体とする炎症性細胞浸潤を伴う閉塞性動脈内膜炎を生じる。さらに，虚血のために筋線維や弾性線維の断裂・消失，線維化がみられる。

総論 8 免疫

Q97 生体防御機構と炎症，免疫，アレルギーの概念

- ◉ 炎症は免疫応答の表現型。
- ◉ アレルギー反応は過剰な免疫応答による組織障害。

◆ 病原微生物や異物を排除して生体の恒常性を維持する機構を**生体防御機構**という。非特異的な防御機構として，皮膚，涙，鼻毛，くしゃみ，胃酸，腸内細菌，尿流などがある。炎症と免疫も概念的には生体防御機構に含まれるが，それらの区別は難しい。

◆ **炎症**は，有害因子の排除や無力化，さらには障害された組織の修復などを含む一連の防御反応と定義され，その反応は組織の形態学的変化として観察される。

◆ **免疫**は炎症よりあとに出現した新しい概念で，有害因子を**非自己**（自己の体成分でないこと）すなわち**抗原**としてとらえ，**免疫担当細胞**の相互作用や**抗体**の働きにより有害因子を排除する機構と定義される。炎症として認められる現象は免疫機序に基づいており，炎症は免疫応答の表現型ともいえる。

◆ **アレルギー反応**は，免疫応答が過剰に起こったり，抗原が持続的に存在した結果，組織障害をきたした状態をいう。この場合，本来防御機構として働くべきものが生体にとって不利に働いている。

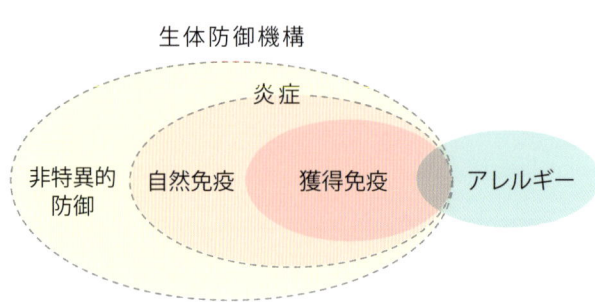

Q98 炎症，免疫，アレルギーの相互関係

- ◉ 急性炎症は滲出機転，慢性炎症は細胞増殖機転が中心。
- ◉ 自然免疫は抗原非特異的，獲得免疫は抗原特異的に起こる。

◆ 炎症を引き起こすきっかけは，ウイルスや細菌感染，外傷・熱傷などの物理化学的障害，動脈硬化や血栓などによる血流障害などさまざまある。これらの障害因子により細胞が変性・壊死に陥ると，局所の微小循環にも異常が生じる。すなわち**細静脈拡張によるうっ血，血管透過性亢進**などが起こり，滲出液のために局所は浮腫性となり，好中球などの**炎症性細胞浸潤**が起きる。

- ◆**好中球**は，壊死細胞や微生物などを貪食し，酵素の働きで消化し，さらに活性酸素やプロテアーゼなどを細胞外へ放出する。好中球による非特異的な消化は，異物を排除するために生来備わっている機能であり，自然免疫と呼ばれる。壊死細胞や壊れた好中球などの細胞破片は，マクロファージによって貪食される。こうして原因刺激が速やかに除去され，組織障害が軽度の場合は，この段階でほぼ治癒となる（急性炎症）。
- ◆組織障害が大きかったり，再生できない組織の場合は，慢性炎症に移行する。すなわち，マクロファージや血小板で産生された細胞増殖因子やサイトカインの働きで，線維芽細胞の増殖や血管新生が生じ，肉芽組織が形成され，組織はゆるやかに修復に向かう。慢性炎症では微小循環障害による滲出機転はほとんどみられず，マクロファージ集簇，リンパ球・形質細胞浸潤，線維芽細胞増殖などの細胞増殖機転が目立つ。
- ◆マクロファージや樹状細胞は抗原提示細胞とも呼ばれ，自らが貪食した抗原を細胞内で消化し，その断片を細胞表面に表出する。この抗原情報を受け取ったヘルパーT細胞は，種々のサイトカインを放出して免疫応答を活性化させる。すなわち，マクロファージやキラーT細胞の機能を高め（細胞性免疫），B細胞を刺激して抗体の産生を促す（液性免疫）。この抗原情報は特異的に記憶され，次回同じ抗原が侵入したときは速やかに応答が起こることから獲得免疫という。
- ◆免疫応答によって生じた抗体やサイトカインが量的・質的に異常であれば，過度の免疫応答が起こり，組織を障害することがある。これがアレルギーである。

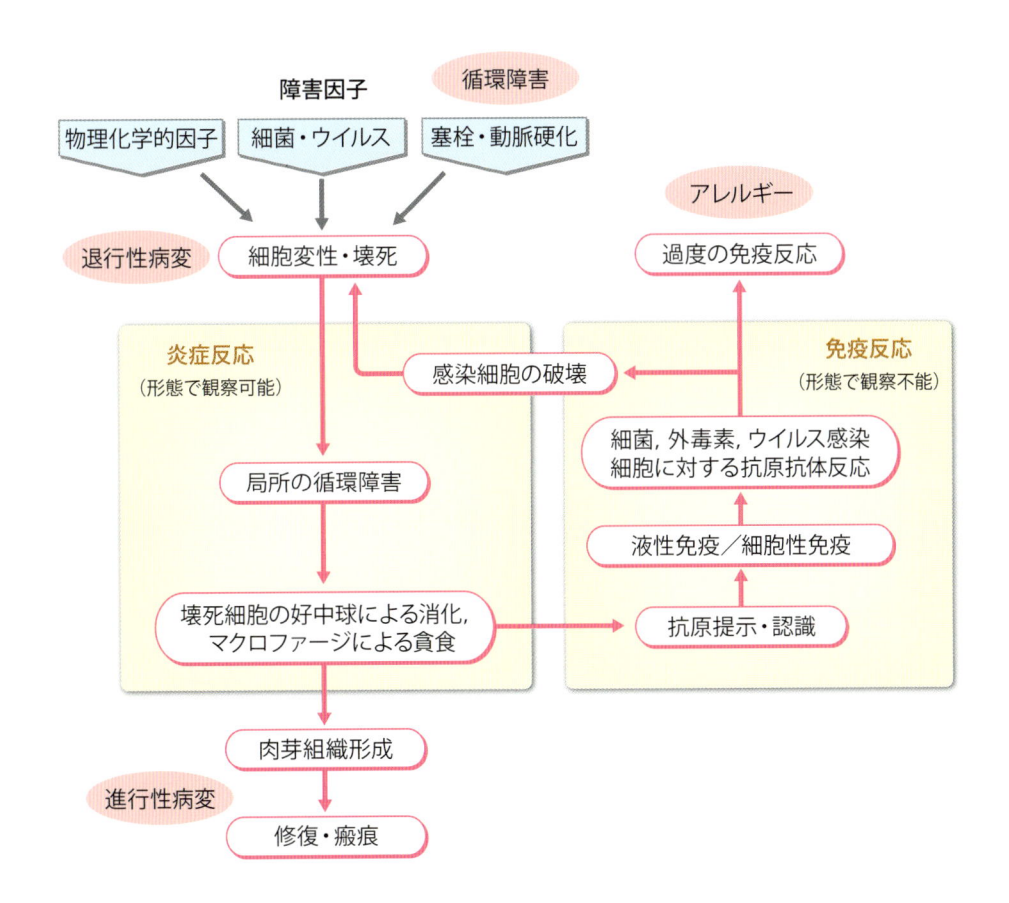

総論 8 免疫

Q99 アレルギー反応とは 《Coombs分類》

● 即時型アレルギーと遅延型アレルギーがあり，遅延型は細胞性免疫が関係したものである。

◆ 以前に一度ある抗原によって感作された個体が，再び同じ抗原に出会ったときに過剰な免疫応答を生じ，組織障害が引き起こされる場合がある。この反応をアレルギー反応あるいは過敏反応と呼ぶ。

◆ アレルギー反応はその反応機序により表のように4型に分けられる（Coombs分類）。Ⅰ〜Ⅲ型は，主に抗体が関与する液性免疫によって引き起こされる。特にⅠ型は，2度目の感作後即座に反応が起きるため，即時型アレルギーとも呼ばれる。これに対しⅣ型は，主にT細胞が関与する細胞性免疫によって引き起こされ，反応が緩やかであるため遅延型アレルギーとも呼ばれる。

	クームス分類	標的臓器	疾患	反応の担い手	補体
Ⅰ	アナフィラキシー反応	腸管 皮膚 肺	アナフィラキシーショック，腸管アレルギー，蕁麻疹，アレルギー性鼻炎，気管支喘息	IgE（レアギン）	不要
Ⅱ	細胞障害	赤血球 白血球 血小板	溶血性貧血 血小板減少性紫斑病 グッドパスチャー症候群	IgG, IgM	必要
Ⅲ	免疫複合体反応（アルツス型）	血管，皮膚 関節，腎臓 肺	血清病 SLE 膜性糸球体腎炎	抗原抗体複合物（主としてIgG）	必要
Ⅳ	遅延型過敏症	皮膚，肺 甲状腺 中枢神経系など	接触性皮膚炎 結核，甲状腺炎 同種移植拒絶	感作T細胞	不要

Q100 免疫学的観点からみた気管支喘息の発生機序

● 気管支喘息は，経気道的に侵入した抗原に対するⅠ型アレルギー。

◆ 気管支喘息は可逆性の気道閉塞性疾患であり，病因は単一ではないが，アレルギーの関与が最も重視されている。

◆ 肥満細胞表面上のFcレセプターと結合しているIgE抗体（レアギン）に，何らかの抗原物質が結合して抗原抗体反応が生じた場合，肥満細胞からヒスタミン，ロイコトリエン，好酸球遊走因子，好中球遊走因子，プロスタグランジン，血小板活性化因子などのケミカルメディエーター（☞Q67）が放出される。

◆ 上記の反応が気管支で生じると，ケミカルメディエーターの働きで気管支平滑筋が収縮し，さらに血管透過性が亢進するため粘膜に浮腫が生じる。また，粘液分泌亢進，

白血球浸潤なども生じる。そのため気道が狭くなり呼吸困難を起こす。これらの反応は抗原侵入後，数分で症状が起きるため即時型アレルギーといい，Coombs分類のⅠ型に相当する。蕁麻疹，アレルギー性鼻炎なども同様の機序で起こる。

気管支喘息の誘発 気管支喘息患者は抗原物質の侵入以外にも，寒冷のような物理的刺激や，薬品などの化学的刺激，迷走神経刺激などでも気管支平滑筋が収縮を起こし，呼吸困難発作を生じる。

Q101 溶血性貧血と免疫応答の関係

- ◉ 赤血球表面の抗原抗体反応で溶血が起こる。
- ◉ 溶血性貧血はⅡ型アレルギーで，補体が関与する。

◆ 溶血性貧血は，赤血球の外部環境に生じた免疫学的異常のために赤血球の崩壊や溶血を生じるもので，Coombs分類のⅡ型アレルギーに相当する。

◆ 抗赤血球抗体が赤血球に結合し，さらに補体が活性化され，赤血球膜が障害される。赤血球は，オプソニン作用により貪食能や殺菌能が増強した好中球やマクロファージによっても破壊される。

◆ 自己抗体によって生ずる貧血は次の3つに分けられる。
　①抗赤血球自己抗体による自己免疫性溶血性貧血
　②不適合輸血や血液型不適合状態で生じる抗赤血球同種抗体による新生児溶血性黄疸
　③薬剤とそれに対する抗体によって生じる薬剤性溶血性貧血

Q102 Arthus反応の意味と組織像

- ◉ 皮内での免疫複合体の形成と，補体の関与が特徴的。

◆ Arthus（アルッス）反応は外因性抗原による障害の実験モデルで，免疫複合体疾患の原型といえる。反応の出現には補体の活性化が必須であり，Coombs分類のⅢ型に相当する。

◆ ある種の抗原を繰り返しウサギに投与し感作（かんさ）したのち，皮下あるいは皮内に再び抗原を注射する。すると，抗原と抗体が結合した免疫複合体が血管壁に沈着する。

◆ 免疫複合体によって活性化された補体は，好塩基球，肥満細胞に作用してヒスタミンやロイコトリエンを放出させ，血管内皮細胞を障害したり，血管透過性を亢進させる。数分後には好中球が浸潤して，免疫複合体を貪食すると同時にライソソーム酵素を放出し，組織を障害する。さらに血小板が凝集し，血管を閉塞する。

◆ 上記の結果，局所には浮腫・出血・好中球浸潤がみられ，ひどい場合には組織の壊死を引き起こす。これらの変化は注射後3～10時間後にピークとなり，約2日以内に消退する。

Q103 結核免疫の成立機序

- ◉ 結核に対する防御反応の主体は細胞性免疫である。
- ◉ 細胞性免疫の司令塔はT細胞。

◆ 免疫の成立とは，獲得免疫が発動して病原体に対する記憶が成立し，病原体の増殖や再侵入に対応できるようになることをいう。

① 結核菌が初めて生体内に侵入すると，すぐにマクロファージによって取り込まれる。多くの場合，菌はマクロファージ内の酵素によって分解され死滅するが，抵抗力の強い一部の菌は増殖し続ける。

② マクロファージに取り込まれた結核菌は非自己成分として認識され，抗原情報としてリンパ球に伝達される。

③ 所属リンパ節では，結核菌抗原に対して特異的に反応するリンパ球，すなわち感作T細胞の増殖が始まる。この反応は10〜14日にはピークとなり，全身のリンパ節で増殖がみられるようになる。これで結核免疫が成立する。

④ 感作T細胞は結核菌抗原と反応して，サイトカインを放出する。このサイトカインは，マクロファージを局所に遊走させ，活性化させる作用がある。

⑤ 機能亢進したマクロファージによって結核菌が貪食され，処理される。

◆ 以上のような免疫応答を利用したものが，ツベルクリン反応，もう1つはBCGによる予防接種である。

Q104 ツベルクリン反応の機序

- ◉ ツベルクリン反応は結核菌成分に対する遅延型アレルギー反応。
- ◉ 結核免疫が成立していても，免疫能が不全のときはツベルクリン反応は陰性となる。

◆ ツベルクリン反応とは，結核にかかった患者の皮内にツベルクリン（結核菌から抽出したリポ蛋白）を注射すると，局所に発赤・硬結が生じる反応（コッホ現象）をいう。ツベルクリン反応はCoombs分類のIV型すなわち遅延型アレルギーの代表で，結核感染の有無の判定に利用される。

◆ 個体が結核に感染した既往があれば，すでに結核免疫が成立している。これは，結核菌を抗原として認識する能力があるT細胞が存在していることを意味する。このT細胞が，皮下接種されたツベルクリンを抗原として認識し活性化して，サイトカインを放出する。その結果，血管や周辺組織から遊走してきたマクロファージが局所に集まり，結核菌を取り込んで死滅させる。

◆ この反応は約48時間後にピークとなる。結核に未感染であったり，免疫能，特に細胞性免疫能が不全のときはこれらの変化は生じず，ツベルクリン反応も陰性となる。

Q105 自己免疫疾患とは？

- ● 自己の体成分に対する抗原抗体反応のために起こる疾患。
- ● 隔絶された細胞，変性蛋白には抗原性がある。

◆ 免疫系は自己の体成分に対しては反応しないという自己寛容の原則がある。ところが自己免疫疾患では，自己の体成分を抗原と認識してしまう。その仕組みはまだはっきりとは解明されていないが，次のような機序が考えられている。

① 自己成分が変性や感染による修飾を受けて抗原性を獲得した場合。
② 侵入微生物が宿主と同じ抗原性を有する場合（交差反応）。
③ 免疫系の異常により自己に対する寛容状態が破綻した場合。
④ 隔絶抗原（免疫系の接触を受けずに発生した組織，たとえば精子や眼の水晶体などの自己抗原）が種々の障害により免疫系に接触した場合。

◆ 自己免疫疾患には，橋本病のように自己抗体と組織障害が１つの臓器に限局した器官特異的自己免疫疾患と，SLEのように自己抗体が広く全身臓器に分布している全身性自己免疫疾患がある。

◆ 代表的疾患としては表に示すように，膠原病（SLE，関節リウマチ，強皮症，多発性筋炎・皮膚筋炎，リウマチ熱）のほか，橋本病，Basedow（バセドウ）病，１型糖尿病，重症筋無力症，自己免疫性溶血性貧血，Goodpasture（グッドパスチャー）症候群，尋常性天疱瘡，原発性胆汁性肝硬変，特発性血小板減少性紫斑病，潰瘍性大腸炎，Behçet（ベーチェット）病などがある。それぞれの疾患については各論を参照されたい。

自己免疫疾患	標的臓器	形態的変化	免疫学的事項
全身性ループスエリテマトーデス（SLE）	全身小血管，皮膚結合組織，腎糸球体	血管壁の肥厚・壊死，フィブリノイド膨化，基底膜肥厚	抗DNA抗体 免疫複合体
関節リウマチ	関節滑膜，皮膚	リンパ球・形質細胞浸潤，肉芽腫巣	IgG・IgM沈着 リウマチ因子
リウマチ熱	心臓，関節	心筋のAschoff結節 フィブリノイド変性	IgG，補体（＋）
多発性筋炎・皮膚筋炎	筋肉，皮膚	変性・壊死	γ-グロブリン↑
強皮症	全身	炎症，線維化	リウマチ因子 LE細胞 γ-グロブリン↑
顕微鏡的多発血管炎	細動脈，毛細血管	壊死性血管炎	抗好中球細胞質抗体
ベーチェット病	口腔，皮膚，眼	動静脈の血管炎	抗動脈壁抗体など
橋本病	甲状腺	リンパ球・形質細胞浸潤	抗サイログロブリン抗体 抗ミクロソーム抗体
グッドパスチャー症候群	肺・腎の血管	肺出血，腎出血	抗基底膜抗体
自己免疫性溶血性貧血	赤血球	溶血	抗赤血球膜抗体

Q106 リウマチ性疾患，膠原病，自己免疫疾患の相互関係

◎ リウマチ性疾患は症状から，膠原病は病理組織像から，自己免疫疾患は病因から出発した概念。

◆ **リウマチ性疾患**は運動器の痛みを伴う疾患と広く定義される。その中には，狭い意味のリウマチ性疾患，すなわち関節リウマチ（☞ 各論 Q185）やリウマチ熱（☞ 各論 Q8）のほか，変形性関節症，外傷性関節炎などの純整形外科的疾患や，炎症ないし免疫学的異常が関与し，運動器の障害はその一側面である Marfan 症候群などの先天性疾患が含まれる。

◆ **膠原病**とは，全身の結合組織中の膠原線維にフィブリノイド変性と粘液性膨化を生じる系統的疾患のことである。別名**結合組織病**ともいい，関節リウマチ，SLE，強皮症（☞ 各論 Q203），多発性筋炎・皮膚筋炎（☞ 各論 Q196），リウマチ熱が含まれる。

◆ **自己免疫疾患**は自己免疫現象がその病態に関与していると考えられる疾患をいう。これには膠原病の一部のほか，橋本病，自己免疫性溶血性貧血，天疱瘡，原発性胆汁性肝硬変，Sjögren 症候群などが含まれる。

◆ すなわち，リウマチ性疾患は臨床所見からみた疾患概念，膠原病は病理組織学的所見からみた疾患概念，自己免疫疾患は病因からみた疾患概念であり，これらは当然のことながら図に示すように重複し，疾患の解明とともにその面積は変わる。

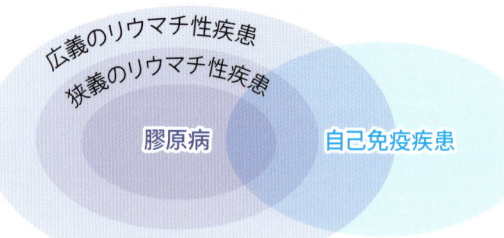

広義のリウマチ性疾患
狭義のリウマチ性疾患
膠原病　　自己免疫疾患

Q107 全身性ループスエリテマトーデス（SLE）と自己免疫

◎ SLE は自己抗体による III 型アレルギーの組織障害。
◎ 診断には血清中の抗 DNA 抗体や LE 細胞の出現が有用。

◆ 全身性ループスエリテマトーデス（systemic lupus erythematodes；SLE）は**全身性紅斑性狼瘡**ともいわれ，顔面の**蝶形紅斑**など全身の紅斑を特徴とし，さらに諸臓器に種々の病変がみられる膠原病の一種である。成人女性にみられることが多い。本疾患ではさまざまな自己抗体が出現し，そのための抗原抗体複合物が諸臓器に沈着し，Coombs 分類 III 型の組織障害を引き起こす。

◆ SLE に出現する自己抗体は，**抗核抗体**（特に抗 DNA 抗体の存在は特徴的），**RA 因子**，抗平滑筋抗体，抗ミトコンドリア抗体など多数存在する。そのなかでも抗核抗体は，障害された細胞の核と反応して免疫複合体をつくり，諸臓器に沈着して障害を引き起こす。こわれた核片は**ヘマトキシリン体**と呼ばれる。また，抗体と反応した核が好中球に貪食されたものを **LE 細胞**といい，診断的価値が高い。

- ◆SLEの内臓病変は以下のとおりである。
- ①糸球体腎炎（ループス腎炎）：メサンギウム細胞増殖，糸球体内皮細胞増殖，基底膜肥厚を生じる。特異な病変として wire-loop 病変がある。これは糸球体毛細血管の基底膜に大量のフィブリノイド物質が沈着し，針金の環のように見えるものをいう。そこには DNA-抗DNA抗体複合物が存在している。☞ 各論 Q110
- ②諸臓器の血管炎：小型動脈のフィブリノイド壊死
- ③脾臓の濾胞動脈のタマネギ状線維化（onion skin 病変）
- ④心内膜炎：心内膜のフィブリノイド壊死がみられ，弁膜遊離縁に血栓性疣贅を生じる。Libman-Sacks 型心内膜炎と呼ばれる。

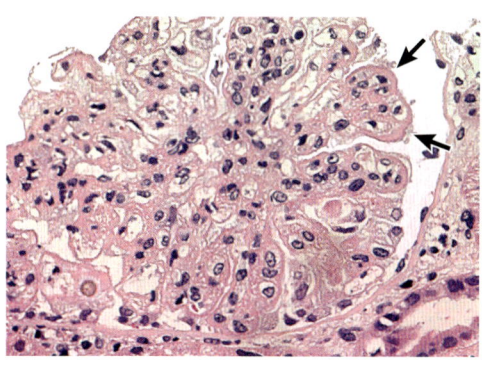

ワイヤーループ病変 免疫複合体の沈着により基底膜は不規則に肥厚している。

Q108 免疫不全症候群の分類と疾患名

- ●免疫不全は液性免疫・細胞性免疫の異常のほか，白血球や補体の異常でも起こりうる。
- ●ステロイド薬，抗腫瘍薬でも免疫機構に異常が起こる。

- ◆何らかの原因により免疫応答が低下し，生体防御に支障をきたした状態を免疫不全という。先天的に免疫に携わる因子に欠陥がある先天性（原発性）免疫不全症候群と，後天的に障害された続発性（二次性）免疫不全症候群に大別される。
- ◆先天性免疫不全症候群は血液細胞の分化の過程のいずれかに異常があり，次のように分類される。多くは責任遺伝子が判明している。
- ①T細胞系の異常：Di George 症候群
- ②B細胞系の異常：Bruton 型先天性無γグロブリン血症，IgA 欠損症など
- ③複合型免疫不全（T細胞系とB細胞系の異常）：Wiskott-Aldrich 症候群，重症複合型免疫不全症，毛細血管拡張性運動失調症
- ④マクロファージや好中球などの貪食細胞の異常：慢性肉芽腫症，Chédiak-Higashi 症候群，ミエロペルオキシダーゼ欠損症
- ◆続発性免疫不全症候群の原因としては次のようなものがある。
- ①ウイルス感染やリンパ組織の腫瘍などによるリンパ球の機能異常
- ②臓器移植や自己免疫性疾患の治療に用いられる副腎皮質ステロイドや免疫抑制薬
- ③癌治療の際の抗腫瘍薬によって起こる免疫機構の異常
- ④ネフローゼ症候群や蛋白喪失性腸症による免疫グロブリン喪失
- ⑤糖尿病，サルコイドーシス
- ⑥後天性免疫不全症候群（AIDS）は続発性免疫不全症候群の特異なものである。

Q109 免疫不全症候群に悪性腫瘍が多い理由

● 免疫不全患者には高頻度に悪性腫瘍が発生する。
● ウイルス感染は発癌につながる。

◆ AIDSなどでKaposi肉腫や悪性リンパ腫が高頻度に発生するのをみてもわかるように，免疫不全患者での悪性腫瘍の発生率はきわめて高い。その理由は次のように考えられている。

①易感染性のため発癌ウイルスの感染が高度に生じ，感染細胞の遺伝子に異常が起こり，突然変異を生じて腫瘍化しやすい。

②腫瘍免疫が働かず，腫瘍発生の抑制，あるいは発生した癌の排除ができない。

③反復あるいは遷延する感染症のため，リンパ球の増殖のpotentialityが高い。

総論 9 腫瘍

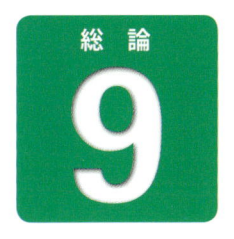

Q110 腫瘍の定義 《良性・悪性の本質的な違いは何か？》

◉ 良・悪性の違いは，放置すれば宿主がその腫瘍のために死ぬか死なないかの差。

- **腫瘍**（tumor）とは，「個体の組織細胞に由来する異常細胞が，個体の調節機構からはずれて自律性に増殖した状態」と定義される。**新生物**（neoplasm）と同義である。
- 良性と悪性の違いは，発生した個体が究極的には死に至るか否かである。すなわち発育が速く，全身に転移を起こし，各臓器に著しい機能障害を起こし，たとえ手術しても再発率が高いような腫瘍を「悪性」という。悪性腫瘍の生物学的態度は形態学的に裏付けられており，現在では良・悪性の判断は主に病理組織学的に決定される。
- 組織学的には良性でも，重要な位置に発生したために致命的となる例もあるが，このような例でも悪性腫瘍とはいわない。臨床的に用いられる「悪性」という表現は，組織学的には良性でも臨床経過が宿主にとって悪いことを指している。

Q111 腫瘍の分類方法

◉ 臓器，予後，発生組織，分化度などで分類される。

- 腫瘍は大きく，①**臓器**，②**生物学的性状（予後）**，③**発生組織**，④**分化度**の４つで分類することができる。

①臓器：発生した臓器で分ける。肺癌，肝癌，腎癌など。
②生物学的性状（予後）：生死に関わるか否かで分類する。将来，その腫瘍が原因で死亡することはない場合を良性腫瘍，いずれ腫瘍が原因で死亡するものを悪性腫瘍とする。すなわち予後良好なものを良性腫瘍，予後不良なものを悪性腫瘍ということができる。その判定は病理組織学的に行われる。
③発生組織：上皮性組織から発生した**上皮性腫瘍**，非上皮性組織から発生した**非上皮性腫瘍**に大別する。両者はその構成成分によりさらに細分類される。
④分化度：腫瘍がもとの組織に類似している場合を**高分化**，かけ離れている場合を**低分化**とする。

- これらを一覧としたものが次頁の表である。

腫瘍の組織分類

		発生組織	良性腫瘍	悪性腫瘍
上皮性腫瘍	表面上皮	扁平上皮	乳頭腫	扁平上皮癌
		移行上皮	乳頭腫	移行上皮癌
		円柱上皮	乳頭腫 腺腫	腺癌
	腺上皮		腺腫 嚢胞腺腫	腺癌 嚢胞腺癌
非上皮性腫瘍	結合組織腫瘍	線維組織	線維腫	線維肉腫
		粘液組織	粘液腫	粘液肉腫
		脊索	脊索腫	脊索腫
		軟骨	軟骨腫 軟骨芽腫	軟骨肉腫
		骨	骨腫	骨肉腫
		脂肪	脂肪腫	脂肪肉腫
		リンパ管	リンパ管腫	リンパ管肉腫
		血管	血管腫	血管肉腫
		滑膜	滑膜腫	悪性滑膜腫
		中皮	中皮腫	悪性中皮腫
		平滑筋	平滑筋腫	平滑筋肉腫
		横紋筋	横紋筋腫	横紋筋肉腫
	神経性腫瘍	神経鞘	神経鞘腫 神経線維腫	悪性神経鞘腫 神経鞘肉腫 悪性神経線維腫
		髄膜	髄膜腫	髄膜肉腫
		神経膠	膠腫	悪性膠腫 膠芽細胞腫
		末梢神経	神経腫	
		末梢神経細胞	神経節細胞腫	神経芽細胞腫 神経細胞腫
		網膜		網膜腫
		副腎髄質	褐色細胞腫	
		神経分泌細胞	カルチノイド	悪性カルチノイド
		メラノサイト	母斑 黒色腫	悪性黒色腫
	胎児性腫瘍	全能細胞	良性奇形腫	悪性奇形腫
		多能細胞　腎		腎芽細胞腫
		肝		肝芽細胞腫
		単能細胞　胎盤	胞状奇胎	絨毛上皮腫
		卵巣		未分化胚細胞腫 胎児性癌
		睾丸		精上皮腫 胎児性癌
		卵黄膜		卵黄嚢腫
		ミュラー管		中胚葉性混合腫瘍
	造血器腫瘍	リンパ球系	リンパ腫	悪性リンパ腫 リンパ性白血病 形質細胞腫 マクログロブリン血症
		骨髄細胞系	骨髄球腫	骨髄性白血病
		組織球系・単球系	組織球腫 細網症	単球性白血病 悪性細網症

（菅野晴夫：癌の組織病理学. 癌の科学 1. p.42-43, 南江堂, 1980）

Q112 良性腫瘍と悪性腫瘍の性状・経過の違い

◉ 良性腫瘍の膨張性増殖は周囲組織を破壊しない。

◆ 悪性腫瘍は良性腫瘍に比較して，速やかに周囲組織を破壊しながら広がり，リンパ管や血管を侵襲し管内に入り込む。そのために下表のような違いを生ずる。

	境界	発育	増殖	転移	再発	死亡
良性腫瘍	明瞭	遅い	膨張性	なし	少ない	少ない
悪性腫瘍	不明瞭	速い	浸潤性	あり	多い	多い

Q113 癌はどうして転移するのか？

◉ 原発巣での血管侵襲と転移先での血管新生が必要。

◆ 癌の予後を考える際，転移は重要なポイントになる。癌が転移するには，①癌細胞が脈管（静脈，リンパ管）に入る，②脈管内を移動する，③特定の臓器の脈管に付着し，さらに脈管外に出る，④出た場所で増殖する，の4つの過程が必要となる。

①脈管侵襲：癌細胞が原発巣を離脱できるのは，細胞間の接着分子であるカドヘリンが減少しているためである。離脱した癌細胞は，各種プロテアーゼによって細胞外マトリックスを分解しつつ移動し，脈管に侵入する。その際，腫瘍内の新生血管は正常血管に比して内皮細胞が少ないことも関連している。

②遠隔移動：血管内の癌細胞は一般にナチュラルキラー（NK）細胞や単球などによる非特異的免疫応答によって排除されるが，抵抗性のある細胞は生き残り，移動先の内皮細胞に着床する。

③脈管外遊走：癌細胞の細胞質突起が内皮細胞間に入り込み，基底膜を破って脈管外に遊走する。

④増殖：癌細胞は，着床した臓器からの影響や，細胞自身の新生血管を作る能力に影響されながら，増殖して転移巣を形成する。

Q114 癌腫と肉腫の基本的な違い

◉ 癌は上皮性悪性腫瘍，肉腫は非上皮性悪性腫瘍。

- 腫瘍はその発生母細胞が上皮細胞であるか，間質を構成する間葉系細胞であるか，さらに良性であるか悪性であるかによって4つに大別される。すなわち癌腫は上皮性悪性腫瘍のことであり，肉腫は非上皮性悪性腫瘍のことである。
- 肉腫は癌腫に比べ発生年齢が低く，若年者に多い。また，肉腫の種類によっては発生部位にかなり特徴がある。
- 癌が浸潤性の増殖を示すのに対して，多くの肉腫は膨張性の発育を示す。ただし，局所再発の頻度は高い。肉腫の転移は一般に血行性転移が多くリンパ節転移は少ないのに対し，癌ではリンパ節転移も高頻度にみられる。肉腫の発育進展は比較的緩徐であるが，最終的には癌腫と同様，広範な全身転移をきたして死亡する。
- 腫瘍細胞の増殖パターンからみると，癌は腫瘍細胞が特有な配列を示す organoid pattern をとり，肉腫は腫瘍細胞がびまん性に存在する histoid pattern（びまん性パターン）をとるのが特徴である。

上皮腫，腺腫	癌腫
上皮性の良性腫瘍	上皮性の悪性腫瘍
非上皮性の良性腫瘍	非上皮性の悪性腫瘍
	肉腫

> **上皮と非上皮（間葉）の違い** 上皮とは，個体の表面を覆う，あるいは裏打ちする組織と腺上皮のことである。外胚葉由来として皮膚・汗腺，内胚葉由来として消化管粘膜・粘液腺，気管支上皮・肺胞があり，中胚葉由来として腎尿細管上皮がある。非上皮は「間葉組織」ともいい，胎生期の上皮組織間を埋める疎な結合織のことで，その中から骨や軟骨，心臓や血管が分化してくる。これらは中胚葉由来である。

Q115 扁平上皮癌と腺癌の組織学的違い

◉ 扁平上皮癌は敷石状の配列，腺癌は管腔形成を示すことが特徴である。

- 癌は発生母地のもとの細胞や組織構築を模倣する性質がある。したがって，気管支，口腔，舌，食道，子宮腟部など扁平上皮をもつ臓器には扁平上皮癌が発生しやすい。一方，消化管，子宮内膜，前立腺など腺管構造を示す臓器には腺癌が発生する。

	組織学的所見（高分化の場合)				
	細胞の形	核	核小体	N/C比	細胞配列
扁平上皮癌	多稜形	ほぼ中央に位置	目立たない	大きくない	敷石状〜シート状 ときに細胞間橋 角化（癌真珠）
腺癌	円柱状	やや偏在	大きく目立つ	大きい	腺管形成性

- 扁平上皮癌も腺癌も分化が良いと正常の構造により近い像を示すが，分化が悪ければ悪いほど正常の構造から離れていく。きわめて分化が悪いと扁平上皮・腺上皮のいずれの性格も全く失われる。これを**未分化癌**といい，具体的な細胞の特徴や組織構築を示さない。
- 高分化の扁平上皮癌において細胞が求心状に配列し，その中心部が角化して真珠のように見えるものを**癌真珠**（cancer pearl）という。

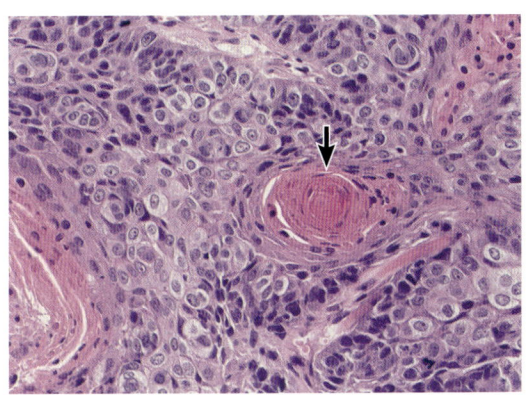

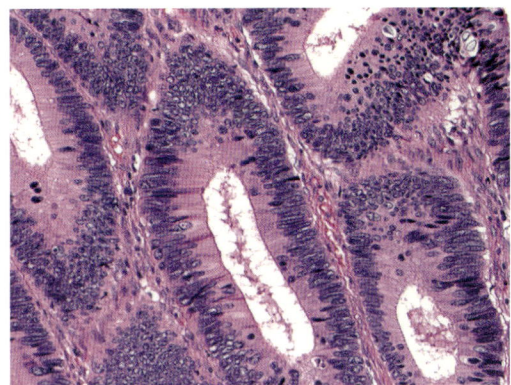

扁平上皮癌　敷石状配列を示す多稜形細胞からなる。矢印は癌真珠。

腺癌　管腔を形成する円柱状の細胞からなる。核は基底膜側に偏在し，重積を示す。

Q116 腫瘍の異型性についてのチェックポイント

- ◉ 腫瘍の種類が違っても異型性のチェックポイントは同じ。
- ◉ 異型性は悪性度の指標である。

- **異型性**とは，正常組織あるいは細胞と形態的に異なることをいい，その隔たりの度合いを「異型性が強い・弱い」ないし「高度・中等度・軽度」と表現する。また，細胞形態の異常を**細胞異型**，細胞配列や構築の異常を**構造異型**という。これらの程度と組み合わせで良・悪性の判断をする。
- 主なチェックポイントは以下のとおりである。どんな母組織に発生した腫瘍であろうとも，基本的なチェックポイントは変わらない。

◆ **細胞異型**：
① 細胞質：細胞の大型化，不整形化，細胞質の好塩基性化（リボソームの増加，つまり細胞活性の増加）
② 核：核の大型化，**核／細胞質比（N/C 比）の増大**，核の大小不同，**クロマチン増量**，クロマチンの粗大化，分裂数の増加，病的分裂

◆ **構造異型**：
① 腺構造などの形，分岐，大きさなどの異常
② 核の配列の乱れ，極性（核長軸）の乱れ，細胞重積の出現

Q117 異型度，分化度，悪性度の意味と相互関係

- ◉ 異型度は正常からの隔たりの度合い，分化度は母細胞からの隔たりの度合い，悪性度は予後の悪さの度合い。
- ◉ 悪性度は異型度，分化度で代用される。

◆ いずれも悪性腫瘍の悪性性格の度合いを表現する言葉であるが，実際に使用する上では次のように使い分けている。

◆ 異型度：正常の細胞形態からどれだけ隔たっているかを表現したもの。腫瘍の種類が異なっても，同じ基準を用いる。Q116で述べたように核の大小不同や形の不整，クロマチンの性状などで判断されるが，それらを細胞異型という。また，細胞が形づくる構造や細胞配列の異常は構造異型という。軽度・中等度・高度と大まかに分類されるが，その基準はかなりあいまいである。

◆ 分化度：発生母組織を基準にした枠内での機能・形態の発達の度合い。母組織に近づけば近づくほど高分化，離れれば離れるほど低分化と表現される。

◆ 悪性度：元来は予後の良し悪しを表す言葉で，再発・転移傾向があり，死亡率が高いほど悪性と解釈される。ただし，現在は治療方法を決める上で悪性度を判断する必要があるために，異型度および分化度によって代用している。すなわち，異型度が高度で分化度が低ければ悪性度は高いといえる。

Q118 化生，退形成，脱分化の違い

- ◉ 化生は分化方向の間違い，退形成は分化と逆方向，脱分化は分化の急ストップを意味する。

◆ 細胞は要求される働きに沿って，その目的にかなった特殊な形態と機能を示すようになる。これを分化（differentiation）という。より複雑な形態を示し，より高級な機能を備えるものを高分化，そうでないものを低分化，いずれの方向にも分化を示さないものを未分化という。

◆ 化生，退形成，脱分化はいずれも分化に関連する言葉で，次のような意味の違いがある。

◆ 化生（metaplasia）：特定臓器の特定部位の構成細胞が，本来定められている方向とは異なる方向に分化すること。通常は種々の刺激を受けた結果，組織の修復に際して多分化能を秘めた幼若細胞が異なる方向に分化を始める。たとえば慢性子宮頸管炎で円柱上皮が扁平上皮になるような場合である。通常は腫瘍化していない細胞に多くみられるが，腫瘍細胞でもまれにみられる。

◆ 退形成（anaplasia）：腫瘍細胞が由来組織方向への分化をせず，構造・機能が失われた状態。「退形成癌」は「未分化癌」と同義で使用される。

- **脱分化**（dedifferentiation）：ある時期，あるいはある部位では分化を示し，その細胞の特徴を発現していたものが，突然分化を止め，その細胞特徴を失うこと。たとえば，よく分化した甲状腺癌が全くその特徴を失って未分化癌となるような場合である。

Q119 異形成の意味

- ◉ 異形成は異型細胞増殖ではあるが癌ではない。
- ◉ 異形成は可逆性である。

- **異形成**（dysplasia）とは「形成異常症」のことで，本来は個体発生の異常を指す言葉である。たとえば「頭蓋骨骨幹端異形成」「家族性線維性顎異形成」などのように使われる。
- ただし現在では，慢性刺激や炎症などによって形態や配列に異常をきたした上皮細胞や間葉系細胞が増殖することも異形成と表現している。これらの増殖細胞は多形性が出現したり，核の大小不同や不整，核分裂像の増加などの異型性が認められるが，この段階では腫瘍の範疇には入れない。
- 異形成の多くは可逆性であるが，一部癌へ移行することもあり，一種の前癌病変という考えもある。主に子宮腟部，食道，気管支，膀胱などで使用される言葉である。
☞ 各論 Q123

Q120 前癌状態の意味と具体例

- ◉ 前癌状態それ自体は癌ではない。

- 放置すると，のちにそれを母体として高率に癌が発生する状態を前癌状態という。いいかえれば，その病変は現在病理学的に癌とはいえず，また良悪性境界領域の状態でもない。悪性化の潜在能がある，あるいは準備状態にあると考えられる。
- 前癌病変としては日光角化症，白斑症，肝硬変症，色素性乾皮症，異形成などがある。一般的にはBowen病やPaget病，上皮内癌などは現在では癌の範疇に入っているから，前癌状態には含めない。☞ 各論 Q205

Q121 早期癌，上皮内癌，粘膜内癌，非浸潤癌の違い

- 上皮内癌は基底膜，粘膜内癌は粘膜筋板を越えない。
- 粘膜筋板がない臓器では上皮内癌の概念を用いる。

◆ **早期癌**：根治手術により完治する可能性が高い癌をいい，本来は臨床的概念である。癌発生が早期という意味ではない。このような症例の病理学的裏付けがなされた結果，深達度が低く転移がきわめて少ない比較的小型の癌で，予後が良好なものと理解されている。たとえば，早期胃癌は「粘膜下層にとどまり，リンパ節への転移の有無は問わない」と定義されている。大きさについては問題にされていない。

◆ **上皮内癌**：上皮の基底膜を破らず，間質への浸潤がない癌をいう。腺上皮では腺内に限局して癌細胞が増殖し，扁平上皮では基底膜より浅層で増殖がある。粘膜筋板が乏しい場合や，粘膜筋板がない臓器の扁平上皮（食道癌や子宮頚癌など）でよく用いられる概念である。

◆ **粘膜内癌**：上皮の粘膜筋板を貫いていないもの。すなわち，腺の基底膜を越えているが粘膜固有層内に限局して増殖しているもので，粘膜下層への浸潤はないものをいう。したがって，上皮内癌は粘膜内癌に含まれる。消化管癌でよく用いられる概念である。

◆ **非浸潤癌**：間質への浸潤がないもの。上皮内癌と意味は同じであるが，浸潤癌に対応する言葉である。乳癌などで，癌の増殖が導管内に限局し，間質に浸潤していないものをいう。

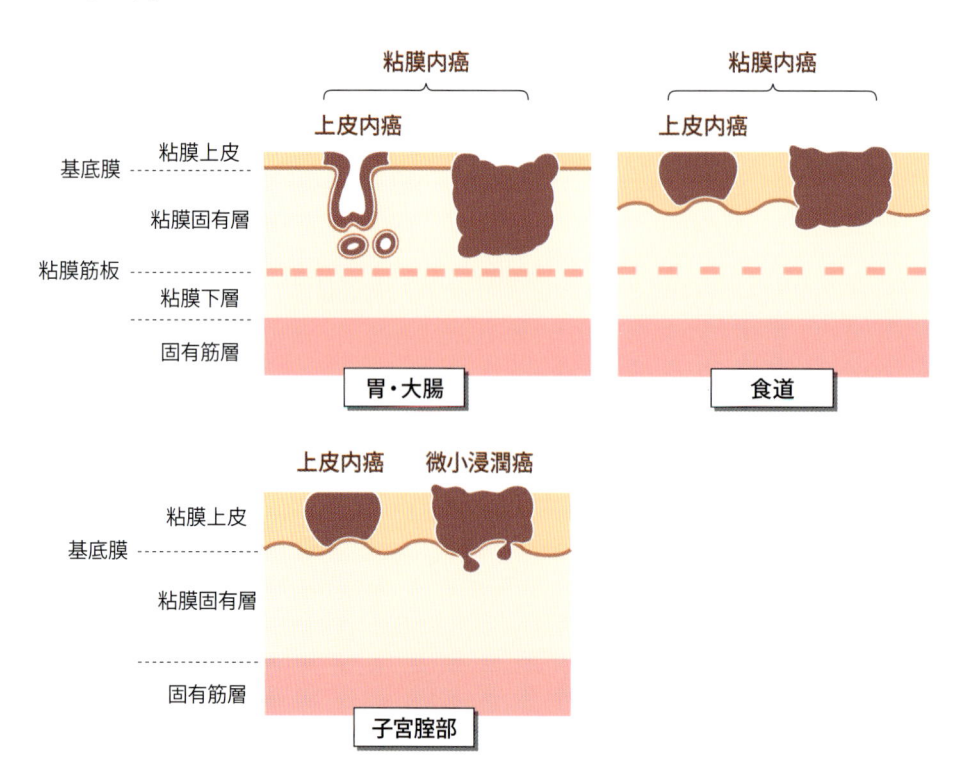

Q122 混合腫瘍とは？

● 混合腫瘍は1個の腫瘍が，上皮性と非上皮性の2成分の増殖からなるもの。

◆ 多くの腫瘍は通常1つの成分からなり，上皮性腫瘍あるいは非上皮性腫瘍のいずれかに分けることができる（☞ Q114）。2種以上の異種組織がともに増殖したものは混合腫瘍（mixed tumor）という。混合腫瘍は大きく3つに分けられる。

① 非上皮性混合腫瘍：2種以上の非上皮性の成分が増殖してできた腫瘍。たとえば線維脂肪腫，脂肪粘液腫。

② 類臓器性混合腫瘍：上皮性の腫瘍細胞と非上皮性の腫瘍細胞が混合してできた腫瘍。その中にはある種の臓器に似た組織構造を呈するものもある。たとえば腎芽腫，癌肉腫。

③ 奇形腫（teratoma）：外胚葉，中胚葉，内胚葉の3胚葉成分からなる腫瘍。3胚葉へ分化しうる多分化能を有する細胞（さまざまな方向へ分化する可能性のある細胞）を母組織としていると考えられる。これはさらに成熟奇形腫と未熟奇形腫に分けられる。

◆ なお，唾液腺の混合腫瘍の間質にみられる粘液腫様あるいは軟骨様の変化は，腺腫の存在下で生じた分泌物由来のものと考えられている。現在は上皮性腫瘍に分類され，多形性腺腫と呼ばれている。☞ 各論 Q59

過誤腫（hamartoma） 腫瘍ではなく，一種の組織奇形である。その臓器にもともと存在する成分が1つあるいはそれ以上入りまじって限局性に過剰発育をきたしたもので，良性の病変である。

Q123 潜在癌・潜伏癌・偶発癌の違いと，多くみられる臓器

● 潜在癌は癌の存在がわかっていても場所が確定できないもの，潜伏癌は死後に発見されたもの，偶発癌は手術検体内に偶然発見されたもの。

◆ 潜在癌（occult carcinoma）：転移巣による臨床症状，たとえば脳転移による神経症状，骨転移による腰痛，皮膚転移による皮膚腫瘤などが最初に出現したために，原発巣の検索を行っても原発巣を確定できないもの。代表的なものとしては前立腺癌，甲状腺癌。

◆ 潜伏癌（latent carcinoma）：不顕性癌ともいう。生前，臨床的に癌の徴候が認められず，死後，剖検により初めて発見されたものをいう。前立腺癌が多い。

◆ 偶発癌（incidental carcinoma）：非腫瘍性疾患の診断で切除された組織内に偶然発見された癌をいう。たとえば前立腺肥大で手術された前立腺組織内に発見された癌，Basedow（バセドウ）病で切除された甲状腺組織内の甲状腺癌など。

Q124 多重癌，多発癌，重複癌の違い

● 重複癌も多発癌も多重癌の１タイプである。

◆ 同時期に，あるいは異なる時期に，同じ人間に２個以上の癌が発生した場合を多重癌という。そして多重癌には，同一臓器に２個以上の癌が発生する場合（多発癌）と，２個以上の異なる臓器にそれぞれ癌が発生する場合（重複癌）がある。

◆ 多発癌は近年，病理組織学的に詳細な検索がなされるようになったため，以前に比べてその頻度は高くなってきている。たとえば，幽門部の浸潤癌として手術され切除された胃を細かく検索したら，胃体部にも早期癌が非連続性に見つかったというような場合である。

◆ 重複癌には３つの特徴がある。①高齢者に多い。②検査方法が進歩し，発見頻度が高くなっている。③発生頻度の高い癌（胃癌）や予後の良好な癌（甲状腺癌や前立腺癌）などとの組み合わせが多い。

衝突癌　本来は癌組織と肉腫がそれぞれ独立に相接して発生し衝突した場合をいうが，最近はタイプの異なる癌どうしでもいう。

Q125 悪性腫瘍の４つの転移経路

● 体循環に腫瘍細胞が流入するためには，肺に病変があることが必要。

◆ 腫瘍が発生した部位から腫瘍細胞が遊離して，遠隔部位ないし臓器に着床し，増殖を始めることを転移（metastasis）という（☞Q113）。転移の経路は４つに分けることができ，それぞれ次のような特徴を持つ。

①血行性転移：静脈や毛細血管に侵入し，動脈を経て転移するもの。その経路によっていくつかの亜型に分けられる。たとえば，肺癌が肺静脈から体循環に入り，全身に遠隔転移を生ずるもの（肺型），肝癌が肝静脈を経て肺に転移し，その後体循環に入って全身に転移するもの（肝型），結腸癌のようにまず門脈を経て肝臓に転移し，次いで肺に転移し，その後に全身に転移するもの（門脈型）がある。

②リンパ行性転移：リンパ管を経て所属リンパ節や他臓器に転移を生ずるもの。胃癌では胃所属リンパ節，胸管を経て Virchow リンパ節（左鎖骨上リンパ節）に達する（☞各論Q69）。卵巣の Krukenberg 腫瘍は胃癌の腹膜播種と考えられてきたが，現在はリンパ管逆行性転移と考えられている。癌性リンパ管炎は，リンパ管内に癌細胞が塊を作らずにびまん性に増殖している状態で，肺癌によくみられる。

③管内性転移：呼吸器や泌尿生殖器のような管腔臓器にみられる転移。卵巣癌が卵管を経て子宮に転移する場合や，肺癌が気管を経て対側に転移する場合などである。

④播種性転移：臓器表面に顔を出した癌組織から癌細胞が種をまくように胸腔内や腹腔

内にばらまかれることをいう。胃癌の際の癌性腹膜症や肺癌の際の癌性胸膜症がこれに相当する。炎症を伴うものを癌性腹膜炎，癌性胸膜炎という。

Q126 骨転移の頻度が高い腫瘍は？

- ●骨転移の頻度が高いのは腎癌，肺癌，乳癌，前立腺癌。
- ●骨転移巣による病的骨折で癌が気づかれることがある。

- 骨髄は血管に富み，血行性に癌の転移を生じやすいが，癌の種類によってはその頻度が高い。頻度の高いものを挙げると，①腎癌，②肺癌，③乳癌，④前立腺癌，⑤甲状腺濾胞癌，⑥胃癌である。
- 骨転移巣では一般に骨吸収が亢進するが，前立腺癌や乳癌の骨転移では骨形成反応がみられることがある。またこれらの癌では，原発巣の発見より先に，骨転移による病的骨折で気づかれるときがある。

Q127 TNM分類とは？

- ●腫瘍の大きさ，リンパ節転移の程度，遠隔転移の有無で病期分類を示したもの。

- TNM分類は，国際対癌連合（UICC）が作成した癌の病期分類である。
- Tはtumorの頭文字で，原発腫瘍の大きさと周囲への浸潤状態をT0〜T4の4段階で分類する。
- Nはnodeの頭文字で，リンパ節転移の範囲の程度をN0〜N4の4段階で分類する。
- Mはmetastasisの頭文字で，遠隔転移の有無を示したもの。無しがM0，有りがM1。
- ただし，これらの基準は各臓器により異なる。
- T，N，Mの各段階の組み合わせにより，Ⅰ〜Ⅳの病期（stage）に分類されるが，臓器によって分け方はさまざまである。また，これはあくまでも臨床的な観点からの進行期分類である。国内においては，これを応用して組織学的にも検討し，その結果をt，n，mの小文字で表すようにしている。
- たとえば乳癌でT2N2M0といえば，「腫瘍の大きさは2.1〜5.0cm，相互に固定した同側リンパ節を触知する。しかし遠隔転移は認められない」ということを示している。

Q128 悪性腫瘍の合併症・死亡原因

● 悪性腫瘍患者の多くは合併症で死亡する。

◆ 悪性腫瘍患者が悪性腫瘍による臓器不全のために死亡するといったケースはむしろ少なく，図に示すようなさまざまな合併症を起こして死亡することが多い。主な合併症は下記のとおりである。

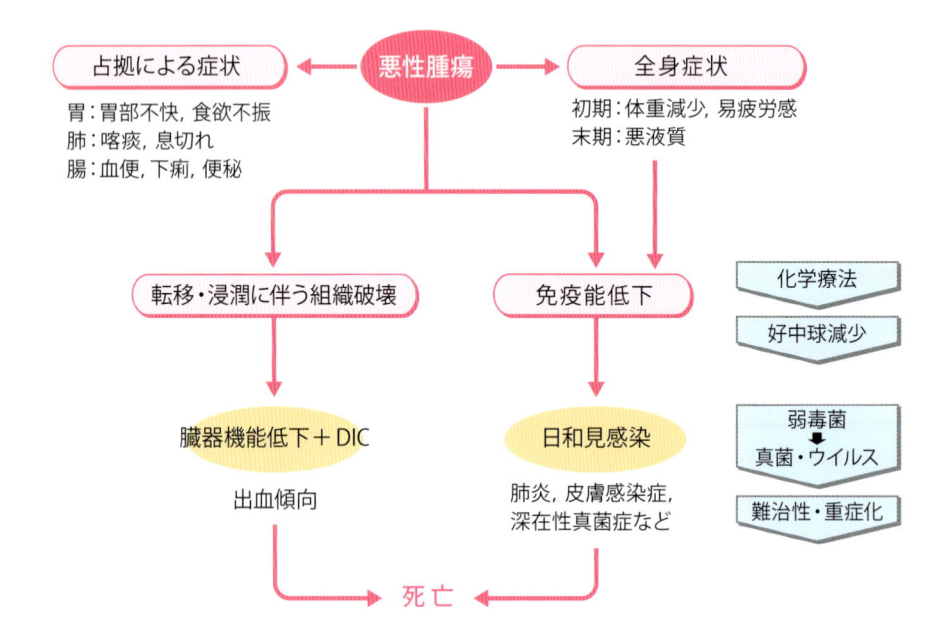

```
        占拠による症状  ←  悪性腫瘍  →  全身症状
   胃：胃部不快，食欲不振                初期：体重減少，易疲労感
   肺：喀痰，息切れ                      末期：悪液質
   腸：血便，下痢，便秘

   転移・浸潤に伴う組織破壊     免疫能低下       化学療法
                                              好中球減少
   臓器機能低下＋DIC           日和見感染       弱毒菌
                              肺炎，皮膚感染症， →
   出血傾向                    深在性真菌症など  真菌・ウイルス
                                              難治性・重症化
                → 死亡 ←
```

① **悪液質**：重篤な代謝失調からくる全身衰弱状態。腫瘍によるカロリーの過剰消費や，窒素などの無秩序な消費が生ずるため。
② **管腔臓器の閉塞**：腫瘍の浸潤ないし圧迫による消化管，気管支，胆道，尿道などの閉塞。
③ **血管侵襲による大量出血**：肺出血，消化管出血など。
④ **感染症・敗血症**：免疫能低下による日和見感染症。閉塞部，腫瘍壊死部への感染。
⑤ **DIC**（播種性血管内血液凝固）：腫瘍壊死部や周囲破壊組織からの凝固因子の放出，腫瘍からの凝固活性化物質の放出による。
⑥ **腫瘍随伴症候群**：腫瘍の直接の影響ではないが，代謝要因や免疫学的反応で生ずる症状。黒色表皮腫や皮膚筋炎などの皮膚症状，赤血球増多症，貧血，白血球増多ないし減少などがある。また，ホルモン産生によると考えられる高カルシウム血症，低ナトリウム血症，Cushing（クッシング）症候群，低血糖などがある。

悪性腫瘍に伴う高カルシウム血症　進行癌患者の約10％に高Ca血症がみられる。悪性腫瘍が産生するホルモン様物質（PTH関連蛋白）の全身作用によることが多い。一方，骨転移巣や骨髄腫では，腫瘍細胞が産生するサイトカインのために局所的に骨吸収が亢進し，高Ca血症をきたすことがある。

Q129 悪液質とは？

- ●悪液質は極度の低栄養状態であり，必ずしも癌患者だけに生ずるものではない。
- ●ヒポクラテス顔貌は悪液質の表現。

◆ 悪液質（cachexia）は，人が摂取できるカロリーや栄養量が身体の消費量に追いつかなくなった状態が持続した場合に生じ，極度の低栄養状態で身体の消耗状態をいう。糖尿病，重症結核，血液疾患などの消耗性疾患でも生じるが，近年では癌の末期の患者に多くみられる。

◆ 癌患者で悪液質が生じる機序としては，次のようなことが考えられる。
①代謝異常：癌組織が産生する物質（トキソホルモン）により代謝に異常をきたす
②体温上昇
③精神的要因による食欲不振
④カロリー消費の亢進：癌組織そのものの嫌気性解糖や窒素の無秩序な消費

◆ 症状は，るいそう，全身衰弱，貧血，皮膚の乾燥・弛緩，浮腫などである。眼窩や頬が高度に落ちくぼんだ特有の顔つきは，古代ギリシャの医師ヒポクラテスが最初に記載したことからヒポクラテス顔貌（がんぼう）という。

Q130 ホルモン依存性腫瘍の意味と具体例

- ●ホルモン依存性腫瘍は，ホルモン産生臓器摘出が治療となる。

◆ 特定のホルモンに反応して増殖が盛んとなる腫瘍をホルモン依存性腫瘍と呼ぶ。ホルモン依存性腫瘍の多くは，生理的にホルモンの作用を受ける臓器（標的臓器）に発生する。たとえば，乳癌ではエストロゲンが存在した場合，前立腺癌ではアンドロゲンが存在した場合に増殖が盛んとなる。

◆ なぜホルモン依存が生じるかといえば，ホルモン依存性腫瘍細胞は標的臓器の構成細胞と同様に，ホルモン受容体（あるホルモンに対して特異的に結合する因子）を有しているからである。すなわち，乳癌では腫瘍細胞はエストロゲン受容体，前立腺癌ではアンドロゲン受容体を有する。

◆ したがって，拮抗（きっこう）するホルモン（乳癌には男性ホルモン，前立腺癌には合成エストロゲン）を投与したり，依存ホルモンを産生する臓器（乳癌では卵巣・副腎，前立腺癌では睾丸）を摘出することにより，腫瘍の増殖は抑制される。

総論 9 腫瘍

Q131 ホルモン産生腫瘍とその産生ホルモン

● ホルモン産生腫瘍には正所性のものと異所性のものがある。

◆ **ホルモン産生腫瘍**とは，腫瘍細胞が生理活性のあるホルモンを産生する場合に用いられる総称である。臨床的には，腫瘍としての症状に加え，腫瘍が産生するホルモンの作用に基づく症状が出現し，さらに血中のホルモン濃度の上昇が認められる。

◆ 本来ホルモンを産生する臓器由来の腫瘍と，本来はホルモンを産生しない臓器由来の腫瘍とがあり，前者を**正所性ホルモン産生腫瘍**，後者を**異所性ホルモン産生腫瘍**という。

◆ 異所性ホルモン産生腫瘍は，**APUDoma** と呼ばれる APUD（amine precursor uptake and decarboxylation）系細胞由来の腫瘍と，それ以外の非 APUDoma に分けられる。

	ホルモン産生腫瘍	産生ホルモン
正所性ホルモン産生腫瘍	下垂体腺腫	ACTH，成長ホルモン，プロラクチン，ゴナドトロピンなど
	副甲状腺腫瘍	副甲状腺ホルモン（PTH）
	甲状腺髄様癌	カルシトニン，ACTH，VIP
	膵ラ氏島腫瘍	インスリン，セクレチンなど
	副腎皮質腫瘍	各種ステロイド
	胞状奇胎・悪性絨毛上皮腫	ゴナドトロピン
	顆粒膜細胞腫	エストロゲン
異所性ホルモン産生腫瘍	**APUDoma**	
	肺小細胞癌（燕麦細胞癌）	ADH，ACTH，オキシトシンなど
	カルチノイド	ACTH
	甲状腺髄様癌	セロトニン，カテコールアミン
	悪性胸腺腫	消化管ホルモン
	non-APUDoma	
	肝癌，胃癌，肺大細胞癌	hCG，hCS
	腎癌，肝癌，肺扁平上皮癌	PTH

APUD 系細胞，APUDoma アミン前駆体を摂取してセロトニンやドーパミンを産生する能力を持つ細胞を APUD 系細胞という。比較的小型の細胞で，銀染色陽性顆粒，電子顕微鏡的には神経分泌顆粒を確認できる。これに属する細胞は甲状腺 C 細胞，膵臓ランゲルハンス島細胞，消化管ホルモン内分泌細胞，副腎クロム親和性細胞などである。これらの細胞が腫瘍化したものを APUDoma と呼ぶ。

Q132 腫瘍ウイルス

● 腫瘍ウイルスには DNA ウイルスと RNA ウイルスがある。
● ウイルスは宿主遺伝子に入り込み，遺伝子に異常を生じる。

◆ 動物に対して発癌性を示すウイルスを腫瘍ウイルスといい，ウイルス遺伝子が宿主細胞の DNA に組み込まれることで，宿主細胞に異常を起こす。腫瘍ウイルスは，その持っている遺伝子が RNA か DNA かで 2 群に分けられる。

◆ 多く発癌に関わっているのはレトロウイルスと呼ばれる RNA ウイルスで，自己の遺伝子を逆転写して DNA に変換し，それを宿主の染色体に組み込んで増殖を開始する。したがって，宿主細胞からその遺伝子が消えることはない。RNA ウイルスの代表はヒト T 細胞白血病ウイルス（HTLV-Ⅰ）であり，成人 T 細胞白血病を起こす。☞ 各論 Q30

◆ DNA ウイルスは通常，宿主細胞の核内で増殖する。普通は感染細胞は融解して死ぬため遺伝子に異常を生じないが，ウイルス遺伝子に変異・欠損が起きていると宿主遺伝子に異常が生じる。子宮頸癌や陰茎癌と関係のあるヒトパピローマウイルス 16 型，18 型，肝癌と関係のある B 型肝炎ウイルス，Burkitt リンパ腫や鼻咽腔癌と関係のある Epstein-Barr ウイルスが代表である。

Q133 発癌における癌遺伝子と癌抑制遺伝子の関与

● 癌遺伝子は車のアクセル，癌抑制遺伝子はブレーキの役割。
● 発癌には複数の癌遺伝子・癌抑制遺伝子の変異が必要。

◆ 癌が発生するためにはイニシエーション，プロモーション，プログレッションという流れが必要だと考えられている。何らかの発癌因子が体内に取り込まれ，突然変異細胞が出現するまでの過程をイニシエーションと呼ぶ。この変異細胞が増殖し，前癌状態や良性腫瘍，潜在癌になるまでをプロモーションと呼ぶ。腫瘍細胞が浸潤傾向をみせ，悪性の性格を持ち始めることをプログレッションと呼ぶ。

◆ 発癌因子が体内に取り込まれると DNA は障害を受けるが，その多くは修復される。DNA の修復ができなかったり，修復に失敗したような場合には塩基配列に異常をきたすことがある。その結果突然変異が生じ，癌遺伝子の活性化や，癌抑制遺伝子の不活化が起きる。

◆ 癌遺伝子とは，その遺伝子がある種の蛋白を作り，その作用により細胞に変異をきたし，最終的には癌化させる遺伝子をいう。主に細胞増殖のシグナル伝達に関与する遺伝子で，その機能が亢進することが発癌につながる。一方，癌抑制遺伝子は細胞分裂を止める働きがあり，癌の発現を抑える遺伝子のことで，染色体上に存在している。発癌には複数の癌遺伝子や癌抑制遺伝子の変異が経時的に重なることが必要である。

総論 9 腫瘍

Q134 多段階発癌 《腺腫−癌の連鎖の意味》

● 突然変異は1つのタイプだけではなく，必ずしも順番で起きているわけでもない。
● 累積された遺伝子異常が腫瘍の異型度，増殖能，浸潤性を増大させる。

◆ 癌の発生には長い経過を要し，そのなかでいくつかの段階を経る。この過程については大腸癌において遺伝子の解明が進み，多くの遺伝子に多段階的に変異が起こり発癌に至るという多段階発癌説が導かれた。
◆ 腺腫−癌の連鎖とは，正常粘膜から生じた腺腫が次第に大きくなりやがて癌に変化するという考え方で，その各段階に複数の遺伝子変異が関与している。すなわち癌抑制遺伝子APCの不活化が最初の引き金になり，癌遺伝子rasの活性化がそれに続き，さらに癌抑制遺伝子p53，DCCの欠失が起こり，最終的に癌が発生する。さらに突然変異が多発することで癌の不均一性が増し，悪性度が増すと考えられている。

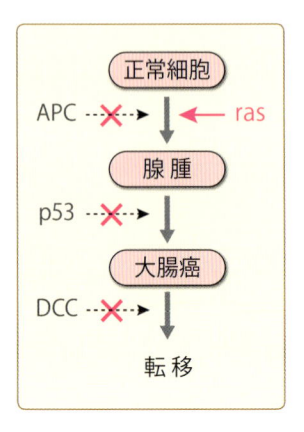

正常細胞
APC ─✗─→ ↓ ← ras
腺腫
p53 ─✗─→ ↓
大腸癌
DCC ─✗─→ ↓
転移

Q135 腫瘍マーカーの意味，臨床診断に果たす役割

● 癌細胞が作る物質，または生体が癌に反応して作る物質を用いる。

◆ 腫瘍マーカーとは，広い意味では「癌診断に役立つ生体物質」というほどの意味で，ホルモンや酵素だけでなく，表のようにさまざまな物質が含まれる。
◆ AFP（α-フェトプロテイン）やhCG（ヒト絨毛性ゴナドトロピン）は特異的に出現する腫瘍マーカーであり，微量でも前者は肝癌や卵巣・精巣の胎児性癌，後者は絨毛癌などの診断の裏付けになる。その他のマーカーは正常細胞や良性病変でも存在するため特異性に乏しいが，測定値のレベルや変動などから，癌の有無と増殖の程度，治療経過観察や再発のチェックなどに用いられる。

癌胎児性抗原	CEA (carcinoembryonic antigen)，AFP (α-fetoprotein)
胎盤抗原	hCG (human chorionic gonadotropin)，hPL (human placental lactogen)
糖鎖抗原	CA19-9，CA125，CA15-3，SCC (squamous cell cacinoma) 抗原
異所性ホルモン	カルシトニン，ACTH，副甲状腺ホルモン，エリスロポエチン
酵素	LDH (lactic dehydrogenase)，ALP (alkaline phosphatase)，γ-GTP (γ-glutamyl transpeptidase)，アミラーゼ
腫瘍関連ウイルス	HSV (herpes simplex virus) 抗原，EBV (Epstein-Barr virus) 抗原，HPV (human papilloma virus) 抗原
癌遺伝子とその産物	c-erbB-2，K-sam，c-myc，N-myc
癌抑制遺伝子	RB，p53，p21 family，INK4 family，WT1

総論 10 奇形

Q136 先天異常と奇形の違い

◉ 奇形は，先天異常の中で形態的に異常を示したもの。

◆ **先天異常**とは，胎生期に何らかの因子が関与した結果生じた形態的・機能的異常のすべてをいう。その異常の発現については，出生時にすでに存在しようが，出生後に出現しようがかまわない。外的因子だけでなく，遺伝子によって引き起こされるものもすべて含まれる。

◆ 先天異常の中には**先天性代謝異常**や**奇形**が含まれるが，このうち**奇形は形態的に認められる異常**（形状・大きさ・数・位置異常など）を指している。代表的な奇形を部位別に表に示した。

部　位	奇　形
頭蓋・脳	無脳症，小頭症，水頭症，髄膜瘤，二分脊椎
顔　面	口蓋裂，口唇裂，耳介低位，鞍鼻
気管・食道	気管食道瘻，気管閉鎖
肺	肺低形成症，分葉異常
心　臓	心房中隔欠損症，心室中隔欠損症，Fallot四徴症，単心房，単心室，大血管転位，肺静脈還流異常
消化管	食道閉鎖，Meckel憩室，Hirschsprung病，鎖肛，先天性胆道閉鎖症，臍帯ヘルニア，横隔膜ヘルニア
泌尿器	馬蹄腎，遊走腎，先天性嚢胞腎，膀胱外反
生殖器	重複子宮，停留睾丸
筋・骨格	無肢症，海豹状症，軟骨形成不全症

◆ 奇形を起こす病因には，①遺伝子異常，②染色体異常，③胎芽期における母体の感染症，④胎芽期における母体の放射線照射，⑤胎芽期における母体の医薬品使用などがある。これらを**催奇形因子**という。

Q137 臨界期とは？

● 奇形を起こしやすいのは，妊娠初期の出来事である。

- 奇形を引き起こすといわれている障害因子（催奇形因子），すなわちウイルス・細菌感染，放射線，医薬品などが妊娠中に関与したからといって，必ず奇形を生じるというわけではない。奇形を引き起こすには，催奇形因子が作用する時期が問題となる。
- 催奇形因子が作用して奇形を形成しやすい時期を臨界期という。これは妊娠2～3ヵ月以内の胎芽期に相当する。この時期にはあらゆる器官の原基が形成されるため，細胞分裂が非常に盛んである。このような分裂期の細胞が障害を最も受けやすく，奇形を形成しやすい。
- 臨界期より以前（受精から2週程度）に催奇形因子が関与すると胚子は死滅し，流産となる。逆に臨界期を過ぎた4ヵ月以降，出生までの胎児期に催奇形因子が働いた場合は，器官はほとんど形成され終わっているので，奇形の発生は少ない。ただし，器官形成が最も遅い前脳の場合は3ヵ月頃から分化しはじめるので，知能障害をきたすことがある。
- 臨界期は臓器によって少しずつ時期が異なり，脳：3～11週，顔面：6～8週，心臓：3～7週，四肢：4～6週，などである。

Q138 感染症が引き起こす奇形

● 妊娠初期は胎児の重要な器官形成の時期である。
● 先天性風疹症候群の主徴は白内障，聾，動脈管開存。

- 感染症が原因で奇形を生じる場合の多くは，母体の感染症が経胎盤的に胎児に感染した場合である。臓器によって臨界期が異なるので，母体が感染症にかかった時期によって奇形の形は違ってくる。
- 感染症によって生じる奇形の主なものを以下に示す。

①風疹ウイルス感染症：胎児発育不全（遅延），聴力障害（聾），白内障，小眼球症，小脳症，心房・心室中隔欠損症，動脈管開存
②サイトメガロウイルス感染症：小頭症，脳内石灰化，脈絡網膜炎
③梅毒：聾，二分脊椎，口蓋裂，鞍鼻（鼻軟骨が破壊され鼻根がつぶれた状態）

奇形の発生様式
①発育抑制
②癒合不全（口蓋裂，二分脊椎，中隔欠損など）
③異常癒合（指趾癒合，眼瞼癒着など）
④位置異常（心脱出症，右心症など）
⑤遺残（鰓弓，脊索などの遺残）

Q139 臓器形成の抑制 《無発生，形成不全，低形成の違い》

● 臓器形成抑制があると，その発育が阻害される。

◆臓器形成の抑制とは奇形が発生する機転の1つで，その臓器の発育は不十分となり，正常より小さくなるか，場合によっては欠如することがある。抑制の程度により次のように分類される。

① **無発生**（agenesis）：臓器の原基が全く存在しない状態。
② **形成不全，無形成**（aplasia）：原基は存在するが，器官形成や発育がみられない状態。
③ **低形成**（hypoplasia）：原基は存在するが，発育が不十分な状態。
④ **閉鎖・狭窄**（atresia）：無形成の特殊型。臓器の管腔が開かない，あるいは開いても不十分な状態。

Q140 染色体異常の種類

● 染色体異常には数の異常と形態の異常がある。
● 新生児の0.6%に染色体異常がある。

◆ヒトの染色体は22対の常染色体と1対の性染色体からなる。したがって，染色体異常には常染色体の異常と性染色体の異常があり，かつそれぞれに数の異常と形態の異常がある。

◆**数の異常**
① **倍数性**：染色体数が正常（2倍性）でなく，3倍，4倍のように正倍数で増加したもの。
② **異数性**：染色体数が正常よりも1個または数個，増減したもの。相同染色体の一方を欠くと**モノソミー**，1本多いものを**トリソミー**という（例：Down 症候群；21トリソミー）。これらは染色体の**不分離現象**により生じる。また，体細胞集団のすべてではなく，一部のみ異数性であるような現象は**モザイク**という。

◆**形態の異常**：①欠失，②転座，③逆転，④重複，⑤等染色体，⑥環状染色体，⑦挿入などがある。ヒトにおいてよくみられるのは，欠失（猫鳴き症候群；第5染色体短腕欠損），転座（慢性骨髄性白血病；Philadelphia 染色体 ☞ 各論 Q28），環状染色体である。

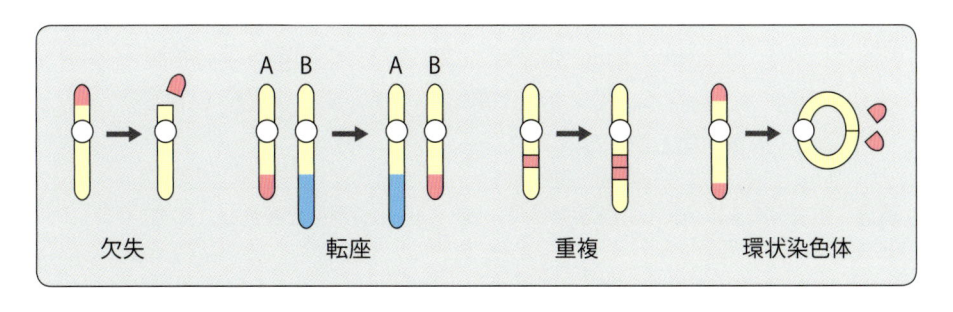

| 欠失 | 転座 | 重複 | 環状染色体 |

総論 11 物理的外因による疾患

Q141 熱傷の分類と組織所見

- ◉ 熱傷の度合いは温度よりも作用時間による。
- ◉ 基本病変は梗塞と同じ。

◆ 熱による組織損傷を熱傷という。50℃で組織の凝固が始まるため，損傷の深度は，温度の高さよりもむしろ熱の作用時間に影響される。したがって，比較的低温でも長時間作用すれば高度の損傷を受ける。

◆ 熱傷はⅠ～Ⅳ度に分類される。組織像は基本的に梗塞巣（☞Q50）と同様である。
　Ⅰ度（紅斑性熱傷）：日焼け。真皮内の炎症性能動性充血。
　Ⅱ度（水疱性熱傷）：表皮内にとどまる凝固壊死。表皮・真皮内に水疱が形成される。真皮には充血，炎症性細胞浸潤がみられる。
　Ⅲ度（壊死性熱傷）：真皮に及ぶ蛋白凝固と炎症性反応。表面には痂皮（かさぶた）が形成される。
　Ⅳ度（炭化）：真皮深部に達する炭化。

Q142 熱傷受傷時の病態生理と主な死亡原因

- ◉ 熱傷時の病態の基本は，血管透過性亢進による hypovolemic shock。

◆ 熱傷により局所で組織崩壊が生じるとともに，炎症性細胞からケミカルメディエーターが放出されて血管透過性亢進が起こり，大量の水分と蛋白が血管外に漏出する。加えて表皮欠損部からもそれらが失われるため，循環血液量の減少をきたす。すなわち hypovolemic shock となり，心拍出量低下，末梢血管の著しい収縮や全身組織の酸素欠乏状態を伴っている。創面に細菌感染が生じ，敗血症を起こすこともある。

◆ 熱傷後の死亡原因としては，① hypovolemic shock，②急性腎不全，③胃・十二指腸潰瘍（Curling 潰瘍），麻痺性イレウス，④ショック離脱後の呼吸窮迫症候群（ARDS ☞ 各論Q50），⑤感染症・敗血症などがある。

　　Curling 潰瘍　重度の熱傷に合併した急性胃潰瘍。浅いびらんや潰瘍が多発し，突然の消化管出血で気づかれる。

Q143 放射線照射による臓器障害とその機序

◉ 放射線障害の基本は，放射線による血管内皮細胞の障害。

- 放射線照射を受けた場合，種々の臓器に障害が起きる。それらの病変に共通する原因は，放射線による血管内皮細胞の障害である。そのため血管壁の障害や血栓形成が起こり，潰瘍や浮腫を生じる。その後，結合組織の増生によって，その部の硬化が生じる。臓器ごとの病変の特徴は以下の通りである。
- **肺**：大量に照射された後，1～6ヵ月経過して発症する。初期には肺胞中隔の毛細血管内皮細胞の障害により，うっ血，肺胞内浮腫，肺硝子膜形成，血栓形成などがみられる。慢性期に入ると，肺胞上皮細胞が剥離・再生を始め，肺胞中隔の線維化が起こる（放射線性肺臓炎）。
- **腸管**：本来再生能を持つ幼若な細胞である線維芽細胞や毛細血管内皮細胞も一緒に障害されるので，再生が起こらない。その結果，難治性潰瘍を形成する。
- **腎臓**：間質や糸球体係蹄の血管病変に加え，尿細管の萎縮が生じる。その後，間質の線維化が進み，萎縮腎となる。
- **皮膚**：障害が軽度の場合は，照射野の皮膚に萎縮，色素沈着，脱毛などがみられる。高度の障害を被った場合は潰瘍を形成し，潰瘍底部には脂肪組織の萎縮と結合組織の硬化が起きる。

Q144 放射線感受性の臓器による違い

◉ 放射線感受性は組織の分化度と反比例し，未分化なものほど影響を受けやすい。
◉ 最も感受性の高いのはリンパ球や骨髄細胞。

- 放射線照射によって引き起こされる障害の程度は，放射線の線種，線量，個体側の因子（年齢，性別，代謝状況，臓器など）によって異なる。
- 放射線感受性とは生体側の因子で，放射線による影響の受けやすさをいう。これは通常，総線量を目安にして表現しており，低線量でも生体に障害を引き起こす状態を「感受性が高い」という。
- 分裂期の細胞や代謝が亢進している組織は感受性が高い。感受性の違いによって正常組織は，次の3群に分けることができる。
①**感受性組織**：総線量2,500R（レントゲン）以下で変化が現れる。最も感受性が高いのはリンパ球や骨髄細胞で，特に未分化なものほど感受性は高い。また消化管粘膜腺も敏感である。生殖腺では，精祖細胞や卵母細胞，顆粒細胞などが高感受性である。
②**中等度感受性組織**：総線量2,500～5,000Rで変化が現れる。この群にあたる臓器は皮膚および付属器で，紅斑，皮膚炎，潰瘍，脱毛などを生じる。そのほか骨・軟骨（特に骨端線付近），血管内皮細胞が含まれる。各臓器での放射線による病変は，その

臓器の血管障害によると考えられている。
③**抵抗性組織**：総線量 5,000 R 以上で変化が現れる。最も抵抗性が強いのは中枢神経（脳）であり，肺，肝臓，腎臓なども比較的抵抗性である。

Q145 早期放射線障害の全身症状

● 早期放射線障害は造血機能不全。

◆ 早期放射線障害は被曝後 2 ～ 3 週以内に生じる。被曝線量や被曝部位によって，その症状は異なる。全身被曝でも線量がさほど多くない場合は，数時間以内の悪心・嘔吐などの不定症状が現れる。
◆ 1 Gy（グレイ）を超えるような吸収線量では，造血組織の機能喪失を起こす。
◆ 吸収線量が 3 Gy 程度まで増えると，50％の人が 30 日以内に死亡する。

Q146 若い女性の下腹部の放射線検査は月経開始後10日間に行う理由

● 妊娠初期（胎児の器官形成期）の被曝は，流産や胎児の奇形発生を起こす。

◆ 放射線検査を行ったときに患者が妊娠していた場合，その放射線の影響は胎児にも及ぶ可能性がある。妊娠のごく初期（2 週まで）の場合，被曝線量が多いと流産，少なければ正常児を分娩する。3 ヵ月以内の器官形成期では，最も奇形が誘発されやすい。それ以降は，前脳以外の器官はほぼ完成しており，放射線の感受性は低くなっている。☞ Q137
◆ つまり，妊娠がまだはっきりしない 3 ヵ月頃までの被曝が流産や奇形を生じやすいので，妊娠している可能性が最も少ないと考えられる月経開始後 10 日以内に放射線検査を行うことが望ましい。

レントゲン（R） 照射線量の単位。国際単位は C/kg（クーロン毎キログラム）。
　1 R = 2.58 × 10^{-4} C/kg

グレイ（Gy） 吸収線量（電離放射線に照射された物質の，単位質量あたりのエネルギー量）の単位。国際単位が Gy（グレイ），補助計量単位が rad（ラド）である。
　1 Gy = 100 rad

シーベルト（Sv） 人体が吸収した放射線の影響度を数値化した単位。吸収線量（Gy）に線種や臓器ごとに定められた係数を乗じて算出する。
　Sv = Gy ×放射線荷重係数×組織荷重係数

Q147 挫滅症候群の意味と発生機序

● ミオグロビンは腎毒性に働く。

- **挫滅症候群**とは，広範な骨格筋の挫滅傷ののち，数日以内にミオグロビン尿症とともに急性腎不全をきたすものをいう。
- 長時間の圧迫や高度の打撲により骨格筋が挫滅すると，壊死に陥った横紋筋細胞から大量のカリウム，ミオグロビン，乳酸が血中に逸脱する。腎臓の処理能力を超えるミオグロビンは，尿中に漏出してミオグロビン尿症となる。さらに，酸性尿と脱水のためにミオグロビン円柱が形成され，これが尿細管を閉塞するため，腎機能が急激に低下する。
- また，酸性尿によって，ミオグロブリンは腎毒性を有するヘマチンという分解産物を生じる。ヘマチンは尿細管上皮に吸収される過程で細胞を変性に陥らせ，尿細管障害を引き起こす。さらに腎血流分布の異常も起こり，糸球体濾過量が減少する。
- これらの結果，急性腎不全さらには尿毒症を生じ，死亡することがある。早期に診断し，尿のアルカリ化を図り，人工血液透析を行うことが重要である。

Q148 潜函病とは？

● 窒素ガスによる塞栓症である。

- 潜水夫や潜函工法など高圧環境で作業する人が急激に減圧した際，関節痛，意識障害，呼吸困難などを生じることをいう。潜水病，減圧症ともいう。
- 発生機序は，高圧下で血中に大量に溶解していた窒素ガスが，急激に正常圧に戻ることによって血管内で気泡となり，脳，滑膜，骨，肺，心臓などにガス塞栓（☞Q56）を生じるものである。病理学的には各臓器にうっ血，浮腫，点状出血がみられる。

総論 12 小児病理・老化

Q149 小児期にみられる疾患の特徴

◉ 先天異常や成熟異常に伴う疾患が多くみられる。

- 小児の疾患は，周産期，新生児，乳児，幼児，学童の各時期に分けて考えるべきである。これらの時期は臓器や組織が未完成であり，急速な発育の途上にある。そのため刺激に対する反応もさまざまであり，時期によって見方を変えなければならない。
- 小児期に特徴的にみられる疾患群は以下の通りである。
① 先天異常：種々の奇形のほか，先天代謝異常も多い。☞ Q29-31
② 成熟異常：未熟児，SFD（small for dates）児，過熟児，巨大児など。いずれも異常妊娠や胎児の疾患などと関係している。
③ 新生児期の肺疾患：胎児期の影響によって生じ，死に至ることがある。☞ Q150
④ 小児腫瘍：組織形成異常や，胎生期組織に由来する腫瘍がみられる。非上皮性腫瘍，特に血液腫瘍が多い。☞ Q152
⑤ 染色体異常，遺伝子病

Q150 新生児期の重要な肺疾患とその特徴

◉ 胎児期における障害や胎児の未熟性が原因で生じる。

- 新生児期の肺疾患は，胎児期のさまざまな影響を反映していることが多い。
- 胎便吸引症候群：何らかの原因で胎児が低酸素状態に陥ると，呼吸運動が促進され，胎児は羊水を吸引する。このとき胎便も排泄されるため，肺内に多量の胎便が吸引され，気道閉塞や細菌性肺炎を引き起こすことがある。
- 肺硝子膜症：生後数時間から数日のうちに呼吸障害が現れる疾患で，特発性呼吸窮迫症候群（idiopathic respiratory distress syndrome；IRDS）ともいう。未熟児に多くみられ，表面活性物質（サーファクタント）の産生が不十分なために，肺が拡張しない。重症例では，低酸素による肺毛細血管内皮細胞障害のために肺胞内に漏出した血漿中のフィブリンがもとになって，好酸性硝子様物質（硝子膜）が呼吸細気管支や肺胞管に張り付くように形成される。肺は重量を増し，暗赤紫色である。
- 肺出血：低酸素状態が長く続いたような児にみられる。

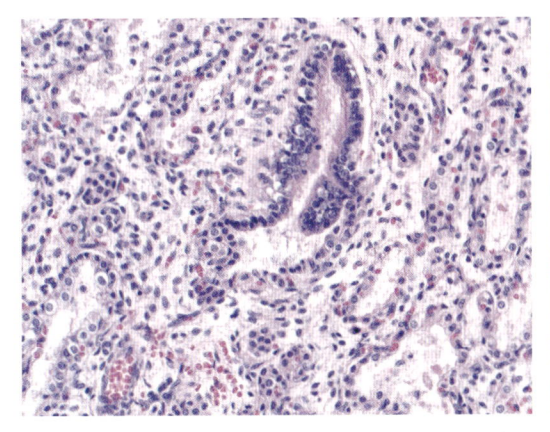

未熟肺 妊娠20週頃の肺。末梢気道内腔の増大がみられ，気道上皮は立方上皮様となっている（管状期）。

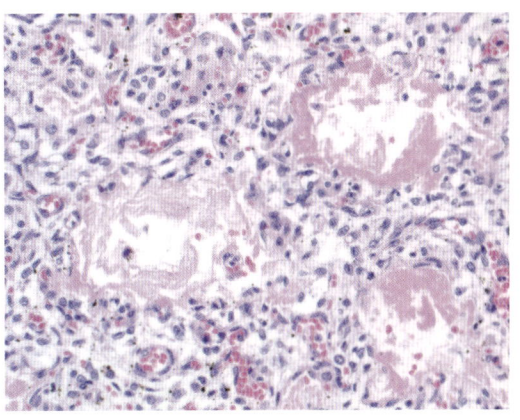

肺硝子膜症 肺胞の内面にフィブリンを主体とする硝子様物質が沈着している。

Q151 新生児期〜乳幼児期に腸閉塞を起こす疾患

● 腸閉塞は新生児期において重要な疾患である。

◆ **新生児壊死性腸炎**：未熟児，特に1,500g未満の極小低出生体重児に発生しやすい。原因は不明であるが，腸管の未熟性や腸管虚血，細菌感染などが相互に関係していると考えられる。回腸末端から結腸に多発性の病変を形成する。生後1週間以内に腸閉塞，腹部膨満で発症することが多く，やがて血便やショックをきたす。

◆ 病理学的には，初期においては腸管壁の浮腫，うっ血で，腸間膜付着部に沿って漿膜下に気泡を認める。その後，腸管は壊死性となり，ときに穿孔を伴い，腹膜炎をきたし，これがショックにつながる。進行した場合は死に至ることも多い。

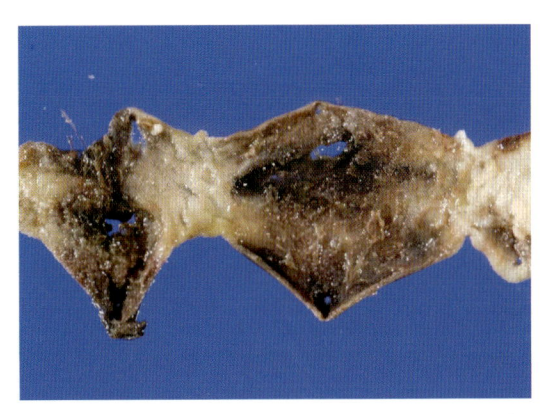

新生児壊死性腸炎 腸管が不規則に拡張し，その部に出血・壊死を認め，一部穿孔している。

◆ **Hirschsprung病**（ヒルシュスプルング）：腸管の動きを制御する腸管壁内の神経節細胞が生まれつき無いために起きるものである。神経節細胞が無い部分では腸管は狭窄し，その口側が拡張する。多くは肛門からS状結腸の範囲で神経節細胞が欠如するが，ときに結腸全体や小腸に及ぶこともある。診断には直腸粘膜を採取して神経節細胞の有無を調べる。

Q152 小児にみられる腫瘍の特徴

- 最も多いのは血液腫瘍である。
- 胎生期の組織に由来するような腫瘍が多い。

① 組織形成異常や，胎生期の組織に類似した腫瘍が多い：神経芽腫，腎芽腫，肝芽腫，奇形腫など。
② 奇形や染色体異常を合併しやすい：腎芽腫と無虹彩症・Beckwith-Wiedemann 症候群，急性白血病と D_1 トリソミー，Down 症候群，Fanconi 症候群など。
③ 非上皮性腫瘍が多い：固形腫瘍よりも血液腫瘍，特に白血病が圧倒的に多い。それに次ぐのが脳腫瘍で，髄芽腫，頭蓋咽頭腫などが多い。以下，神経芽腫，網膜芽腫，Wilms 腫瘍，原発性肝癌と続く。
④ 急速な進行例（神経芽腫）や，逆に未熟な組織からなるにもかかわらず進行が遅い例（奇形腫），自然退縮する例（胚細胞腫や神経芽腫）など予後判定が特異的である。
⑤ 発症年齢のピークに特徴がある。

0～1歳	神経芽腫，網膜芽腫，Wilms 腫瘍，急性骨髄性白血病，肝芽腫
2～3歳	急性リンパ性白血病，横紋筋肉腫
5～7歳	Hodgkin 病，Ewing 肉腫
10～15歳	骨肉腫，松果体腫瘍

⑥ 一般に男児に多い。

Q153 小児の三大固形腫瘍の鑑別と組織像

- 小児肝癌，Wilms 腫瘍，神経芽腫の患者数の比率は 1：2：3～4
- いずれも 0～1 歳に発生のピークをもつ腹部腫瘤である。
- VMA はカテコールアミンの代謝産物。
- 小児発生の成人型肝癌は成人同様，肝障害を基礎にして発生する。

◆ 固形腫瘍とは，白血病以外の腫瘍で充実性増殖を示すものをいう。神経芽腫，Wilms 腫瘍，小児肝癌を小児の三大固形腫瘍といい，いずれも腹部腫瘤として認識され，発症年齢分布も同じ 0～1 歳にピークを示すことから鑑別が問題となる。
◆ 神経芽腫は神経堤由来の腫瘍で，発生部位は副腎髄質が大半を占める。ロゼット配列を示す未分化神経細胞の増殖からなる。カテコールアミンを産生し，尿中に代謝産物であるバニリルマンデル酸（VMA）が増加する。発熱・CRP 上昇・血沈亢進などの炎症症状があるが，白血球増多は認められない。骨髄転移が高率に起こり，予後不良である。

- Wilms腫瘍は後腎組織発生の混合腫瘍で，幼若な糸球体構造，管腔構造と間葉系細胞増殖からなる。巨大な腫瘤になるわりには全身症状は軽く，予後は良い。染色体異常があり，両側に発生するケースや無虹彩症など奇形の合併が多い。☞ 各論 Q112
- 小児肝癌には種類の異なる2つの腫瘍が含まれる。1つは肝芽腫と呼ばれ，胎生期の肝組織に似た構造をとりAFPを産生する腫瘍で，0〜1歳に発生のピークを持つ。もう1つは成人に発生するものと同じ肝細胞癌で，先天性胆道閉塞症や乳児肝炎などの既往を持ち，すでに肝硬変に移行していることもある。10歳以降の発生が多く，1歳以下ではみられない。後者は予後不良である。

Q154 老化の概念と老人病

◉ 老化は老化現象の結果であるが，その発現には環境・食事などのリスク因子が関与する。

- 老化とは，遺伝子素因により規定された，避けることのできない恒常的な年齢変化と定義される。具体的な変化は，細胞の変性・脱落，結合組織蛋白の変性・線維化，消耗性色素の沈着，免疫能低下，自己抗体出現，遺伝子の突然変異の増加などである。ただし，これらの発現の程度には加齢のみならず環境，食事，喫煙，高血圧，肥満，糖尿病，ストレスがリスク因子として関与する。
- 老化が進むと外観の変化のほか，予備能の低下，ホメオスターシス機構の低下，感染に対する防御力の減退が起こる。脳神経系では認知症のほか記憶力や学習力の低下，感受性や意欲の低下などの精神的変化，感覚器では難聴や白内障，循環器では動脈硬化や心筋梗塞，呼吸器では気管支炎や肺炎，肺気腫，運動器では骨粗鬆症，変形性関節症，泌尿器では前立腺肥大，尿路感染症が起こりやすくなる。各臓器の悪性腫瘍も老人病として理解できる。

総論 13 病理検査

Q155 病理組織検査と細胞診 《目的と有用性，および相互の関連性》

- ◉ 組織検査は病変診断に，細胞診はスクリーニングや経過観察に有用である。
- ◉ 細胞診は患者の苦痛が少ない。

◆ **病理組織検査**の目的は，①病変の良・悪性の判定，②病変の性格の判定（たとえば，腫瘍か炎症か，炎症とすれば特異的なものか非特異的なものか），③手術検体では，病変の質的判断・広がり，副病変の有無などを通じて手術の適性を判断，④化学療法や放射線療法の効果判定，などである。

◆ **細胞診**の目的は，患者の排泄物や，病変の一部を擦過して得た検体を用いて，そこに存在する細胞像を観察することにより，出現している細胞の良・悪性判定を行うことである。

◆ 病理組織検査の利点は，手術あるいは内視鏡により病変を切除し，病変そのものを直接調べることが可能な点である。しかし，標本は病変のある一断面を平面的に示すにすぎないので，所見を見落とす可能性がある。また，検体の採取に際しては患者に対する侵襲がある。

◆ それに対し，細胞診は患者への侵襲が少なくて済むので，外来でも施行でき，また繰り返し検査できる。したがって，スクリーニングや経過観察に有用である。また病変全体から細胞がとれるので，判定が行いやすい。ただし，細胞像を観察するのみであるので，最終診断にはなりえない。

◆ 以上のことから，病理組織検査と細胞診を併用し，両者の欠点を補い合って診断・経過観察に利用すべきである。

Q156 代表的な固定液の特徴

- ◉ ホルマリン固定液は適応の幅が広いが，すべてにおいてベストではない。

◆ 組織片の自己融解を停止させ，標本作製段階における組織片の変質や変形を少なくさせる目的で固定が行われる。各種の固定液はそれぞれ長所・短所があるので，よく理解して使わなければならない。

- **ホルマリン**（10〜20％ホルムアルデヒド水溶液）：最も広く用いられる。最上とはいえないが適応の幅が広く，種々の染色に耐える。
- **カルノア固定液**：浸透が強い。グリコーゲンが保存される。核の性状を観察するのにもよいとされる。
- **ブアン固定液**：ピクリン酸水・ホルマリン液・氷酢酸の混合液。比較的固定が早く，短時間で済む。微細な細胞学的検索に向く。
- **アルコール固定液**：エタノールはグリコーゲンの染色や細胞診の湿潤固定標本に向いているが，組織が収縮する欠点がある。メタノールは造血器，リンパ節，細胞診（ギムザ染色）標本などの固定に利用される。
- **グルタール固定液**：電子顕微鏡用検体の固定に用いる。浸透は遅いが，細胞内小器官がよく保存される。再固定が必要。

Q157 代表的な染色液の特徴

● 観察対象の構造・物質に適した染色液を選ぶ。

- 病理組織標本を作製する場合に通常用いられる染色はヘマトキシリン・エオジン染色（HE染色）で，そのほか必要に応じてさまざまな染色を行う。
- **ヘマトキシリン・エオジン染色**：細胞および組織構造全体の把握のために用いられる。核は青紫色に染まり，細胞質やその他の構造は淡赤色から濃赤色に染まる。
- **アザン・マロリー染色**：結合組織の染色の代表的なもの。膠原線維は濃青色，細網線維・糸球体基底膜は青，核は濃い赤，細胞質は薄い赤に染まる。他の結合組織染色として，ワンギーソン染色，鍍銀染色，マッソン・トリクローム染色などがある。
- **PAS染色**（periodic acid Schiff stain）：多糖類の組織化学的証明法。グリコーゲン，粘液物質の証明，さらに真菌，細胞顆粒などの証明にも用いられる。PAS陽性の場合，赤〜赤紫色に染まる。ほかにアルシアン青染色，ムチカルミン染色などがある。

Q158 免疫組織化学染色の利用目的

● 免疫組織化学染色は抗原抗体反応の可視化である。
● 診断のみならず分子標的治療にも利用される。

- 免疫組織化学染色とは，組織標本上の抗原に対して色素を標識した抗体を反応させることで抗原抗体反応を可視化し，顕微鏡観察を可能にしたものである。次のような目的で利用される。
- **腫瘍の組織由来の診断**：低分化・未分化で特徴に乏しい腫瘍の組織型や組織由来を絞り込む，あるいは原発不明癌の確定に用いる。

①臓器特異性が高いマーカーを用いる：PSP（前立腺），Uroplakin Ⅲ（膀胱・尿管），hCG（絨毛合胞体細胞），TTF-1（肺），クロモグラニン，シナプトフィジン（神経分泌細胞）
②複数のマーカーを用いて絞り込む：ケラチン，ビメンチン，S-100蛋白，LCA（leukocyte common antigen）の4種マーカーの組み合わせで，癌腫，肉腫，リンパ腫などの範疇を絞り込む。サイトケラチン（CK7，CK20）の組み合わせで，癌腫の種類を絞り込む。

◆ **既存組織の診断利用**：脈管侵襲をみるためにSMA（血管平滑筋）やCD34（血管内皮細胞），D2-40（リンパ管内皮細胞）を染める。また，前立腺の良・悪性判断として34βE12，p63（前立腺基底細胞）が利用される。
◆ **分子標的治療への応用**：分子標的治療薬の標的となる分子抗原の存在を確認して治療の有効性を推測する。分子抗原としてエストロゲン受容体，プロゲステロン受容体，HER2/neu，EGFR，c-kitなどがある。

Q159 凍結切片を作製する必要がある検査

● 固定・加熱により酵素活性は完全に消失し，抗原性は減弱する。
● 凍結切片は標本作製が早い（数分で可能）。

◆ 固定や標本作製の過程における加熱により，酵素活性や抗原性は失われる。また，脱水過程で用いられるクロロフォルムやキシロールを通過することにより，脂肪成分はそれらに溶けてしまう。
◆ これに対し，組織検体を凍結して薄切する際の利点は，①標本作製過程（時間）が大幅に短縮できる，②脂肪成分の溶出がない，③酵素活性や抗原性が維持される，という3点である。
◆ 以下の検査法では凍結切片が利用される。
  ①手術中の迅速診断
  ②脂肪染色（ズダンⅢ，オイルレッドO）
  ③酵素組織化学検査（コハク酸脱水素酵素など）
  ④免疫組織化学検査（特に蛍光抗体法）
◆ ただし脂肪染色は固定後でよく，生である必要はない。

組織標本の作製過程
- 固定（4〜72時間。摘出検体の大きさにより異なる）
- 切り出し（標本にするための検体のトリミング）
- 脱水（およそ1晩）
- 包埋（ブロック作製）
- 薄切（薄く切ってスライドガラスにのせる）
- 染色（1時間〜2日。染色の種類により異なる）

Q160 臓器肉眼所見のとり方

● 所見は疾病の一側面を表し，すべて意味がある。
● 正しい最終診断は正しい肉眼観察より始まる。

◆ 病変の肉眼的変化は疾病の一側面を直接表現しており，的確かつ詳細に観察することで，かなりのところまで診断を絞り込むことができる。たとえば病変の黄色調は炎症性細胞浸潤や組織壊死を意味し，硬さは結合組織の多寡や細胞密度を表す。また，腫瘍の健常部との不規則な境界は，悪性腫瘍の周囲への浸潤を意味する。既往歴，臨床データから予測される病変を考えながら観察することも必要である。
◆ 観察がおろそかでは切り出しも不正確になり，組織標本による検索も的外れに終わることもある。正しい組織診断につなげるためには，正しい肉眼診断が前提となる。
◆ 肉眼所見は，臓器の表面の性状，割面の性状，病変の性状に大別して所見をとる。いずれの性状も，基本的には同じでわかりやすい言葉を用いて表現する。
①臓器表面の性状：重量，大きさ，色，全体の形，凹凸・粒，硬さ，弾性，緊満度
②割面の性状：色，紋理，混濁，膨隆，圧出血量，割面擦過液
③病巣の性状：色，数，形，境界，硬さ，模様

Q161 術中迅速診断の目的

● 術中診断の目的は必ずしも質的診断だけではない。
● 液状の検体や硬組織は標本化できない。

◆ 手術中に凍結標本を用いて短時間のうちに病理組織診断を行うことを術中迅速診断といい，次のような目的がある。
①質的診断：病変の最終診断が下されないまま手術が施行された際，術中に病変が炎症なのか腫瘍なのか，腫瘍だとすれば良性なのか悪性なのかを判断する。たとえば卵巣腫瘍など。
②手術範囲の決定：消化管癌や膀胱癌，脳腫瘍の手術の際，切除断端の癌細胞浸潤の有無をみて，手術範囲を決定する。
③進行度の判定：病変の広がりを確認し，予後・臨床病期を決定するため，癌の腹膜播種の有無やリンパ節転移の有無などをみる。
④妊娠の確認：絨毛が含まれているか，子宮内妊娠であるか子宮外妊娠であるかを判定する。
⑤手術中に主病変とは異なる予期しない病巣を認めたとき，その性質を判定する。
⑥採取された生検材料が目的の病変をとらえているか否かの確認。

Q162 細菌・真菌診断に重要な特殊染色

◉ グラム染色は真菌の一部も陽性となる。

◆ 組織標本上で細菌や真菌の存在を確認し，種類の同定を行うには HE 染色では難しく，**特殊染色**を行うことが必要である。表に主な特殊染色法を示した。

染色法	陽性菌
グラム染色	ほとんどの球菌，結核菌，真菌
チール・ネルゼン染色	抗酸菌
PAS 染色	真菌
グロコット染色	真菌
オルセイン染色	HBs（B 型肝炎 s 抗原）

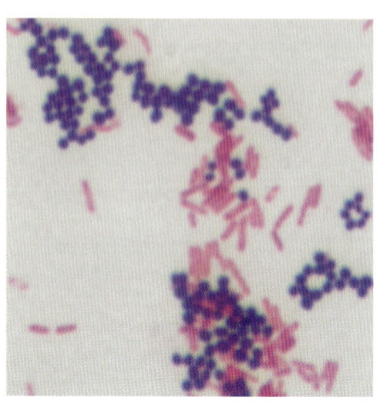

グラム染色 グラム陽性菌は紫色に，グラム陰性菌は赤く染まる。（黄色ブドウ球菌と大腸菌）

Q163 細胞診の種類 《検体採取方法，適応臓器・検体，診断》

◉ 剥離細胞診は患者の侵襲が少なく，経過観察に適する。

◆ 細胞診の種類には表のようなものがあり，検体の採取方法によって分けられる。

細胞診	採取方法	臓器・検体
剥離細胞診	組織から自然に剥離した細胞	喀痰，尿，乳汁，腟分泌物
擦過細胞診	組織表面をヘラや綿棒などで擦過して得た細胞	子宮腟部，子宮頸管，気管支
穿刺細胞診	針を用いて病変から得た細胞塊	胸水・腹水・脳脊髄液などの液体，甲状腺・乳腺・リンパ節・軟部腫瘍など比較的浅在性の病変
捺印細胞診	生検や手術検体の捺印で得られた細胞	軟部腫瘍，乳腺腫瘍，リンパ節

◆ 細胞診の診断は通常，陽性・疑陽性・陰性の 3 段階で行う。陽性＝悪性細胞がある，疑陽性＝悪性を疑う細胞がある，陰性＝悪性細胞はない，を意味している。

◆ 子宮頸部の細胞診は，**ベセスダシステム**という国際標準の報告様式にのっとり，異型扁平上皮，軽度扁平上皮内病変，高度扁平上皮内病変，扁平上皮癌の 4 段階に分類される。

◆ **Papanicolaou 染色**は細胞診の基本となる染色で，重層扁平上皮の細胞質が 3 種類の染色液により染め分けられる。基底細胞は濃青緑色，中層細胞は淡青緑色，表層細胞は淡赤色〜オレンジ色に染まる。

Q164 剥離細胞診と穿刺細胞診の違い

- 剥離細胞には変性が加わりやすい。
- 癌細胞は結合性が弱く，剥離しやすい。

◆ 剥離細胞診と，病変に直接針を刺して細胞を得る穿刺細胞診とではきわだった違いがある。利用にあたっては両者の違いを知っておく必要がある。

	剥離細胞診	穿刺細胞診
長所	①自然に剥離した細胞なので，患者への侵襲がない	①病変そのものから細胞を得ることが可能 ②新鮮な細胞が得られる ③立体的に細胞が採取される
短所	①細胞の変性が強い ②病変部位の細胞か不明	①病変を穿刺しそこなうと診断できない

Q165 集団検診における細胞診の有用性

- 子宮癌，肺癌の集団検診で細胞診が用いられている。

◆ 子宮癌検診は以前より腟部や頚管部の癌を対象に行われ，効果をあげてきた。最近では内膜癌についても行われるようになってきている。これらは産婦人科で擦過細胞診として行われ，その手技は比較的簡単である。特に腟部については，本人でも擦過できるように器具が発売されている。

◆ 肺癌検診は喀痰検査で行われている。固定液入りの容器に蓄痰したのち検査センターに郵送し，細胞検査が行われる。肺門部の気管支に発生した癌の場合は，喀痰中に細胞が出現しやすく陽性率が高い。一方，末梢の肺野に発生した癌は，喀痰中に細胞が出現することは少なく，診断されにくい。☞ 各論 Q53

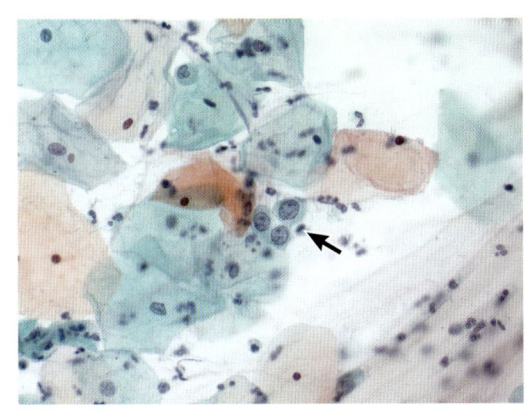

子宮頚部擦過細胞診（高度異形成） 中央に存在する3個の腫瘍細胞はN/C比が高い。

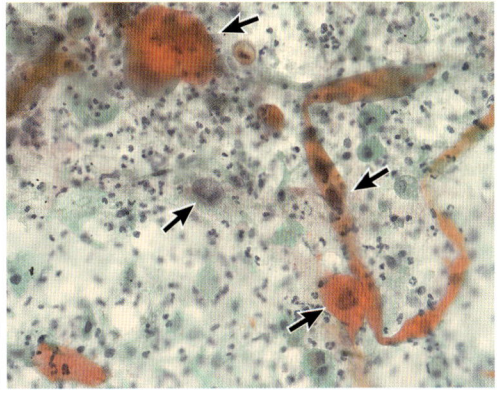

喀痰細胞診（高分化扁平上皮癌） 大型・不整形の腫瘍細胞。核は大型で，細胞質はオレンジに染まっている。

各論 1 循環器

Q1 左心不全，右心不全の循環動態と症状の関連

- ◉ 左心不全は全身諸臓器の虚血を引き起こす。
- ◉ 左心室は肺静脈・肺毛細血管・肺動脈を介して右心室につながっている。

◆ 血液循環において心臓はポンプ，血管はダクトに相当する。心不全とは，何らかの原因によってポンプ機能が果たせなくなった状態をいう。ポンプ失調の原因が左心室にあるものを左心不全，右心室にあるものを右心不全というが，左心不全が原因で右心不全を併発した病態を両心不全という。

◆ 左心不全の原因は高血圧や心筋梗塞，僧帽弁・大動脈弁疾患，心筋炎，先天性心疾患である。左心室からの拍出量が減少することがその本態であるが，左心の前方と後方のいずれにも影響を及ぼす。

①前方障害：各臓器の循環血液量は減り，意識障害，全身倦怠，四肢冷感・冷汗，乏尿，食欲不振，悪心，腹痛などの症状を呈する。ただし，脳，心への血流は最後まで維持される。

②後方障害：左心系の血液うっ滞が肺に及ぶと肺静脈圧が上昇し，肺間質の浮腫が生じる。その結果，肺コンプライアンスが低下してガス交換が障害され，呼吸困難が生じる。就寝1～2時間後に生じる呼吸困難を発作性夜間呼吸困難という。患者は呼吸困難を少しでも軽減しようとして坐位になるが，これを起坐呼吸という。臥位では下肢のうっ滞が解消するため，組織間液が大血管に戻ることで静脈還流量が増大し，左心系に負荷がかかる。この負荷を解消しようとして坐位になるのである。

◆ 右心不全の原因は，左心不全，肺疾患，三尖弁・肺動脈弁疾患である。右心室から肺への血液駆出が滞ることで大静脈はうっ滞を生じ，下肢の浮腫，肝腫大，胸水・腹水貯溜が生じる。また，結果として左心室から全身への拍出量が減少して，左心不全と同様の症状が起こりうる。

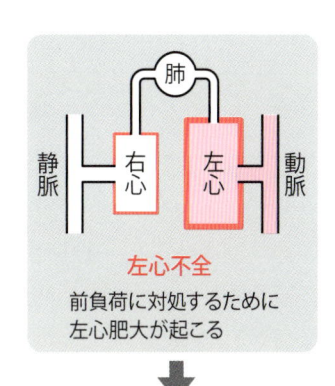

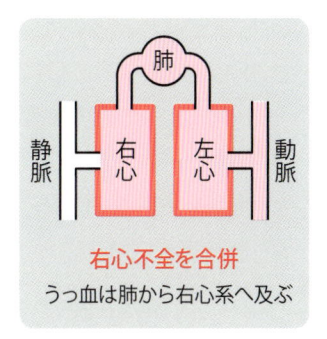

左心不全
前負荷に対処するために左心肥大が起こる

↓

代償しきれなくなると…

右心不全を合併
うっ血は肺から右心系へ及ぶ

Q2　心筋の循環障害 《虚血の機序》

- ◎ 右冠状動脈，左前室間枝，左回旋枝の3血管が心筋を支配する。
- ◎ 虚血性の心筋障害は冠状動脈の閉塞のみならず，流入血量の減少，心筋の酸素消費量増大でも生じる。

◆ 冠状動脈は機能的終動脈（☞ 総論 Q51）で，心外膜側から直角に心筋内に進入する。**右冠状動脈**は心室中隔と心室下壁に，**左前室間枝**は心室中隔と左室前壁に，**左回旋枝**は左室側壁と心室後壁に血液を送っている。心内膜側の心筋のごく一部は，心内腔の血液が直接栄養する。

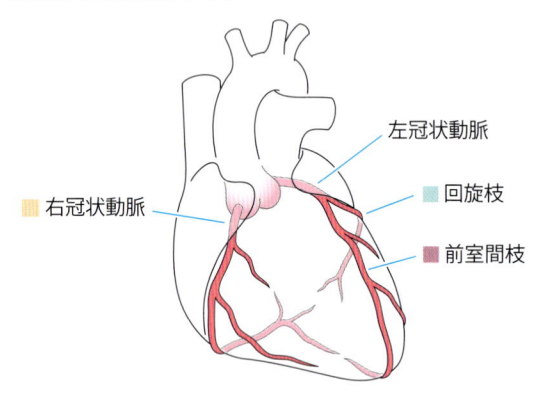

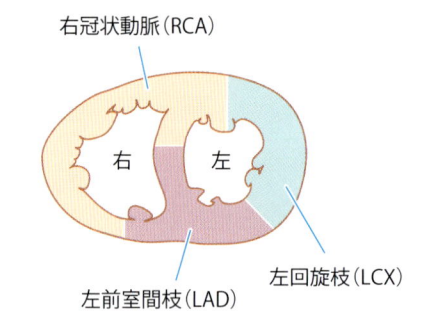

◆ 心筋への血行途絶（虚血）の機序は，次の3つが考えられる。
① **冠状動脈の狭窄**：動脈硬化（粥腫・血栓形成），冠状動脈炎，機能的な収縮（冠攣縮）など。
② **冠状動脈への流入血量の減少**：大動脈弁狭窄や閉鎖不全，ショックによる血圧低下，全身のうっ血など。
③ **心筋肥大による酸素消費増大**と，1本の血管による支配領域の拡大（**相対的虚血**）：肥大型心筋症，高血圧症や甲状腺機能亢進症などでの左心室肥大。

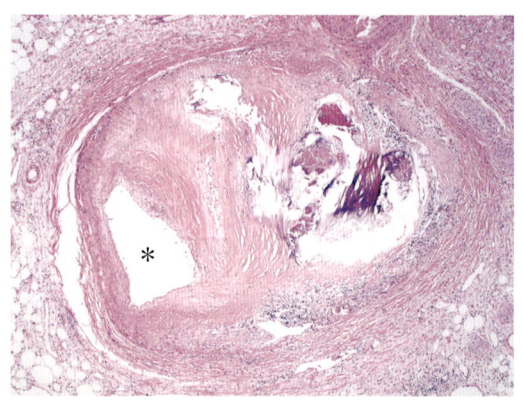

冠状動脈硬化症　動脈壁に石灰化を伴う硬化性病変があり，内腔（＊）は著明に狭小化している。

Q3　心筋梗塞の組織像の経時的変化と酵素の変動

- ◎ 心筋梗塞時の酵素逸脱は種類によって血中濃度のピーク時期が異なる。
- ◎ 心筋壊死・炎症性細胞の浸潤は黄色，肉芽形成は赤色，線維化は白色。

◆ **心筋梗塞**（myocardial infarction）とは，冠状動脈の血行途絶・狭窄に伴って心筋が不可逆的な細胞障害＝壊死に陥ったものである。

- 心筋は可逆的な細胞障害の時期を経たのち，2〜6時間後には光学顕微鏡でも観察できる不可逆的変化がみられるようになる。経時的変化を下表に示す。

	肉眼像	心筋の組織変化	血清酵素
数分以内	なし	kinetic cell death	ミオグロビン トロポニンT ↓ CK ↓ AST LDH ↓
30〜60分	やや蒼白 周囲やや赤色調	水腫性細胞変化	
2〜6時間		好酸性変性・壊死（static cell death）	
6時間		病巣内に好中球浸潤開始	
18〜24時間	黄色，軟	高度の心筋壊死	
5日〜1週	赤色調	マクロファージ，線維芽細胞の出現	
2〜3週		肉芽組織形成	
5週〜2ヵ月	白色，硬化	瘢痕組織	

- 心筋細胞の障害によって細胞内からCK（クレアチンキナーゼ），AST，LDHなどの酵素やトロポニンT，ミオグロビンなどの蛋白が血中に逸脱する。これらは分子量の小さなものほど早い時期に逸脱するため，酵素の種類によって逸脱時期・ピーク時間が異なり，酵素の動向から心臓の状態を把握することができる。
- 心筋の壊死形態には2種類あると考えられており，細胞障害を引き起こす病理学的機構は異なる。1つは凝固壊死（coagulation necrosis ☞ 総論Q7）であり，これは血流途絶により生じる。もう1つはいったん虚血に陥った心筋に再灌流が起きると発症するとされ，心筋細胞が過収縮して横紋が集積してみられることから収縮帯壊死（contraction band necrosis）と呼ばれる。その発生には細胞内外のカルシウムイオン，マグネシウムイオンが関与するといわれるが，不明な点も多い。

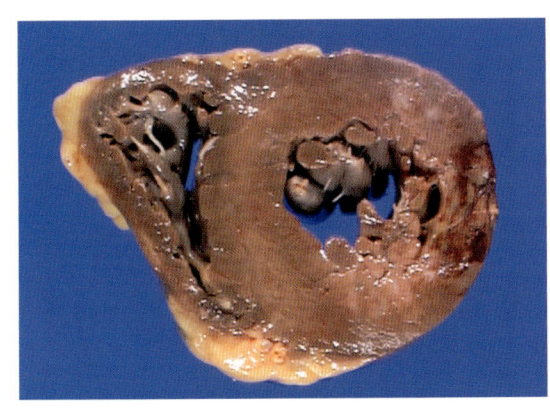

急性心筋梗塞 左室側壁に出血を伴う壊死病変があり，周囲に白色の線維化巣を伴う。出血部が新鮮な病変，白色部が古い病変である。

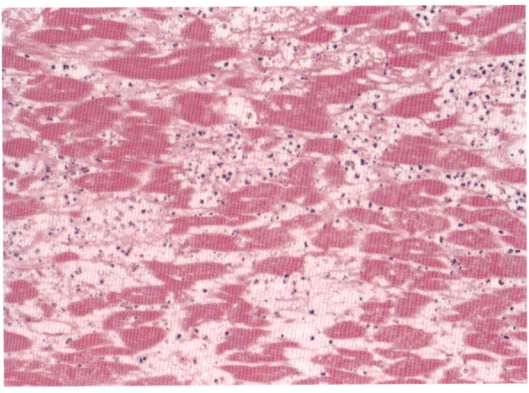

心筋線維の好酸性壊死と線維の断裂を認め，好中球浸潤を伴っている。

心筋梗塞の救急治療 経皮経管的冠状動脈内血栓溶解療法（PTCR），経皮経管的冠状動脈拡張術（PTCA），緊急冠状動脈バイパス術（CABG）などが行われている。ただし，PTCA成功例の30〜40%に再狭窄が生じるといわれている。

Q4 虚血性心疾患《狭心症，心筋梗塞，心筋梗塞合併症の関係》

- ◉狭心症を経なくとも心筋梗塞は発生する。
- ◉壊死に陥った心筋は血圧に耐えきれない。

◆冠状動脈の狭窄や閉塞をきたす疾患には冠状動脈硬化症，血栓・塞栓症，冠状動脈炎，冠状動脈瘤などがある。また機能的ではあるが，冠状動脈の攣縮も含まれる。これらによって心筋への血液供給が減少し，急性ないし慢性の心機能不全に陥ったものを虚血性心疾患（ischemic heart disease）という。具体的には心停止のほか狭心症，心筋梗塞，心筋虚血による心不全や不整脈が含まれる。

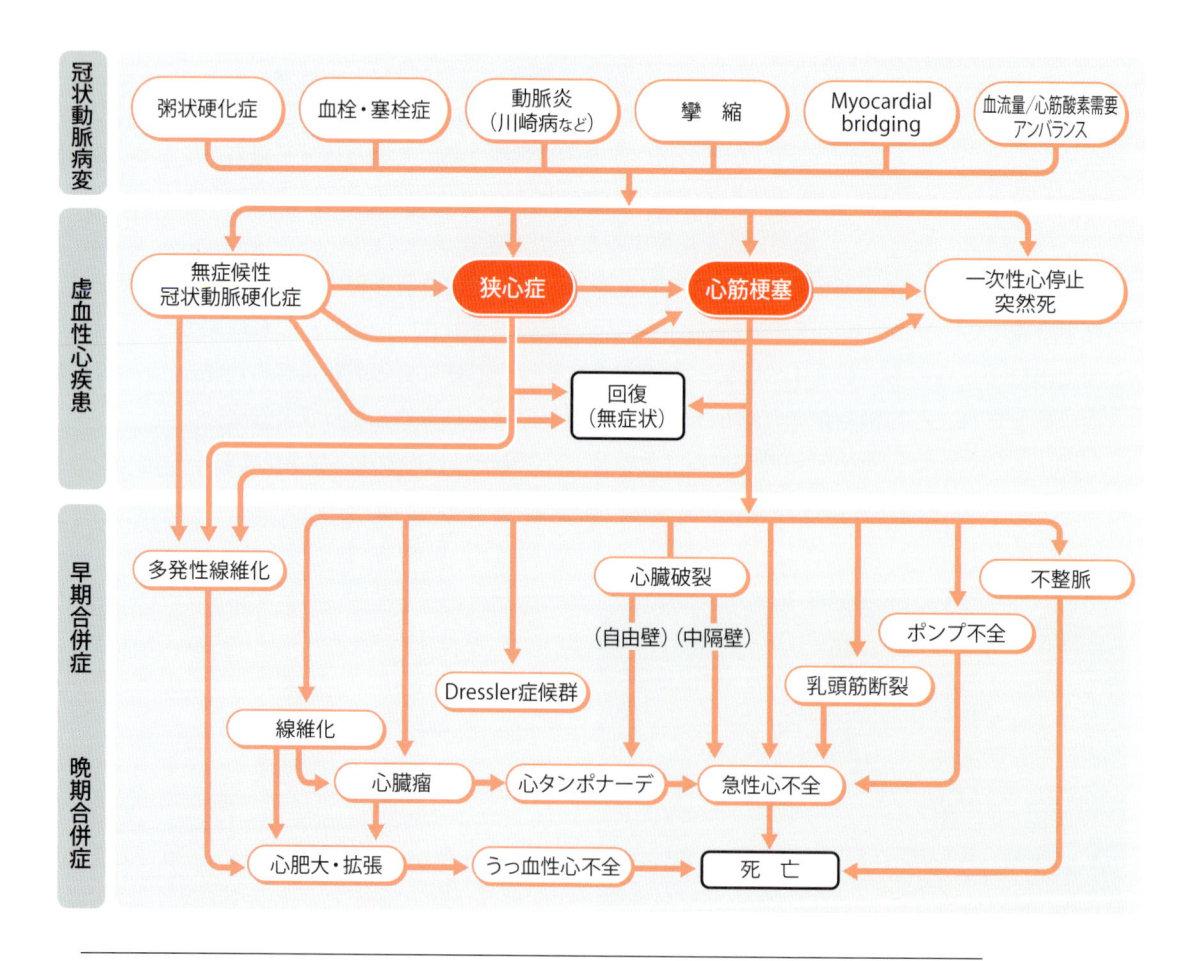

冠状動脈病変	粥状硬化症	血栓・塞栓症	動脈炎（川崎病など）	攣縮	Myocardial bridging	血流量/心筋酸素需要アンバランス

虚血性心疾患：無症候性冠状動脈硬化症／狭心症／心筋梗塞／一次性心停止・突然死／回復（無症状）

早期合併症・晩期合併症：多発性線維化／線維化／心臓破裂（自由壁）（中隔壁）／Dressler症候群／心臓瘤／心タンポナーデ／乳頭筋断裂／不整脈／ポンプ不全／急性心不全／心肥大・拡張／うっ血性心不全／死亡

Myocardial bridging 心筋内に包埋した冠状動脈が，心筋自体の収縮に伴って循環障害を生じるもの。

川崎病 乳幼児に好発する原因不明の疾患。全身の比較的太い筋型動脈から臓器内小血管に動脈炎を生じる。5〜10%の患者に冠状動脈瘤が形成され，後年この動脈瘤に血栓症を併発すると心筋梗塞を起こして突然死することがある。

Dressler症候群（心筋梗塞後症候群） 心筋梗塞後2週〜数ヵ月後に生じる心膜炎，胸膜炎，出血性肺炎などをいう。心筋障害を引き金とした自己免疫機序によると考えられている。

- **狭心症**は一過性の心筋虚血による胸痛症候群をいい，病理形態的には変化は起こらないが，その一部は不可逆性の心筋壊死すなわち心筋梗塞に移行する。
- **心筋梗塞**は病変の拡がりと発生部位によってはショック，心不全，不整脈，心臓破裂，心室中隔破裂，心タンポナーデ，乳頭筋や腱索の断裂による弁閉鎖不全，心臓瘤などの合併症を生じる。合併症はポンプ失調か電気生理的障害のいずれに属するか，また早期か晩期のいずれに属するか考えると理解しやすい。

Q5 心筋炎の原因と障害機序

- ◉ 心筋炎は梗塞，伝導障害，ポンプ失調，ショックに至り，ときに致命的。
- ◉ ウイルスのほか，細菌，膠原病，薬物などが原因となる。
- ◉ ウイルス性心筋炎は心筋症の大きな原因の1つ。

- 心筋炎の原因としてはウイルス（コクサッキーウイルスなど）の頻度が高い。ほかに細菌（ブドウ球菌，連鎖球菌など）や真菌の感染，薬物や化学物質，サルコイドーシス，川崎病や膠原病（リウマチ熱，SLE）などが指摘されている。
- 感染早期にはウイルスが直接，心筋を障害する。4〜5日後からマクロファージ，リンパ球の浸潤がみられる。これら炎症性細胞はウイルス増殖抑制に働く一方で，その分泌するサイトカインが心筋細胞の障害に働くとされている。
- 慢性期になると線維化や心筋の肥大などが進み，障害部位・程度によってさまざまなタイプの心筋症，心臓瘤，不整脈が引き起こされる。

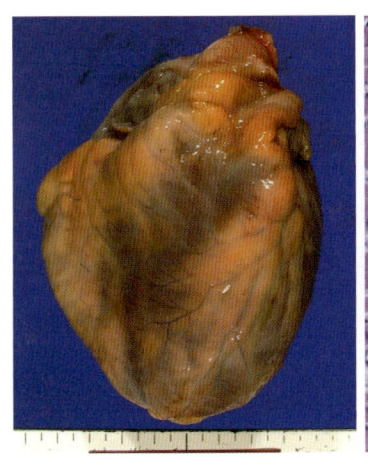

心筋炎 心尖部を含め全体に丸みを帯び，やや軟化している。

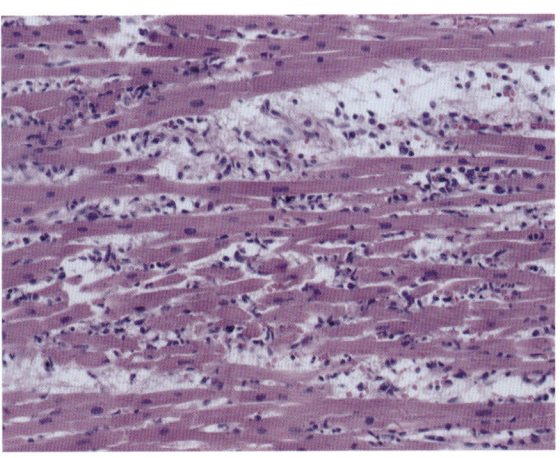

心筋線維は細くなり，好酸性を増している。心筋線維間は浮腫性で，リンパ球浸潤をみる。

Q6　弁膜症の意味

- ◉ 弁膜ないし弁支持組織（腱索・乳頭筋）の病変による弁機能障害。
- ◉ 血流ストレスをより強く受ける左心系の僧帽弁・大動脈弁に起こりやすい。

◆ **弁膜症**とは，弁膜の破壊・変形，腱索の断裂や短縮によって引き起こされる弁膜の機能障害のことである。結果として心肥大や心拡張を起こし，さらには心不全に至る。基本的には①**弁口狭窄**と②**弁閉鎖不全**の２つであるが，両者を合併する場合もある。

◆ 原因は，かつてはリウマチ熱が主体であったが，最近はリウマチ熱そのものの発生が激減し，心内膜炎治癒後の弁変形，心筋梗塞による乳頭筋の機能不全や腱断裂，心筋症による弁の位置の逸脱などが主である。

◆ 弁膜症があると心臓内の血流に乱れが生じ，血液のジェット流が心内膜を傷つけ，そこに細菌が付着して，さらなる心内膜炎を引き起こすことがある。

Q7　感染性心内膜炎の発生機序

- ◉ 感染性心内膜炎は弁膜症や心奇形に合併しやすい。
- ◉ 高齢者では心疾患の既往がなくとも弁の摩耗，免疫能低下により発症する。

◆ **感染性心内膜炎**は，血管内に入った細菌や真菌が，損傷のある心内膜や弁に付着して**感染巣をつくり**，局所組織の破壊を生じたものをいう。原因菌として溶血性連鎖球菌，黄色ブドウ球菌，緑膿菌，緑色連鎖球菌，大腸菌，ブドウ球菌などがある。

◆ 健康人に発症することはほとんどなく，**弁膜症や心奇形（心室中隔欠損，Fallot四徴症，大動脈狭窄）などの心疾患を基礎疾患として発生する**。最近では高齢化に伴い，摩耗による弁の変化をもとに心疾患の既往がない老人にも発生する。また，人工弁移植後，永久型ペースメーカー装着，腎透析患者での増加が認められ，医原性疾患の側

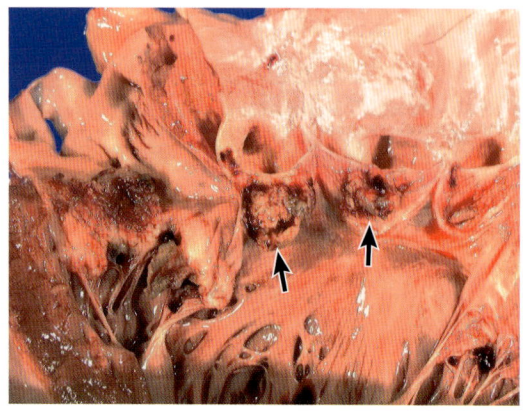

細菌性心内膜炎　大動脈弁に付着した疣贅。

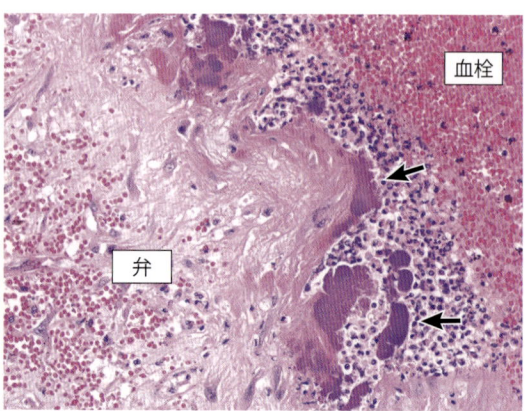

疣贅部分の組織像。細菌塊（矢印）や血栓からなっている。弁自体は融解している。

面を持っている。
- 心内膜表面で増殖した細菌の感染巣が，血小板やフィブリンとともに疣贅（ゆうぜい）を形成し，これが流出して末梢組織に塞栓症をきたしたり，敗血症に発展することがある。

Q8 リウマチ熱による心障害の発生病理と特徴的な組織像

- 溶連菌と心筋との間に共通抗原が存在する。
- Aschoff 結節はリウマチ性心筋炎に特異的。
- 弁の血栓の器質化は弁の瘢痕化や変形をきたす。

◆ リウマチ熱（rheumatic fever）は溶連菌感染症の一型であるが，菌の直接の作用ではなく，免疫学的機序による（☞ 総論 Q73）。すなわち，溶連菌とヒトの心臓との間に共通抗原があるため，溶連菌に対する抗体（抗ストレプトリジン O）が産生されると心臓で抗原抗体反応が生じ，組織障害を引き起こす（交叉現象）。その結果，心筋炎，心内膜炎，心外膜炎が発生する（リウマチ性汎心炎）。リウマチ熱に罹患した患者の 1/3 から 1/2 に心病変が出現する。

① リウマチ性心筋炎：初期には膠原線維のフィブリノイド変性，滲出性病変がみられるが，やがて細胞増殖を生じ，小血管周囲性に Aschoff 結節（アショフ）が形成される。病巣部は器質化され瘢痕化する。

② リウマチ性心内膜炎：僧帽弁，大動脈弁が侵されやすい。浮腫，細胞浸潤，膠原線維の変性とともに，血栓性疣贅（ゆうぜい）が形成される。血栓の器質化に伴って弁は瘢痕性収縮や変形をきたし，僧帽弁閉鎖不全，狭窄などを生じる。

③ リウマチ性心外膜炎：漿液性線維素性心膜炎の形をとる。

Aschoff 結節 リウマチ性心筋炎に特異的に出現する肉芽腫。核の中心に大型のクロマチン塊を持つ少数の大型間葉系細胞（owl-eye 細胞）が結節状に集簇したもの。小血管周囲に存在する。

Q9 特発性心筋症の定義と3分類

- 拡張型，肥大型，拘束型の3種類がある。
- 心筋線維の錯綜配列は心筋症に特異的ではない。

◆ 心筋症（cardiomyopathy）とは「心筋に変化をみる疾患」というほどの意味で，その原因は炎症や循環障害など多岐にわたる。具体的には心筋炎後，膠原病に伴う心疾患，リウマチ性心疾患，高血圧性心疾患，虚血性心疾患，内分泌性心疾患，貧血，肺性心など多くのものを含む。これら病因が明らかなものを二次性心筋症といい，原因不明のものを特発性心筋症という。

- **特発性心筋症**は拡張型，肥大型，拘束型の３型に分類される。頻度はそれぞれ54％，45％，1％である。

①**拡張型心筋症**：心臓は大きく，すべての心内腔が拡張している。診断を確定するには，虚血性心疾患，アルコール性心炎，各種の心筋炎などに続発する二次性心筋症と鑑別しなければならない。この型に特有な組織像はないが，心筋細胞消失後の不規則な置換性線維増加が目立つ。炎症性細胞浸潤は認められない。

②**肥大型心筋症**：心臓は大きく，心筋は肥大し，心室中隔中央部の非対称性肥大を伴う。診断は，心エコーで非対称性中隔肥厚と，僧帽弁の前尖が収縮期に前方へ移動することを確認し，さらに組織学的に心筋線維の錯綜配列を認めた場合になされる。心筋線維の錯綜配列は他の疾患でもみられ，単独では特異的とはいえない。

③**拘束型心筋症**：心内膜が強く肥厚する。心腔の容量が著明に減少し，房室弁の機能も障害される。心内膜心筋線維症，Löffler（レフラー）線維増殖性心内膜炎がこの範疇に入る。

拡張型心筋症の原因 ポリメラーゼ連鎖反応（PCR）法により，心筋症の心筋細胞からエンテロウイルスゲノムが検出され，ウイルス感染との関連が示唆されている。

Löffler線維増殖性心内膜炎 好酸球増多，うっ血性心不全を呈し，心内膜直下の心筋壊死・線維化をきたす原因不明の疾患。

Q10　心膜炎の種類　《心嚢水腫，心タンポナーデとの関係》

- ◉ 心膜炎の液は滲出液，心嚢水腫の液は漏出液。
- ◉ 徐々に増える心嚢液は心タンポナーデの原因にならない。

- **心膜炎＝心外膜炎**（pericarditis）は心臓の炎症や隣接臓器の病変からの波及，あるいは全身疾患の一局面として生じ，心嚢内に滲出物が貯留する。原因としては，①心臓疾患（心筋梗塞，リウマチ熱による汎心炎，心筋炎，外傷，手術），②肺・胸膜・縦隔疾患（結核，癌，膿胸を伴う肺炎），③全身性疾患（尿毒症，膠原病）などがある。

- 急性の場合は，滲出物の違いで漿液性，線維素性，化膿性あるいは出血性心外膜炎の形態をとる。最終的には心外膜の軽度肥厚と線維素性癒着を残して治癒する。高度の線維素性心外膜炎の肉眼形態を指して絨毛心（じゅうもう）という。慢性に推移する心外膜炎は，滲出物の器質化・線維化をきたして心嚢壁と強固に癒着し，さらに石灰沈着を伴う。これを癒着性心外膜炎＝鎧心（よろい）・装甲心という。

- 一方，うっ血性心不全，ネフローゼ，低蛋白血症などに伴う漏出液の貯留は心膜水腫（心嚢水腫）といい，心膜炎とは区別する。☞ 総論 Q71

- 心タンポナーデとは，心嚢内に液ないし血液が貯留し，圧の上昇のために心臓の拡張が制限された状態をいう。急激な液の貯留は心タンポナーデを起こし心不全，急死の原因となるが，徐々に増加する液貯留は心タンポナーデを起こすことはない。

絨毛心 心外膜表面に多量の線維素が付着し，絨毛状にけばだった状態を表す用語。

Q11 出生直後の血流の変化 《心奇形との関係》

- 胎児血行は肺への血流が少ない。
- 体循環と肺循環に異常交通をもつ胎児は，出生後左心系の圧が上昇するため左-右短絡を生じる。
- 右-左短絡を起こすとチアノーゼを呈する。

◆ 胎児は肺で呼吸をしていないため，肺へ行くはずの血液は動脈管や卵円孔を介して大動脈系（左心系）へ流れ込んでいる（右-左短絡）。出生後に胎盤血流が停止し肺呼吸を開始すると，以下の変化が生じる。

◆ ①肺血管抵抗の低下，②肺血流量の増大，③左房への還流量と左房圧の増加，④体血管抵抗の増加，さらに右房への還流量の低下，⑤生後12時間以内に動脈管が閉鎖し，それにやや遅れて⑥卵円孔が閉鎖する。

◆ 生後肺呼吸が開始され左房圧が上昇した際，体循環系と肺循環系の間に異常交通，たとえば心房や心室の中隔欠損症，大血管転位などが存在すると，左心系から右心系に血液が流入する。これを左-右短絡と呼ぶ。

◆ 左-右短絡は動脈血が静脈血に流れ込むので，チアノーゼは起きない。しかし，肺血流量の増加が長時間続くと肺高血圧症が起こり肺血管抵抗が上昇するため，右心系の圧が高まる。その結果，逆に右-左短絡に変化し，静脈血が動脈血に流入するためチアノーゼを起こす。

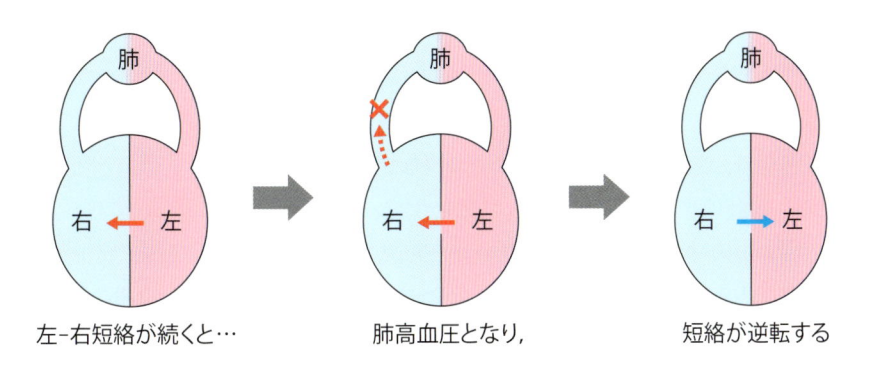

左-右短絡が続くと… → 肺高血圧となり, → 短絡が逆転する

◆ 右-左短絡を起こしやすい心奇形として，次のものがある。
① 初めから右-左短絡である場合：完全大血管転位，肺静脈還流異常，Fallot 四徴症（ファロー），単心房，単心室
② 最初は左-右短絡であったものが，左右圧が逆転して右-左短絡となる場合：心房中隔欠損，心室中隔欠損，動脈管開存，Eisenmenger 症候群（アイゼンメンゲル）

Q12 心臓の原発性腫瘍の種類と心臓への影響

- ◉ 原発性腫瘍で多いのは粘液腫。小児では横紋筋腫。
- ◉ 良性腫瘍で問題なのは弁口閉塞。

- ◆ 心臓原発性腫瘍は心臓に発生するものと心外膜に発生するものがある。発生頻度は粘液腫が50％と最も多いが，小児・幼児では横紋筋腫が最も多い。そのほか，奇形腫，線維腫，血管肉腫，横紋筋肉腫などがみられる。
- ◆ 粘液腫：75％が左房に発生する。大部分は有茎性腫瘍のため可動性があり，弁口をふさいで循環障害をきたすことが特徴。ときに急死することもある。冠状動脈に入り込んで塞栓を形成し，心筋梗塞の原因となることもある。
- ◆ 横紋筋腫：心室中隔上部に好発し，刺激伝導系が侵されるため，不整脈，伝導障害が生じやすく，急死することもある。

Q13 動脈硬化症の種類と成立機序

- ◉ 粥状硬化，細小動脈硬化，メンケベルグ硬化（中膜硬化）の3つに分類される。

① 粥状硬化（atherosclerosis）：大型から中型の動脈に生じる変化で，肥厚した血管内膜に血漿由来の脂質（主にLDL）や蛋白が沈着し，内膜の壊死を伴って粥腫を形成する。粥腫はコレステリン結晶や平滑筋細胞，結合組織成分などからなり，泡沫細胞の出現をみる。

② 細小動脈硬化：臓器内の小・細動脈に生じる変化で，血管内膜の平滑筋細胞増生，膠原線維増生などからなり，脂肪や泡沫細胞は認められない。

③ Mönckeberg硬化：四肢の中・小動脈にみられる変化で，動脈中膜に斑状～輪状の石灰化が生じたもの。この場合の石灰化は異栄養性石灰沈着と考えられている。

- ◆ 粥状硬化の成立機序：内皮細胞が障害されると，動脈内膜に血漿が侵入し，血漿中のLDLがマクロファージに取り込まれ，泡沫細胞となって沈着する。さらに内皮由来のサイトカインに誘導されて平滑筋細胞が内膜に侵入・増殖し，線維化が生じる。

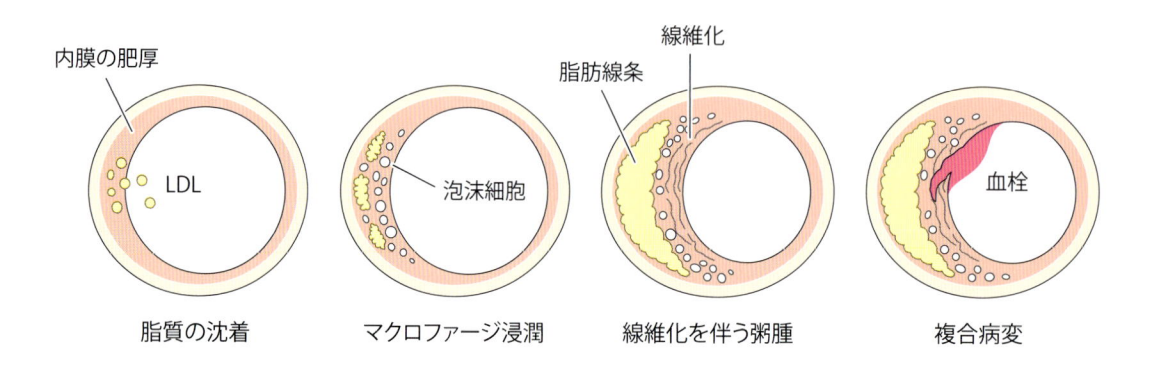

脂質の沈着　　マクロファージ浸潤　　線維化を伴う粥腫　　複合病変

Q14 動脈硬化症の危険因子

- ●高血圧は動脈硬化の結果ではなく原因である。
- ●LDLは動脈硬化促進，HDLは動脈硬化抑制に働く。

◆動脈硬化症は突如として発生する疾患ではなく，加齢とともに種々の要因が関連してその程度が進行していく。動脈硬化症の進行に関連する因子として次のものがある。

① 加齢
② 高脂血症：血漿リポ蛋白の中でも，LDLは末梢組織の受容体に結合してコレステロールを供給することから，粥状硬化の促進因子である。一方，HDLは遊離コレステロールを取り込んで肝臓に戻すことから，粥状硬化の抑制因子である。☞ 総論 Q28
③ 高血圧：血管に力学的なストレスが加わり，障害を助長する。
④ 糖尿病：糖尿病患者では高脂血症や高血圧，血管壁の代謝異常がみられやすい。
⑤ 喫煙
⑥ 精神的ストレス
⑦ 男性：女性ホルモンは抗動脈硬化作用を示す。

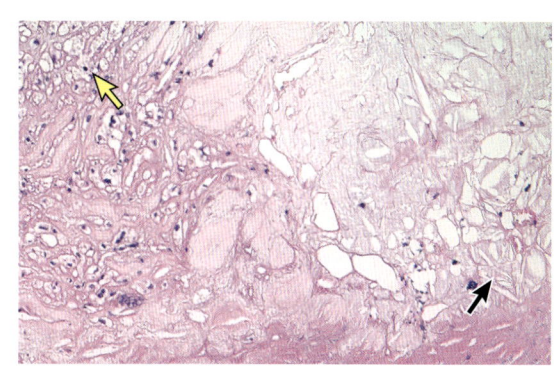

大動脈にみられた粥腫 内膜部分にコレステリン結晶（↑）や脂肪（↑）の沈着をみる。

Q15 梅毒性大動脈瘤，動脈硬化性大動脈瘤，外傷性大動脈瘤の違い

- ●梅毒性は上行大動脈，動脈硬化性は腹部大動脈に好発。

◆**梅毒性大動脈瘤**：大動脈栄養血管の血管炎後，血管壁内に変性と瘢痕をきたし弾性が失われることによって生じる（☞ 総論 Q96）。石灰化を伴う。好発部位は上行大動脈であるが，冠状動脈起始部に及んだ場合は閉塞をきたして急死することがあり，大動脈弓を巻き込んだ場合は気管牽引や嗄声をきたす。

◆**動脈硬化性大動脈瘤**：粥腫による潰瘍形成と中膜破壊が原因である。好発部位は腹部大動脈，腎動脈分岐部，総腸骨動脈の3ヵ所。合併症として腹腔や後腹膜への破裂，腎動脈など分岐血管の閉塞，周辺臓器への圧排などがある。

◆**外傷性大動脈瘤**：胸部外傷に伴って起こる。好発部位は上行大動脈，下行大動脈，動脈管索（瘢痕化した動脈管）付着部である。受傷時期をずれて破裂することがある。

動脈瘤の形態分類 ①真性動脈瘤（動脈瘤の壁が動脈の壁からなるもの），②仮性動脈瘤（瘤状に見える部分が血腫であるもの），③解離性動脈瘤（中膜が裂けて長軸方向へ解離し，間隙に血腫が形成されたもの）。

Q16 大動脈解離の発生機序，転帰と分類

- 解離腔は血液で充満し，いわば動脈壁内血腫の状態。
- 血腫は分岐動脈の入口を圧迫。

◆ **大動脈解離**は，大動脈内膜の亀裂から大動脈壁内に血液が流れ込み，中膜が内外2層に分かれて解離腔（偽腔）を形成し，血管の長軸方向に拡がるものをいう。

◆ 解離の原因として，中膜の囊胞状壊死（**Erdheim 中膜変性**）や **Marfan 症候群**（先天性弾性線維形成異常）などがあるが，原因不明のものも多い。内膜の亀裂は粥状硬化・動脈硬化の病変を基礎に起こることがあり，発生の引き金は高血圧であることが多い。

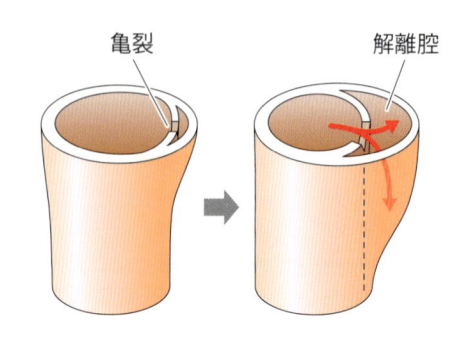

◆ 転帰としては，①縦隔・胸腔や腹腔に破裂，②心囊内破裂による**心タンポナーデ**，③血腫の冠状動脈圧迫による**心筋梗塞**，④腎動脈圧迫による**腎不全**，⑤血管内腔への**再疎通**などがある。

◆ 病変の開始部位と拡がりによってⅠ〜Ⅲ型に分類される（**DeBakey 分類**）。臨床的には，予後との関係が明瞭な **Stanford 分類** も用いられ，上行大動脈に病変が存在すると予後不良なことから，上行大動脈の病変の有無によりA型とB型に分ける。

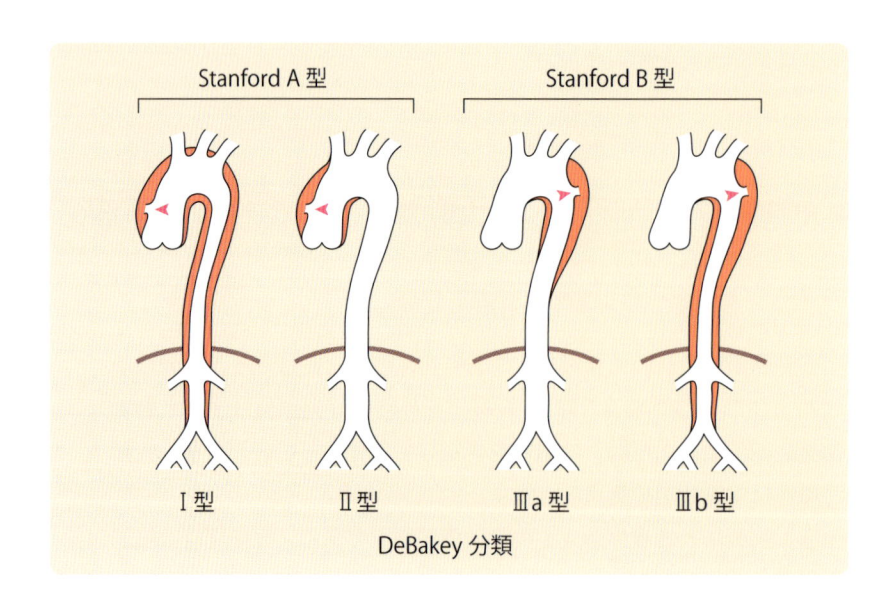

Erdheim 中膜変性（特発性囊胞性中膜壊死） 大動脈中膜の中・外層の筋細胞の巣状消失と弾性線維減少が起こり，その部に酸性ムコ多糖が貯留した状態をいう。

Marfan 症候群 先天性の結合組織異常のため，クモ状指趾，心血管異常，眼症状などを呈する。心血管の変化としては大血管中膜の囊胞状壊死で，コンドロイチン硫酸が貯留する。

Q17 大動脈炎症候群（高安病，脈なし病）の症状と病態

◉ 大動脈炎症候群は病態，脈なし病は症状，高安病は報告者にちなんで付けられた病名。

- **大動脈炎症候群**は高安右人（たかやすみきと）により最初に報告され**高安動脈炎**ともいう。その特徴的な症状は，①橈骨動脈に脈が触れない（脈なし病の名の由来），②めまい，失神発作などの頸動脈洞の反射亢進，③視力障害である。
- これらの症状は上肢や頭部の乏血症状であり，大動脈とその主たる分枝である腕頭動脈，鎖骨下動脈，総頸動脈や，肺動脈などの非特異的炎症に引き続く内腔の狭窄や閉塞によって引き起こされる。炎症の原因として細胞性免疫の低下や抗大動脈抗体による自己免疫機序が考えられているが，確定されていない。
- 組織学的には，動脈の外膜から中膜にかけて肉芽腫の形成，あるいは血管増生を伴う円形細胞浸潤があり，経過とともに線維化が進む。内膜にも二次的に線維性肥厚が起こり，血栓形成なども加わり，内腔は狭窄する。

Q18 Buerger病，閉塞性動脈硬化症，Raynaud病の違い

◉ Buerger病は閉塞性動脈炎，閉塞性動脈硬化症は動脈硬化，Raynaud病は原因不明の小動脈攣縮による。

- **Buerger病**（ビュルガー），**閉塞性動脈硬化症**（arteriosclerosis obliterans；ASO），**Raynaud病**（レイノー）は，いずれも末梢血管の狭窄・閉塞のため手指の冷感をきたす疾患である。Buerger病は閉塞性血栓性血管炎，閉塞性動脈硬化症は動脈硬化による器質的内腔閉塞が原因であるのに対し，Raynaud病は原因不明の血管攣縮（れん）による。
- 末梢の乏血により皮膚の蒼白，チアノーゼが起こることを**Raynaud現象**といい，上記疾患のほか，強皮症などでも起こる。Raynaud現象のうち，疾患に伴って二次的に起きるものをRaynaud症候群，原因不明のものをRaynaud病という。

	Buerger病	閉塞性動脈硬化症	Raynaud病
誘因	タバコ	高血圧，糖尿病	寒冷，ストレス
年齢・性	30～40歳，男	50歳以上，男	若年，女
発生部位	下肢	下肢	手足末梢
症状	間欠性跛行，壊疽，Raynaud現象		Raynaud現象
組織像	閉塞性血栓性血管炎 線維性内膜肥厚	動脈硬化性変化 粥状変化	血管の攣縮であり 組織変化はない

白ろう病 チェンソーなど振動工具を使用する人に発生するRaynaud現象で，血管運動障害が原因。偽Raynaud病ともいわれ，職業病として有名。

Q19 高血圧症の分類

- ◉ 二次性高血圧症は原因により分類される。
- ◉ 腎血管性高血圧症はレニン活性上昇が特徴で，外科的に治療しうる。

◆ 原因不明の高血圧を**本態性（一次性）高血圧症**という。基礎疾患があり，それに関連して発生する高血圧を**二次性高血圧症**といい，病巣を外科的に摘除することによって高血圧が消失するようなものも含まれる。

◆ 二次性高血圧症には原因により，①**腎性**，②血圧調節ホルモンが関与する**内分泌性**，③血行動態の異常から生じる**心血管性**，④**神経性**などがある。①の腎性高血圧症はさらに次の2つに分けられる。

◆ **腎血管性高血圧**：腎動脈狭窄に基づく糸球体輸入動脈の血流量低下のため，レニン・アンジオテンシン・アルドステロン系が活性化されることによる。腎動脈狭窄の原因は，粥状硬化（中高年に多い），線維筋性異形成（若い女性に多い）などである。

◆ **腎実質性高血圧**：腎実質の荒廃による血管壁の肥厚・内腔狭小化に基づく末梢血管抵抗の増大や，プロスタグランジンなどの降圧因子の欠損，ナトリウム貯留に基づく循環血液量の増加による。

二次性高血圧症の原因疾患

分類	原因疾患
腎血管性高血圧	粥状硬化症，大動脈炎症候群
腎実質性高血圧	急性・慢性糸球体腎炎，糖尿病腎症，嚢胞腎，腎結石，水腎症
内分泌性高血圧	原発性・特発性アルドステロン症，Cushing症候群，褐色細胞腫
心血管性高血圧	大動脈狭窄症，大動脈炎症候群，動脈弁閉鎖不全
神経性高血圧	脳圧亢進，脳腫瘍，ストレス
その他	妊娠中毒

Q20 腎血管性高血圧症の発生機序

- レニン・アンジオテンシン・アルドステロン系は本来，循環血液量の恒常性を保つための機構である。
- アンジオテンシンⅡは直接血管を収縮させるとともに，アルドステロンの作用を介して血圧を上げる。

◆ このタイプの高血圧はレニン・アンジオテンシン・アルドステロン系の亢進によるものである。すなわち，腎動脈狭窄ないし閉塞によって腎血流量が低下し，糸球体輸入細動脈圧が低下すると，糸球体濾過量が減少する。傍糸球体装置がこれを感知し，レニンの分泌・産生を始める。レニン自体に昇圧作用はない。

◆ レニンは，肝臓で産生され血漿中に存在するアンジオテンシノーゲンをアンジオテンシンⅠに分解する。アンジオテンシンⅠは肺の血管内皮細胞から放出されるアンジオテンシン変換酵素（ACE）の作用でアンジオテンシンⅡに変化する。アンジオテンシンⅡは全身血管を収縮させ，血圧を上昇させるとともに，副腎皮質に作用してアルドステロンの分泌を刺激する。アルドステロンは腎集合管に作用してナトリウムと水の再吸収を促進し，循環血液量を増加させることにより血圧を上昇させる。

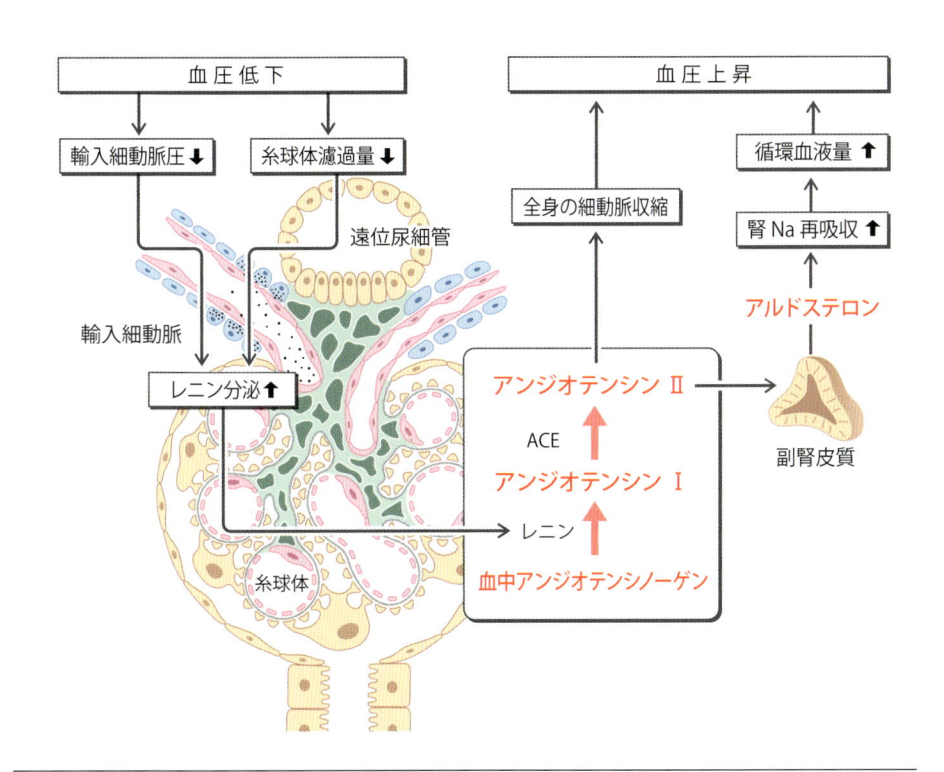

Goldblattの実験的高血圧 実験的にイヌの両側腎動脈を狭窄させると，徐々に血圧が上昇していく。そのような状態にあるイヌの静脈血を正常のイヌに注射すると，そのイヌも血圧が上昇する。Goldblattはこのことから，腎臓の乏血により流血中に昇圧物質が放出されることを証明した。

Q21 高血圧症の転帰

◉ 高血圧症が持続すると，心臓，脳，腎臓に致死的状態を引き起こす。

◆ 高血圧症がコントロールできずに持続すると，心臓，血管に悪影響を与える。心臓においては流出路の圧が上昇しているため，左室心筋に対する圧負荷がかかり，心肥大を起こす。これが代償できなくなると心不全をきたし，逆に血圧低下を引き起こす。

◆ 高血圧は全身の血管の動脈硬化を助長し，特に腎臓における細動脈硬化症を進行させ腎硬化症の状態を生じる。これはさらに尿毒症を引き起こす。脳では，圧負荷を受けやすい大脳基底核の血管が破綻して脳出血をきたし，引き続いて脳圧亢進を生じる。

◆ これらはいずれも死因となりうる変化であり，重篤な結果をもたらす。

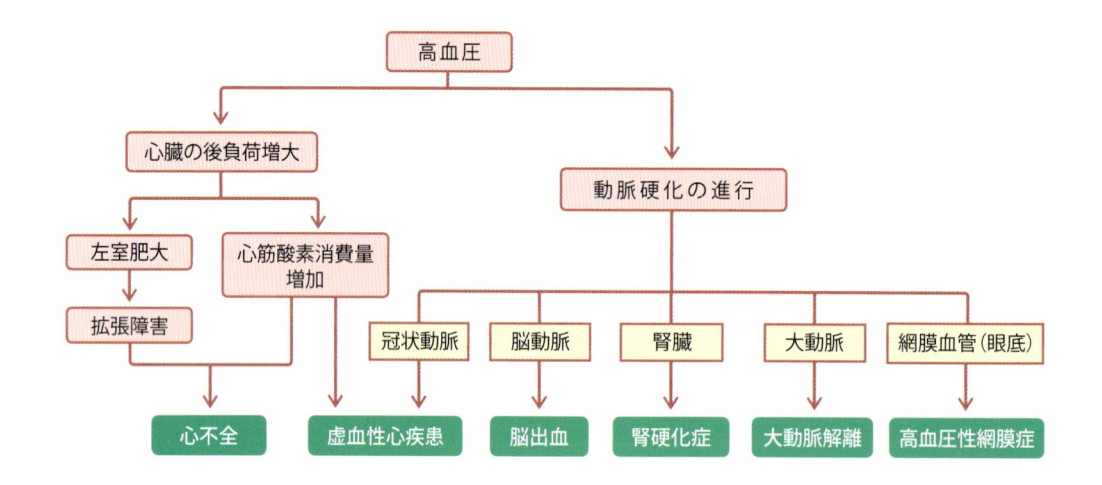

```
                        高血圧
                ┌─────────┴─────────┐
         心臓の後負荷増大        動脈硬化の進行
         ┌────┴────┐      ┌────┬────┬────┬────┬────┐
       左室肥大  心筋酸素消費量  冠状動脈 脳動脈 腎臓 大動脈 網膜血管(眼底)
         │      増加
       拡張障害    │        │      │    │    │      │
         ↓       ↓        ↓      ↓    ↓    ↓      ↓
        心不全  虚血性心疾患  脳出血  腎硬化症 大動脈解離 高血圧性網膜症
```

Q22 高血圧が血管に及ぼす影響 《その影響によって主要臓器に生じる病変》

◉ 持続する高血圧は主要臓器に小・細動脈硬化を起こす。
◉ 動脈硬化は血圧上昇の促進因子となるが，原因ではない。

◆ 高血圧が持続すると，圧負荷のために各臓器の小動脈(主に直径 $300\mu m$ 以下の動脈)では中膜平滑筋細胞の肥大と増生が生じ，その結果，中膜肥厚が引き起こされる。それに続いて，内膜も膠原線維や弾性線維の増生により肥厚し，血管内腔は狭小化する。この変化はいわゆる動脈硬化性変化(小・細動脈硬化)に相当する。

◆ これが悪化すると，さらに下流の細動脈でも血流の変化により内膜が障害され，内膜の肥厚・硬化が生じる。その結果，著しい内腔狭小化や，中膜にかけての硝子様変性，さらに類線維素壊死などが生じる(細動脈壊死)。これらの変化をあわせて高血圧性細小動脈障害という。

◆ 上記の変化の結果，脳においては高血圧性脳症や脳出血を，心臓では左室肥大を，腎臓では良性腎硬化症を引き起こす。

Q23 悪性高血圧症の概念と腎臓の変化

◉ 悪性高血圧症の腎臓は高度の機能障害を示す。
◉ 原因は高血圧コントロールの破綻？

◆ 本態性ないし二次性高血圧症の中で通常の経過に比べて急激な経過を示す一群が存在し，**悪性高血圧症**（malignant hypertension）と呼ばれる。臨床的には，拡張期血圧が130mmHg以上に達し，**Keith-Wagener分類**（キース・ウェジナー）の第Ⅳ度の網膜障害（眼底に乳頭浮腫，出血，綿花様白斑）と進行性腎機能障害を引き起こした状態をいう。予後はきわめて不良で，尿毒症，心不全，脳出血で死亡する。

◆ この際の腎臓の変化は，一般には**悪性腎硬化症**と呼ばれる状態を示している。すなわち，腎臓は縮小し，表面は細顆粒状を呈する。腎内小動脈には中膜や内膜の線維性肥厚が目立ち，血管内腔の狭小化を示す。さらに，一部の細動脈で内膜に類線維素壊死が認められる。

Keith-Wagener分類 本態性高血圧症を眼底所見にもとづいて4群に分類したもの。高血圧性網膜症の重症度分類として用いられ，長期予後との関連がある。第Ⅳ度とは，眼底に動脈狭細，交叉現象，網膜浮腫，綿花様白斑，出血，乳頭浮腫がみられるものをいう。臨床的には頭痛，疲労，呼吸困難などの高度の症状を示し，拡張期140mmHg以上，収縮期250mmHg以上の高血圧に相当する。

各論 2 血液・造血器

Q24 貧血の種類と臨床的・形態学的特徴

- ◉ 赤血球・顆粒球・骨髄巨核球（血小板）は共通の幹細胞から分化する。
- ◉ 再生不良性貧血は多能性幹細胞の障害，巨赤芽球性貧血は赤芽球の分裂異常。
- ◉ 悪性貧血は巨赤芽球性貧血の成人型で，内因子欠乏による。

◆ すべての血液細胞は，骨髄において共通の**多能性幹細胞**から分化する。多能性幹細胞はさらに骨髄系幹細胞とリンパ系幹細胞に分化し，前者から赤血球・顆粒球・巨核球の3系統の細胞が分化する。

◆ **貧血**は循環ヘモグロビン量の減少した状態と定義される。ヘモグロビンの減少をきたす病態としては，①出血や溶血による赤血球の喪失ないし過剰崩壊，②骨髄系幹細胞の欠損，③エリスロポエチンの欠損，④赤血球の成熟障害がある。

◆ 主な貧血として，**鉄欠乏性貧血**（iron deficiency anemia），**巨赤芽球性貧血**（megaloblastic anemia），**再生不良性貧血**（aplastic anemia），**溶血性貧血**（hemolytic anemia）がある。

◆ 巨赤芽球性貧血の中で，成人にみられ，**内因子**が分泌されないために生じるビタミンB_{12}欠乏性巨赤芽球性貧血を**悪性貧血**（pernicious anemia）という。神経障害（亜急性連合脊髄変性症）を伴うことがある。

貧血の種類	原因	骨髄所見	末梢血所見
鉄欠乏性貧血	鉄の出納アンバランス	成熟障害を伴う赤芽球過形成	低色素性小球性 輪状赤血球，環状鉄芽球
巨赤芽球性貧血	ビタミンB_{12}・葉酸欠乏	赤芽球の分裂異常（巨赤芽球）	大球性 大楕円赤血球，大赤芽球
再生不良性貧血	多能性幹細胞の障害 （原因不明か二次性*）	汎骨髄癆 （低形成～無形成）	正色素性正球性 網状赤血球減少
溶血性貧血	赤血球崩壊亢進 （遺伝性と後天性）	赤芽球増多	正色素性正球性 網状赤血球増加

＊ウイルス感染，放射能，薬物など

内因子 胃粘膜の壁細胞から分泌される糖蛋白。ビタミンB_{12}は，内因子と結合することによって回腸で吸収される。

Q25 骨髄異形成症候群と白血病との相関

- ◉ MDS は造血幹細胞の分化異常によって起こる。
- ◉ MDS の 1/3 は急性白血病に移行する。

◆ **骨髄異形成症候群**(myelodysplastic syndrome；MDS)は，造血幹細胞に何らかの刺激が加わることで分化・成熟能に異常をきたして発生する。この異常な幹細胞は増殖能が非常に強く，正常の造血細胞を抑制してしまう。その結果，質的な異常や形態・数の異常を示す細胞が増加する。

◆ MDS の概念には**不応性貧血**，鉄芽球を伴う不応性貧血，慢性骨髄単球性白血病などが含まれる。白血病との大きな違いは骨髄中の芽球の占める割合が低いこと（骨髄細胞中の 30% 以下）であるが，MDS 患者の 1/3 が白血病，特に非リンパ性白血病に移行することから前白血病状態とする考えもある。

◆ 骨髄は正形成から過形成で，血球の形態異常（巨赤芽球様，環状鉄芽球，顆粒球の核分葉異常，巨大血小板など）がみられ，それらは末梢血にも出現する。これらの細胞は多少の成熟を示すが，完全に成熟しないうちにアポトーシスにより死滅する。そのため，骨髄自体は過形成性となるが，末梢血では汎血球減少が生じる。このように，血球の産生は行われているものの，機能しないうちに壊れてしまう状態を**無効造血**という。

◆ 無効造血のために末梢血では貧血，顆粒球減少症，血小板減少症が生じる。そのため出血傾向を示すほか，好中球機能低下，顆粒球減少のために感染が起こりやすくなる。また，脾機能が亢進し，脾腫がみられる。死因は急性白血病，感染症，ヘモジデローシスである。

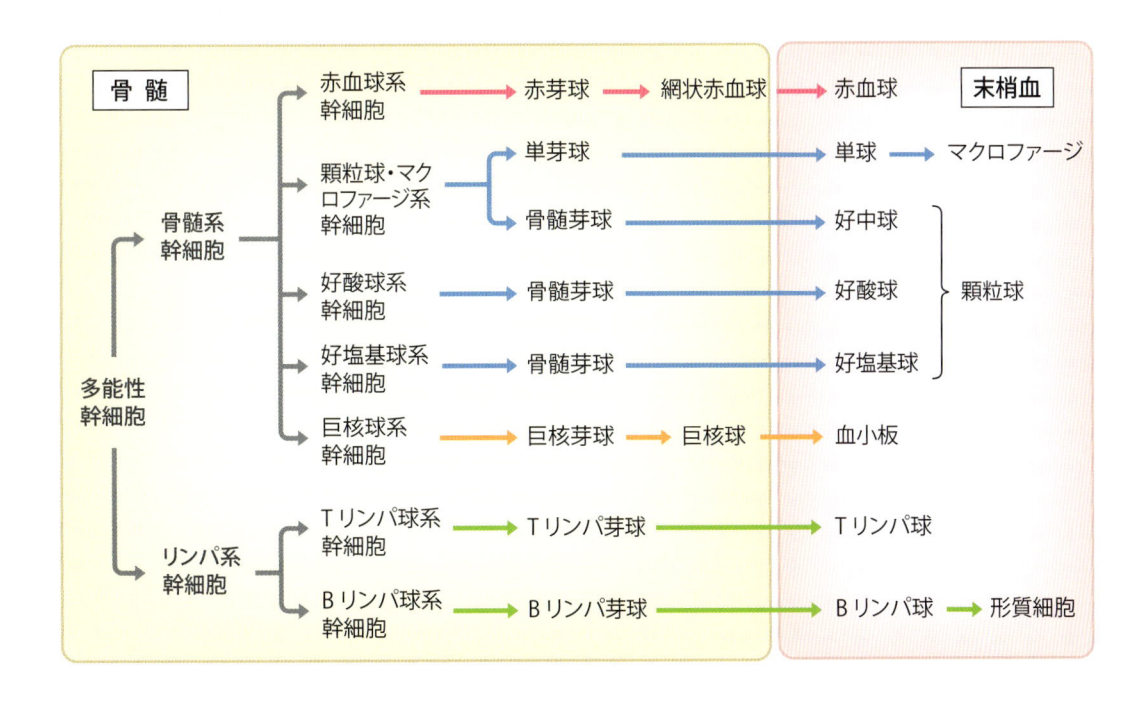

Q26 白血病の定義，病因と急性・慢性の違い

◉ 急性白血病は芽球の増殖で急性の経過をとり，慢性白血病は成熟白血球の増殖で慢性の経過をとる。

◆ 白血病（leukemia）は骨髄中の造血幹細胞が自律性増殖をきたす疾患である。一般的に，①骨髄機能不全，②末梢血の白血球数の増加と異常白血球の出現，③他臓器への異常白血球の浸潤を示すが，必発ではない。白血病細胞は，遺伝子異常の結果，骨髄細胞・リンパ球がクローン性増殖したものとされる。遺伝子異常を引き起こす要因として放射線，化学物質，ウイルス感染，化学物質があげられる。

◆ 急性・慢性は経過の早さを基準とした分類であるが，最近は血液学的特徴で分類している。腫瘍化が造血幹細胞の段階で起こり，造血細胞の分化や成熟がある一定のところで止まり，その結果その分化段階までの幼若白血球（芽球）が急激な増殖を示す場合を急性白血病という。これに対し，分化・成熟能力は残っているものの正常の調節能から逸脱し，緩慢な進行を示す場合が慢性白血病である。

◆ 急性白血病は急性骨髄性白血病，急性リンパ性白血病に2大別し，さらに前者は増殖細胞の種類により骨髄芽球性白血病，骨髄単球性白血病，単球性白血病，前骨髄球性白血病，赤白血病，巨核球性白血病に亜分類する。

◆ 慢性白血病は，各成熟段階の骨髄細胞の増殖がみられる慢性骨髄性白血病と，成熟小型リンパ球の増殖からなる慢性リンパ性白血病に分類する。

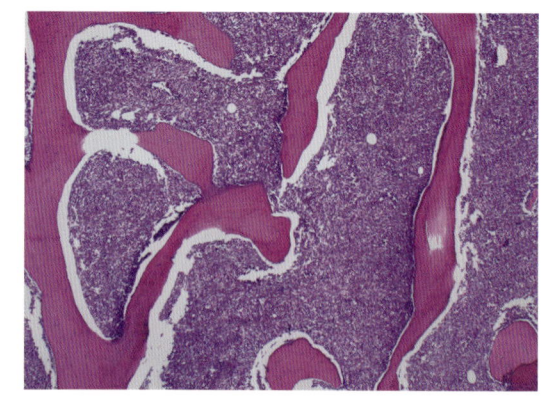

急性骨髄性白血病の骨髄　脂肪細胞がほとんど消失し，髄腔を細胞が充填している。

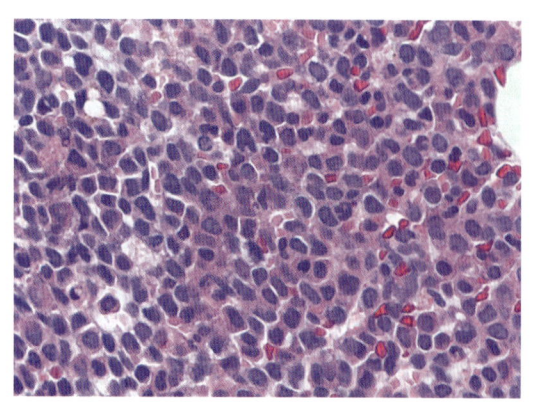

骨髄芽球性白血病の骨髄　M2に相当する白血病細胞の増殖を認め，正常造血細胞はごくわずかである。

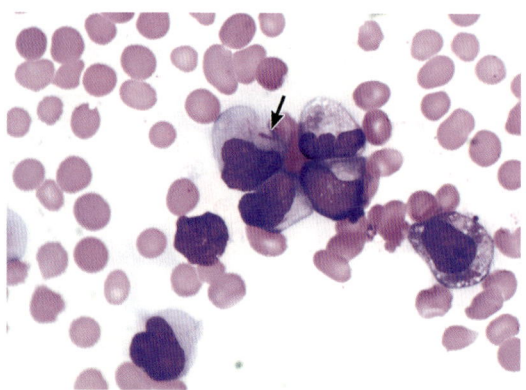

骨髄芽球性白血病（M2）　白血病細胞は淡青色の細胞質を有し，Auer小体（矢印）も認められる。

白血病の治療　抗腫瘍薬や骨髄移植が有効である。さらに，これらの治療の際に生じる免疫能の低下を抑えるために，好中球を刺激増殖させる目的でcolony stimulating factor（CSF）が用いられ効果を挙げている。

Q27 急性白血病のFAB分類と各病型の特徴

◉ **FAB分類は，骨髄芽球の占める割合，増殖する細胞の種類で分ける。**

- **FAB分類**は急性白血病の分類で，フランス(French)，アメリカ(American)，イギリス(British)の研究者によって作成された。この分類は白血病細胞の形態，細胞化学的性状に，免疫学的特徴を加味して分類する。
- まず増殖する幼若細胞の種類により，急性リンパ性白血病 (acute lymphocytic leukemia；**ALL**)，急性非リンパ性白血病 (acute non-lymphocytic leukemia；ANLL) の2つに大別する。さらにALLは細胞形態あるいはグロブリンマーカーでL1，L2，L3に分ける。ANLLは全骨髄有核細胞に占める骨髄芽球の割合が30％以上のものを**急性骨髄性白血病** (acute myelogenous leukemia；**AML**) とし，赤芽球を除いた骨髄細胞の種類とその占める割合で分類している。
- 急性骨髄性白血病の骨髄芽球には，長時間 G_1 期のままで分裂・増殖を行わない成熟細胞と，分裂・増殖を繰り返す細胞があると考えられ，中間段階の細胞を欠く。この状態を白血病裂孔という。
- 白血病細胞を分類するにあたり，ミエロペルオキシダーゼ(MPO)染色，ズダンブラックB染色，エステラーゼ(Es)染色などを用いて分類し，さらに細胞表面マーカーを検索する必要がある。

FAB分類		既存名称・亜分類	細胞形態	特徴
ALL	L1	小細胞性	小型細胞，N/C比の高いリンパ芽球	小児に多く，予後良好
	L2	大細胞性	大小不同，核形の不整・切れ込み	成人に多く，予後不良
	L3	Burkitt型	大型・均一，円形・大型核	若年者にみられる。日本ではまれ
AML	M0	微分化型骨髄芽球性	アズール顆粒・アウエル小体(−)，光顕MPO(−)，電顕MPO(＋)	ペルオキシダーゼ陽性細胞3％以下，ALLの通常マーカー陰性
	M1	未分化型骨髄芽球性	アウエル小体(＋)	芽球90％以上，寛解率60％
	M2	分化型骨髄芽球性	アウエル小体(＋)	芽球30〜90％，治療抵抗性
	M3	前骨髄球性	アズール顆粒・アウエル小体(＋)，faggot cell，MPO(＋)	DIC好発，寛解率50〜60％，トランス型レチノイン酸療法
	M4	顆粒球系と単核球系双方への分化		血清・尿中リゾチーム増加
	M4e	好酸球増加を伴う骨髄単球性	好酸球形態異常(粗大好塩基性顆粒，核の未分節)	
	M5	M5a 未分化型単球性 M5b 分化型単球性		組織浸潤傾向大(歯肉腫脹)，尿中リゾチーム上昇
	M6	赤白血病	赤芽球異形成(巨大化，多核)，PAS(＋)，顆粒球や巨核球にも形態異常あり	治療抵抗性
	M7	巨核球性	多彩な形態(細胞突起など)，MPO(−)	治療法なし，dry tap (骨髄吸引不能)

完全寛解 急性白血病の治療において，骨髄中および末梢血中の骨髄芽球やリンパ芽球の占める割合が5％以下となった状態をいう。

Q28 慢性骨髄性白血病の病理学的・臨床的特徴と染色体異常

◉ 慢性骨髄性白血病では各成熟段階の細胞が増加する。
◉ 慢性経過をとるが，急性転化で死亡することがある。

◆ **慢性骨髄性白血病**（chronic myelogenous leukemia；CML）は多能性幹細胞の腫瘍性増殖で，急性骨髄性白血病とは違い顆粒球系の成熟障害は伴わないので，骨髄芽球から成熟顆粒球までの種々の成熟段階の細胞が増加することが特徴である。骨髄では脂肪細胞がほとんど消失し，著明な白血球増加があり，好酸球や好塩基球も増加している。さらに巨核球の増加も伴っている。末梢血でも白血球数が著増するが，急性白血病にみられる白血病裂孔はない。

◆ 白血病細胞のほとんどの細胞（顆粒球系，赤芽球系，巨核球系）に第9と第22染色体間の転座があり，**Philadelphia染色体**という（☞総論Q140）。転座によって生じた異常遺伝子（BCR/ABL融合遺伝子）のために造血幹細胞が腫瘍化し，各血球系への分化・成熟能を残したまま過剰増殖が続く。

◆ 経過としては緩慢に進行するが，数年後に急性白血病の病態となる（**急性転化**）。急性転化は，腫瘍細胞にさらなる遺伝子異常が加わることで生じると考えられている。すなわち残っていた分化能が消失し，芽球（白血病性芽球）が急増した結果，白血病裂孔が出現して急性白血病の血液像を示すようになる。

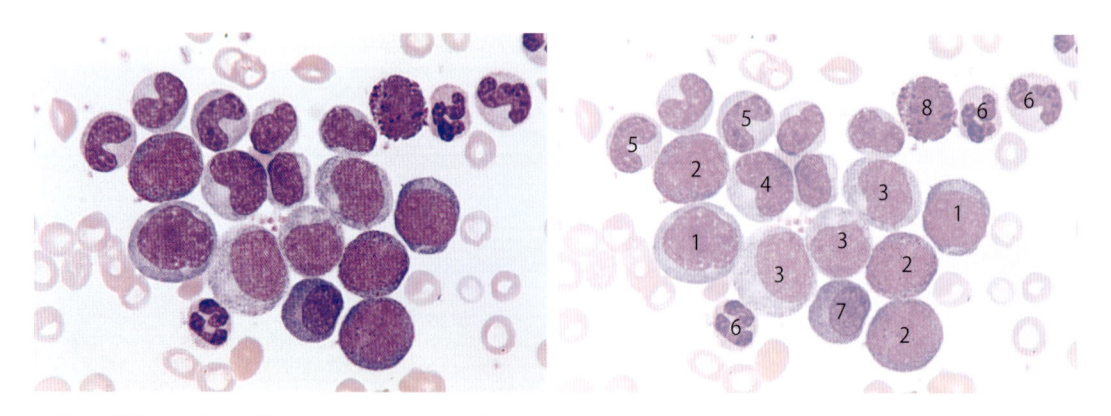

慢性骨髄性白血病 末梢血に骨髄芽球から分葉核好中球までの各成熟段階の細胞がみられる。
(1) 骨髄芽球，(2) 前骨髄球，(3) 骨髄球，(4) 後骨髄球，(5) 杆状核好中球，(6) 分葉核好中球，
(7) 好酸球，(8) 好塩基球　　（高知大学 三好勇夫名誉教授提供）

Q29 類白血病反応と白血病

- ◉ 反応性でも骨髄芽球，骨髄球が出現する。
- ◉ 基礎疾患がある白血球増多は，白血病よりもまず類白血病反応を考える。

◆ 類白血病反応（leukemoid reaction）とは，原因疾患に反応して末梢血に高度の白血球増加，それも骨髄芽球，前骨髄芽球，骨髄球などの幼若白血球が出現することをいう。小児でしばしば著明にみられる。

◆ 原因としては，①重症または慢性の感染症（細菌性肺炎や結核，水痘や伝染性単核症などのウイルス感染症），②急性出血や溶血，③熱傷，④癌の骨髄転移や多発性骨髄腫がある。ほとんどは顆粒球の増加であるが，ウイルス感染や結核ではリンパ球，単球が増加する。

◆ 白血病との鑑別には以下の点を考慮する。①類白血病反応を引き起こすような基礎疾患の有無，②LDH-2かLDH-3の増加あるいはALTやASTの増加，③血球の形態異常，④NAP活性の低下の有無，⑤Philadelphia染色体。

Q30 成人T細胞白血病の疫学的・臨床的特徴

- ◉ レトロウイルスの感染によるCD4陽性T細胞遺伝子の障害が原因。
- ◉ レトロウイルス遺伝子はヒト遺伝子に入り込む。

◆ 成人T細胞白血病（adult T-cell leukemia；ATL）はウイルス感染により特徴的な臨床血液像を示すT細胞リンパ性白血病である。以下のような特徴がある。

①南九州，沖縄，四国西南部など日本の南西部に発生が偏在。
②レトロウイルスのhuman T-lymphotropic virus type Ⅰ（HTLV-Ⅰ）のヘルパーT細胞への感染が原因。ウイルスDNAがリンパ球遺伝子に組み込まれ，リンパ球に異常が生じる。☞ 総論Q132
③患者は血清中の抗HTLV抗体陽性。
④HTLV-Ⅰの感染経路は母児間感染，夫婦間感染，輸血によるが，感染が必ずしも発症を意味するものではない。
⑤組織学的には異型リンパ球のびまん性増殖を示すが，その中に脳回状核をもつ巨細胞の出現をみる。
⑥リンパ節腫大，肝脾腫のほか，皮膚症状（丘疹，結節，紅斑）を生じる（☞ Q208）。また高カルシウム血症を生じる。
⑦リンパ球機能不全のために免疫不全を生じ日和見感染を起こすほか，慢性腎不全，M蛋白の出現がある。
⑧肺癌，胃癌，肝癌などの他臓器癌の合併率が高い。

Q31 多発性骨髄腫の特徴的検査所見と組織像

- 1種類の免疫グロブリンを産生する。
- 全身の骨を侵し，頭蓋骨では打ち抜き像を示す。
- 尿中に Bence Jones 蛋白が出現。

◆ **多発性骨髄腫**は B 細胞由来の異常形質細胞の腫瘍性増殖で，血中に1種類の免疫グロブリンを多量に分泌し，単クローン性高 γ-グロブリン血症をきたす。そのため **monoclonal gammopathy** とか**形質細胞腫**とも呼ばれる。

◆ 組織学的には，成熟した形質細胞に非常に近いものから形質芽球様の形態を示す，いずれかの分化段階の異常細胞が骨髄内にびまん性結節状に増殖する。そのため骨融解をきたし，X 線写真上，骨の**打ち抜き像**（punched out lesion）を示すほか，多彩な症状を呈する。

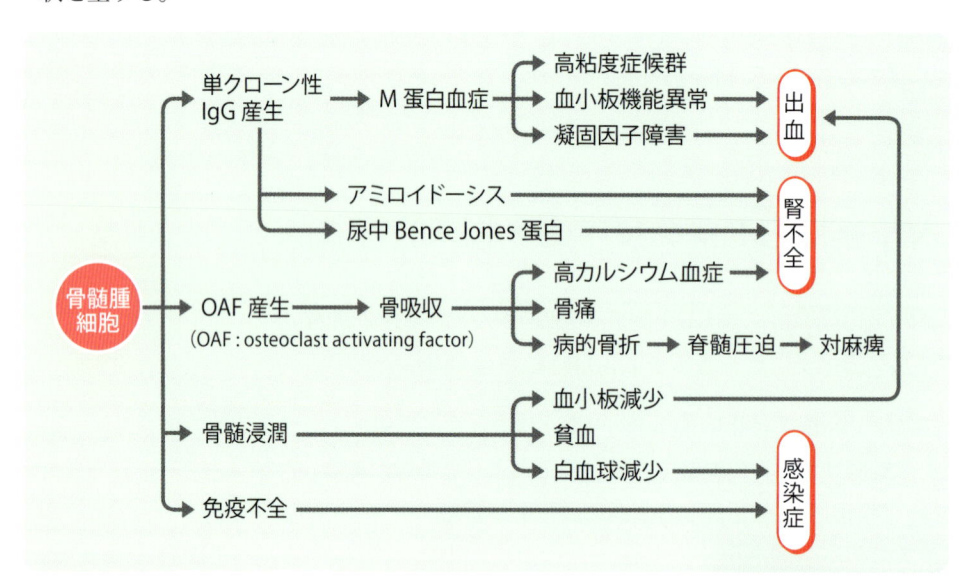

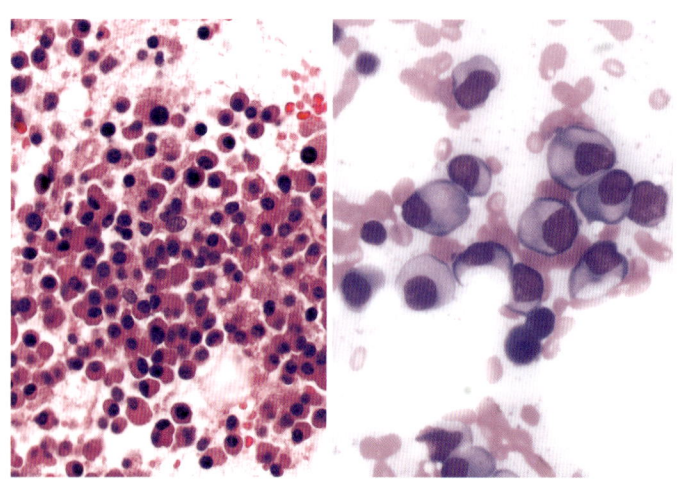

```
                    単クローン性      ┌→ 高粘度症候群
              ┌──→ IgG 産生 → M 蛋白血症 ┼→ 血小板機能異常 ─┐ ┌出┐
              │                          └→ 凝固因子障害   ─┤ │血│
              │                                              │ └─┘
              │     ┌→ アミロイドーシス ──────────────────┐ │ ┌腎┐
              └────→│                                    ├─→│不│
骨髄腫  ─────→       └→ 尿中 Bence Jones 蛋白 ──────────┘   │全│
細胞                                                           └─┘
         ├──→ OAF 産生 → 骨吸収 ┬→ 高カルシウム血症
         │   (OAF: osteoclast    ├→ 骨痛
         │    activating factor) └→ 病的骨折 → 脊髄圧迫 → 対麻痺
         │
         │                 ┌→ 血小板減少
         ├──→ 骨髄浸潤 ───┼→ 貧血                       ┌──┐
         │                 └→ 白血球減少 ──────────────→│感 │
         │                                                │染 │
         └──→ 免疫不全 ─────────────────────────────→│症 │
                                                          └──┘
```

形質細胞腫 左：骨髄吸引生検，右：骨髄塗抹標本。いずれも腫大した核は偏在し，核周明庭を示す形質細胞の密な増殖を認める。

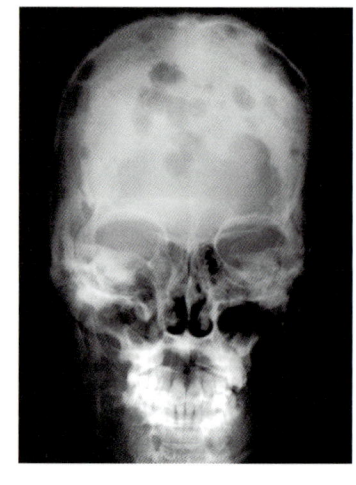

打ち抜き像
（高知大学 三好勇夫名誉教授提供）

- 骨髄腫細胞の産生する免疫グロブリンは単一のH鎖あるいはL鎖からなり，免疫電気泳動では太い沈降線（M-bow）に含まれるところからM蛋白という。遊離L鎖が尿中に出現したものをBence Jones 蛋白（ベンスジョーンズ）という。
- マクログロブリン血症は，単クローン性IgMパラプロテインを産生する細胞の増殖をいう（IgMは5量体を形成し分子量が大きいため，マクログロブリンと呼ばれる）。腫瘍細胞はB細胞由来である。

Q32 血小板減少症の原因と発生機序

◉ 特発性血小板減少性紫斑病にはタイプの異なる2つの疾患が含まれる。

- 血小板減少の機序には，①血小板産生の低下，②血小板破壊の亢進，③血小板の分布異常がある。主な原因疾患を下表にまとめた。

血小板産生不全	巨核球の選択的抑制 　薬剤，化学物質，ウイルス感染 全身性骨髄不全 　再生不良性貧血，白血病，骨髄異形成症候群，骨髄硬化症，骨髄浸潤（癌，リンパ腫など），多発性骨髄腫，巨赤芽球性貧血
血小板破壊亢進	自己免疫性血小板減少性紫斑病（慢性，急性） 二次性免疫性血小板減少症（感染後，SLE，慢性リンパ性白血病，リンパ腫） 輸血後紫斑病 薬剤誘発性免疫性血小板減少症 ヘパリン投与 播種性血管内凝固（DIC）
血小板分布異常	脾腫

- 血小板減少性紫斑病は血小板減少による出血性疾患で，皮膚や粘膜，ときに実質臓器にも出血をきたす。
- 特発性血小板減少性紫斑病（しはん）(idiopathic thrombocytopenic purpura)，別名自己免疫性血小板減少性紫斑病には急性型と慢性型がある。急性型は小児のウイルス感染後に起こり，数ヵ月後に自然治癒する。ウイルスと抗ウイルス抗体との複合体（抗原抗体複合体）が血小板を障害するために起こる。それに対して慢性型は，基礎疾患や薬物との関連なしに成人に発生し，治療に抵抗性で増悪・軽快を繰り返す。血小板膜の糖蛋白に対する自己抗体が原因とされる。

> **小児期の出血傾向の原因疾患**　小児期に何の徴候もなく皮下の点状出血や鼻出血などをきたした場合，考えるべき原因疾患は血液疾患であることが多い。すなわち，白血病，血小板減少性紫斑病，血友病である。

Q33 リンパ節の構造《T細胞，B細胞の局在と悪性リンパ腫の発生部位》

- ◉ リンパ節は抗原提示と抗体産生の場である。
- ◉ B細胞はリンパ濾胞に，T細胞は傍皮質に存在する。

◆ リンパ節の基本構造はリンパ洞とリンパ実質からなる。リンパ洞は被膜や梁柱とリンパ実質との間の空隙をいい，2種類の内皮細胞で覆われている。リンパ実質は皮質と髄質に分けられる。皮質はリンパ濾胞とその内側の傍皮質に区別される。

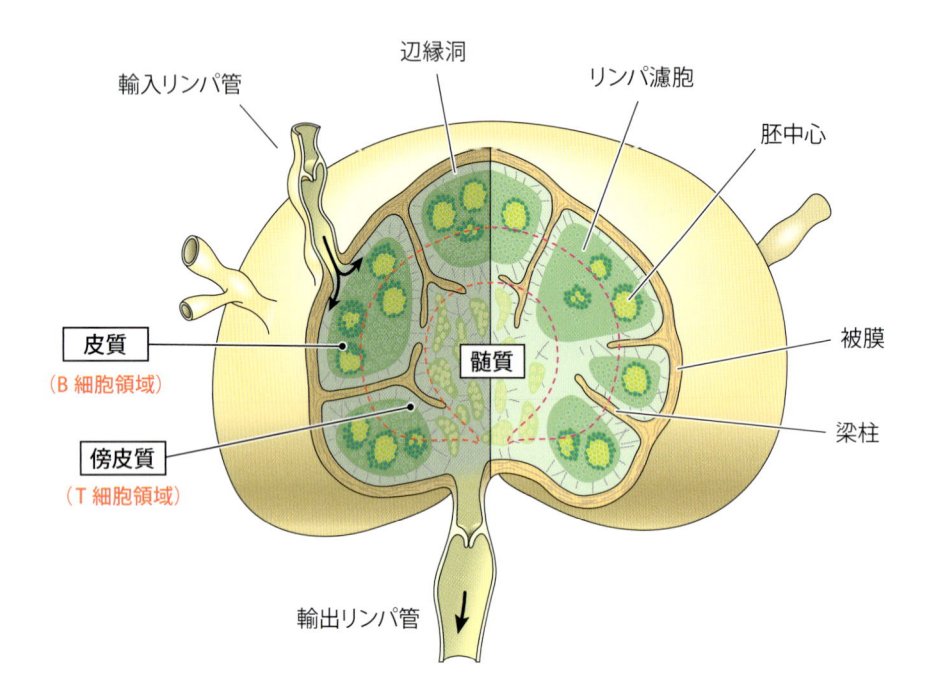

◆ リンパ濾胞（リンパ小節）はB細胞からなり，抗原刺激が加わるとその中心に胚中心が形成される。傍皮質にはT細胞の大半が存在する。髄質にはT，Bリンパ球と成熟形質細胞が存在する。血中のリンパ球がリンパ節に入る場合は，選択的に後毛細血管細静脈（postcapillary venule；PCV）の内皮細胞間を通過してリンパ実質内に達する。

◆ 抗原を取り込んだ樹状細胞は，近くのリンパ節に移動し，傍皮質においてヘルパーT細胞に対して抗原提示を行う。このとき樹状細胞は細胞質突起を伸ばして連結するためinterdigitating cellと呼ぶ。一方，胚中心に定住した樹状細胞は濾胞樹状細胞と呼ばれ，B細胞に対して長期間にわたり抗原を提示し続ける。

◆ 濾胞性リンパ腫はリンパ濾胞から発生し，B細胞性である。一方，びまん性リンパ腫はB細胞性の場合とT細胞性の場合がある。T細胞性は傍皮質から発生するが，B細胞性はどこからでも発生しうる。また，リンパ洞からは悪性組織球症が発生する。

後毛細血管細静脈（PCV） リンパ節門から入った動脈が皮質表層で毛細血管となったのち，傍皮質で発達した小静脈。立方形の内皮を持ち，高内皮細静脈ともいう。血中のリンパ球はこの内皮を通り抜けてリンパ実質に入る。

Q34 リンパ節の反応の原因と反応の場 《反応性リンパ節症とは》

- ● リンパ装置の反応性肥大であり，固有構造の破壊はない。
- ● 基本型は濾胞過形成，T領域過形成，リンパ洞過形成，肉芽腫。

◆ 反応性リンパ節症は別名反応性過形成ともいい，抗原刺激を受けたリンパ節が，本来の構造を壊すことなく肥大している状態である。

◆ 反応形態は原因によって異なるが，基本的には①濾胞過形成，②T領域過形成，③リンパ洞過形成，④混合型，⑤肉芽腫形成型に分けられる。それぞれの組織像と原因疾患を下表にまとめた。

反応性リンパ節症	組織像	原因疾患
濾胞過形成	大型の胚中心出現 胚中心細胞と核片貪食マクロファージ出現	非特異的反応，細菌感染，膠原病，甲状腺疾患，2期梅毒，Castleman病
T領域過形成	小型リンパ球集簇と大型明澄組織球の出現	ウイルス性リンパ節炎，SLE，薬剤刺激
洞過形成	洞内皮増生，細胞集簇	皮膚病性リンパ節炎
混合型	胚中心腫大と濾胞腫大，免疫芽球出現，洞内組織球出現	伝染性単核症 トキソプラズマリンパ節炎
肉芽腫形成型	種々の大きさの肉芽腫形成	結核，サルコイドーシス，らい，異物

Q35 悪性リンパ腫とその周辺疾患の関連

- ● リンパ節にはリンパ球のみならず，単球・マクロファージ，細網細胞が存在する。
- ● 悪性細網症はリンパ節に限らず，肝・脾でも発生する。

◆ 悪性リンパ腫とは，広義には「リンパ節あるいは他のリンパ装置発生の悪性腫瘍」を指す。通常はリンパ装置がない組織でも，炎症に反応して形成されたリンパ装置を基盤に腫瘍が発生する場合がある。リンパ節を構成する細胞はリンパ球のほか，単球・マクロファージ，樹状細胞があり，これらを母体とした悪性腫瘍の発生がある。

◆ リンパ球由来の悪性腫瘍を狭義の悪性リンパ腫と呼び，非Hodgkinリンパ腫とHodgkinリンパ腫に分類する（☞Q36）。Hodgkinリンパ腫は以前は炎症あるいは自己免疫疾患で治癒可能と考えられていた一群であるが，現在は悪性リンパ腫と理解されている。

◆ 単球・マクロファージから発生する悪性腫瘍を悪性組織球症（malignant histiocytosis），リンパ節や胸腺・骨髄・肝臓・脾臓などの細網組織を構成する細網細胞（reticular cell）の腫瘍性増殖を悪性細網症（malignant reticulosis）というが，マクロファージを混在したT細胞リンパ腫との鑑別が必要な領域である。

◆ ランゲルハンス細胞は樹状細胞の一種で表皮に存在するが，腫瘍化により組織球症Xを生じる。☞Q38

Q36 非ホジキンリンパ腫の分類

● 非ホジキンリンパ腫は B 細胞性と T 細胞性に大別される。

◆ 悪性リンパ腫ではさまざまな染色体異常が多発する。それらの染色体異常から免疫グロブリン遺伝子と相互転座を示す遺伝子が多数同定され、特定のリンパ腫亜型において特定の染色体異常が関わっていることが明らかとなった。悪性リンパ腫の新 WHO

悪性リンパ腫の新 WHO 分類

非ホジキンリンパ腫	B 細胞性	前駆 B 細胞性腫瘍		リンパ芽球性白血病／リンパ腫
		末梢 B 細胞性腫瘍	濾胞性	濾胞性リンパ腫
			びまん性 小／中間細胞型	慢性リンパ性白血病／小リンパ球性リンパ腫 マントル細胞リンパ腫 前リンパ球性リンパ性白血病 有毛細胞白血病 リンパ形質細胞性リンパ腫
			中細胞型	MALT 随伴辺縁帯リンパ腫 節性辺縁帯リンパ腫 脾濾胞辺縁帯リンパ腫 バーキットリンパ腫
			大細胞型	びまん性大細胞リンパ腫 縦隔性大細胞リンパ腫 血管内大細胞リンパ腫 原発性滲出リンパ腫
			形質細胞型	髄外性形質細胞腫 原発性アミロイドーシス 形質細胞性骨髄腫 骨髄の孤立性形質細胞腫 重鎖病
	T／NK 細胞性	前駆 T 細胞性腫瘍		T 細胞性リンパ芽球性白血病／リンパ腫
		末梢 T／NK 細胞性腫瘍	T 細胞性	T 細胞前リンパ球性白血病 末梢 T 細胞リンパ腫，非特定 血管免疫芽球 T 細胞リンパ腫 菌状息肉症 セザリー症候群 成人 T 細胞白血病／リンパ腫 T 細胞大顆粒リンパ球性白血病 未分化大細胞リンパ腫 原発性皮膚未分化大細胞リンパ腫 皮下蜂窩織炎様 T 細胞リンパ腫 腸管症型 T 細胞リンパ腫 肝脾 T 細胞リンパ腫
			NK 細胞性	活動性 NK 細胞性白血病 芽球性 NK 細胞性白血病 節外性 NK／T 細胞リンパ腫，鼻型
ホジキンリンパ腫				結節性リンパ球著明ホジキンリンパ腫
				古典的ホジキンリンパ腫（結節硬化型，リンパ球減少型，混合細胞型，リンパ球豊富型）

分類は，発生母地によって B細胞リンパ腫，T/NK細胞リンパ腫，ホジキンリンパ腫 の3つに大別し，さらに細胞表面マーカーや染色体異常を加味して細分類したものである．

◆ 非ホジキン悪性リンパ腫はリンパ球の腫瘍性増殖である．その分化度をはじめとした細胞生物学的な態度によって，多種多様の臨床経過や予後が生じる．

◆ リンパ腫の長期経過中に急激に症状が進行することがあり，その際に濾胞性リンパ腫がびまん性リンパ腫に変化したり，リンパ腫細胞が大型化や未熟化することがある．これらは組織型の悪性転化と呼ばれ，リンパ腫の多段階発癌と理解される．

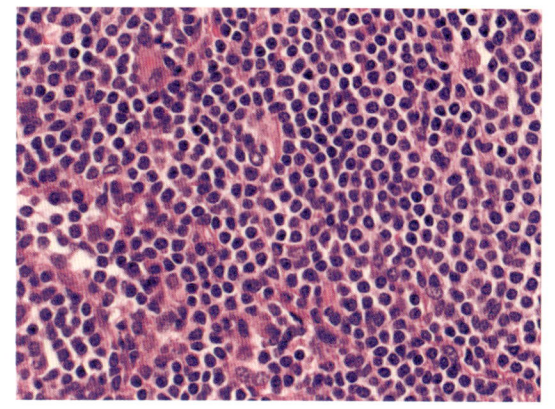

悪性リンパ腫（リンパ節） 小型異型リンパ球のびまん性増殖がみられ，リンパ節の固有構造は消失している．

Q37 ホジキンリンパ腫の形態学的な診断根拠

◉「リンパ腫」とはいうものの，リンパ球は腫瘍細胞ではない．
◉ 単核あるいは多核の巨細胞をみつけることが診断上重要．

◆ ホジキンリンパ腫（ホジキン病）はリンパ節に発生する悪性腫瘍で，Hodgkin細胞，Reed-Sternberg細胞と呼ばれる異型細胞の増殖である．過敏性反応による炎症を伴い，その程度が進行・予後に関連する．悪性リンパ腫の約10％を占め，男性に多い（男女比 1.5：1）．頸部リンパ節に好発し，ときに大型化する．

◆ Hodgkin細胞は大型の単核細胞で，エオジンで好染する数個の明瞭な核小体を特徴とする．Reed-Sternberg細胞は Hodgkin細胞の分裂異常（倍数体）で，2個以上の核を持つ．2つの核が対称性にみられるものを鏡面像（ミラーイメージ）という．これらの細胞の起源は未だ不明である．

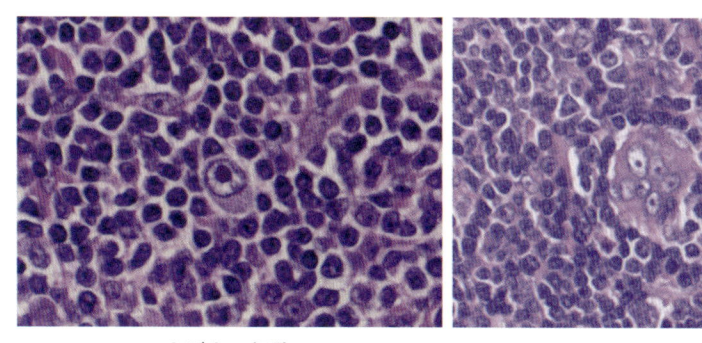

ホジキン細胞　　　　Reed-Sternberg細胞

リンパ節生検の目的　①良・悪性の判定，②腫瘍であればその性格，③非腫瘍性疾患であればその原因，④治療効果判定（化学療法の効果をみる）．

Q38 組織球症X 《3疾患の臨床的・病理学的違い》

- いずれもランゲルハンス細胞の増殖症。
- ランゲルハンス細胞は樹状細胞の一種であり，細胞内にBerbeck顆粒を有する。

◆ **組織球症X**（histiocytosis X）は組織球増殖の原因が不明であることから名付けられた病名であるが，現在は**ランゲルハンス細胞**の異常増殖症と理解されている。ランゲルハンス細胞はBerbeck顆粒を有し，S-100蛋白陽性，CD1陽性である。本症に含まれる疾患は以下の3つであるが，それらの間には移行像や中間型が存在する。

① **Letterer-Siwe病**：1歳未満の乳児に発症しやすい。造血器を主体に肝臓，脾臓など全身諸臓器に肥大型単核細胞がびまん性に増殖する。骨に浸潤するとX線写真で地図状陰影欠損をみる。最も予後不良で，多くは3年以内に死亡する。

② **好酸球性肉芽腫**：5～10歳の小児に発症。病変の中心は骨で，多くは単発である。好酸球浸潤を伴った組織球の増殖で，経過は良好である。

③ **Hand-Schüller-Christian病**：1～3歳の幼児に発症。組織球の増殖に引き続き，泡沫細胞が高度に出現する。慢性経過を示し，地図状の頭蓋骨欠損，眼球突出，尿崩症を三徴とする。数年で寛解・治癒する。

単核食細胞系 単球に由来し，全身に分布する著明な貪食能を示す細胞の総称。マクロファージのほか，リンパ節や脾臓に存在する指状嵌入細胞（interdigitating cell），皮膚のランゲルハンス細胞，肝類洞のクッパー細胞などが含まれる。

Q39 脾腫をきたす疾患と鑑別診断

- 赤脾髄では老廃赤血球の破壊，白脾髄では抗原捕捉や抗体産生が行われる。
- 処理すべき赤血球数が増すと脾機能は亢進する。

◆ 脾臓の実質は2つの部分からなる。**赤脾髄**は脾洞と脾索からなる網状構造で，ここを通過する際に血液は濾過され，老廃赤血球が破壊される。**白脾髄**にはリンパ濾胞が存在し，そこから連続性にリンパ球が動脈周囲リンパ鞘を形成する。このリンパ鞘の部分に存在するリンパ球はT細胞である。

◆ 何らかの原因により脾臓が腫大した状態を**脾腫**という。原因としては次のようなものがある。

①門脈圧亢進：肝硬変，肝静脈閉鎖
②炎症性変化：細菌・ウイルス感染，あるいはSLE，関節リウマチなど
③造血器疾患：遺伝性球状赤血球症，G6PD異常症などの慢性溶血性疾患，Gaucher病，Niemann-Pick病などの蓄積症，急性白血病，悪性リンパ腫などの腫瘍性病変

◆ 脾腫をきたす主な疾患の特徴を表にまとめた。

脾腫をきたす主な疾患

疾　患	脾臓の組織変化
うっ血	赤脾髄にマクロファージ出現。線維化
脾　炎	濾胞腫大，内皮細胞腫大，炎症性細胞浸潤
伝染性単核症	異型リンパ球の増殖
脂質代謝異常	各種の脂質代謝産物の沈着したマクロファージが赤脾髄に存在
遺伝性球状赤血球症	脾索内に球状赤血球貯留。脾洞内は空虚
特発性血小板減少性紫斑病	リンパ濾胞腫大。赤脾髄に泡沫細胞集合
白血病・リンパ腫	骨髄性白血病では赤脾髄に，リンパ性白血病・悪性リンパ腫では白脾髄に腫瘍細胞が浸潤

伝染性単核症　Epstein-Barr ウイルスあるいはリケッチア感染により引き起こされる疾患で，全身のリンパ節腫大をきたす。腫大したリンパ節では免疫芽球の出現を伴うリンパ球増生がみられる。末梢血中には異型リンパ球（単核球）が出現する。

Q40　胸腺の組織像　《胸腺退縮と低形成の意味》

◉ 胸腺は思春期に最大となり，成人では完全に退縮。
◉ 胸腺退縮では自己抗体の出現や悪性腫瘍の発生があり，無形成では免疫不全をきたす。

◆ 胸腺は上皮細胞とその間を埋めるTリンパ球よりなる。Tリンパ球は胎生期に造血組織から胸腺に移住し，分化・成熟する。その過程で自己抗原を認識するTリンパ球は除去される。上皮細胞は保育細胞（nurse cell）といわれ，Tリンパ球の増殖や分化を助ける役割がある。Hassall 小体（ハッサル）はこれら上皮細胞由来である。

◆ 胸腺は生理的に思春期に最大の大きさとなり，その後年齢とともに小さくなり（加齢性退縮），脂肪組織に置き換えられていく。そのほか，ストレスやステロイドホルモン投与，消耗性疾患の場合にも退縮することがある。加齢性退縮に伴い，胸腺Tリンパ球の免疫学的監視機能が低下するため，自己抗体の出現や悪性腫瘍の発生をみると考えられている。

◆ 胸腺低形成や無形成の場合は免疫不全となり，小児期に感染症で死亡する。胸腺無形成・低形成による先天性免疫不全症として，胸腺上皮小体欠損症（DiGeorge 症候群），毛細血管拡張性運動失調症，胸腺性リンパ球無形成症，Swiss 型無γ-グロブリン血症がある。☞ 総論 Q108

Q41 胸腺腫の病理学的・臨床的特徴

◉ 胸腺腫はリンパ球と上皮細胞からなるが，腫瘍細胞は上皮細胞のみ。
◉ 随伴症状は重症筋無力症，貧血，低γ-グロブリン血症。

◆ **胸腺腫**（thymoma）はさまざまな割合で混在した上皮細胞とリンパ球からなり，線維性組織で分葉されている。しかし，元来の腺腫成分は上皮細胞のみで，リンパ球は異型性を認めず，活性化された成熟小型リンパ球と考えられている。腫瘍細胞は卵円形から紡錘形で，小腺腔構造や**ロゼット配列**，まれに花むしろ状配列をとる。リンパ球の割合は，ほとんど認められないものから悪性リンパ腫との鑑別を要するものまでさまざまである。

◆ 胸腺腫に特徴的な随伴症状として**重症筋無力症**，**低形成性貧血**（赤血球低形成），**低γ-グロブリン血症**があるが，出現率は高くない。また，重症筋無力症の10％に胸腺腫の合併があり，胸腺の摘出で症状が改善したり，ときには治癒することもある。

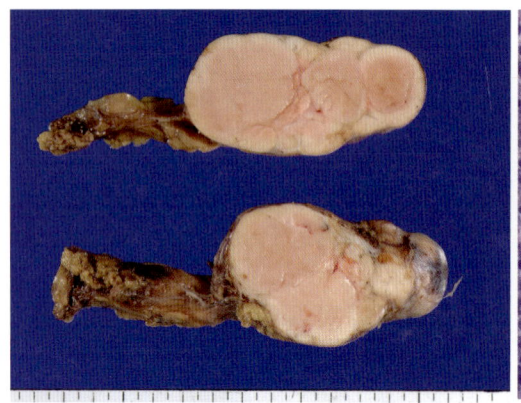

胸腺腫 腫瘍は境界明瞭で，被膜で覆われ分葉を示す。

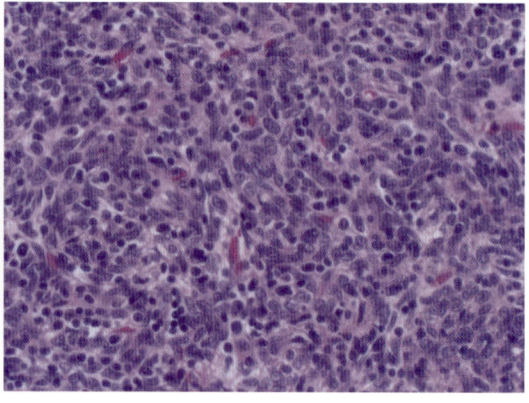

類円形の腫瘍細胞が密に増殖し，その間に少数の成熟リンパ球の浸潤を認める。

各論 3 呼吸器

Q42 Wegener肉芽腫症の概念と組織学的特徴

- 出血を主体とする呼吸器症状と，それに引き続く腎症状が特徴。
- 上気道・肺の壊死性肉芽腫性炎，細小動脈の壊死性血管炎，半月体形成性腎炎を三徴とする。

◆ **Wegener肉芽腫症**は慢性上気道炎に続発する全身性の壊死性血管病変で，自己免疫機序によると考えられている。好中球の細胞質に対する自己抗体すなわち**抗好中球細胞質抗体**（anti-neutrophil cytoplasmic antibody；ANCA）が血中に出現する。ANCAは顕微鏡的多発血管炎，Churg-Strauss症候群，特発性半月体形成性糸球体腎炎などにおいても見出され，これらは **ANCA関連血管炎** として総括される。☞ **Q105**

	ANCA関連血管炎	
	Wegener肉芽腫症	顕微鏡的多発血管炎 Churg-Strauss症候群
抗体	cytoplasmic ANCA （細胞質全体に分布）	perinuclear ANCA （核周囲に分布）
抗原	プロテイナーゼ3	ミエロペルオキシダーゼ

◆ **進行性鼻壊疽**として発症し，咽頭，喉頭さらに肺へと病変が進行する。呼吸器以外にも腎臓，筋肉，心臓，骨，皮膚，脳神経など全身諸臓器を侵すが，まれに肺に限局するタイプもある。基本的にはいずれも**壊死性血管炎**であるが，上気道，肺では肉芽腫の形成や核塵，好中球を伴う強い壊死をみる。また，腎臓では半月体形成性糸球体腎炎（臨床的には急速進行性糸球体腎炎）の形態をとる。

肉芽腫を形成する呼吸器疾患

①進行性鼻壊疽：強い壊死を伴う肉芽腫性炎が鼻腔から始まり，顔面に欠損を生じる予後不良の疾患。Wegener肉芽腫症のほか，鼻腔原発の悪性リンパ腫も含まれる。
②サルコイドーシス（☞ 総論 Q92），③結核（☞ 総論 Q85），④珪肺症（☞ Q51）
⑤肺好酸球性肉芽腫：好酸球性肉芽腫の肺病変。呼吸細気管支・肺胞領域に組織球と好酸球が浸潤し，肉芽腫を形成する。

Q43 呼吸不全の分類

◉ ガス交換には換気，拡散，肺毛細管血流の3因子が関与する。

- **呼吸不全**とは，肺におけるガス交換が障害された結果，血中の酸素分圧が低下した状態（$Pa_{O_2} < 60\,mmHg$）をいう。ガス交換には換気，拡散，肺毛細管血流の3因子が関与しており，そのいずれか，あるいはそれらが組み合わさって障害される。具体的には，①**換気不全**（肺胞低換気），②**拡散障害**，③**肺換気・血流不均等**，④**動静脈短絡**の状態がある。肺疾患のみではなく，他疾患が原因で血液ガスに異常をきたした場合を含む。
- 動脈血二酸化炭素分圧の上昇を伴わないⅠ型と，伴うⅡ型に分類される。
  Ⅰ型呼吸不全（$Pa_{CO_2} < 45\,mmHg$）は主に拡散障害，短絡によって起こる。原因としては肺線維症，浮腫，心奇形，動静脈短絡などがある。
  Ⅱ型呼吸不全（$Pa_{CO_2} > 45\,mmHg$）は主に肺胞低換気による。気管支喘息や異物による気道の閉塞，胸膜炎，気胸，肺炎，慢性気管支炎，呼吸中枢抑制などで生じる。

Q44 大葉性肺炎と気管支肺炎，小葉性肺炎，巣状肺炎の違い

◉ 大葉性肺炎と気管支肺炎は病原菌の違いによる病変の拡がりの差。
◉ 嚥下性肺炎や有毒ガス吸引も気管支肺炎の形態を示す。

- **大葉性肺炎**（lobar pneumonia）は急激に大葉単位すなわち上葉，中葉，下葉に拡がり，ときに一側肺全体に及ぶ。原因菌は**肺炎双球菌**が主であるが，弱毒菌でも生じることがある。組織障害は細菌自体の作用ではなく，アレルギー機序による。
- **気管支肺炎**（bronchopneumonia）は巣状肺炎，小葉性肺炎とほぼ同義語である。病変は細気管支を中心に1小葉内に限局し，ときに融合することもある。すなわち細気管支炎から，所属肺胞すなわち細葉単位で炎症が拡大し，巣状の多発性小病巣を形成する。主に**肺炎桿菌**やブドウ球菌，連鎖球菌などが原因菌となる。細菌感染以外に嚥下性肺炎や刺激性ガスの吸引などによっても生じる。
- つまり，気管支肺炎は炎症部位に由来した名称であり，**巣状肺炎**は病巣の肉眼形態に由来する。また**小葉性肺炎**は「小葉単位の拡がりを示す肺炎」の意味で，大葉性肺炎に対応する名称である。
- 多数の巣状肺炎の病巣が融合し，一見，大葉性の拡がりを示すように見える場合は偽大葉性肺炎という。高度の気管支肺炎はこの形をとることがある。

院内感染による肺炎 日和見感染としてみられ，難治性で重症化することが多い。起炎菌としてはメチシリン耐性黄色ブドウ球菌（MRSA），クレブシエラ，緑膿菌などがある。MRSAや緑膿菌は膿瘍形成を特徴とする。クレブシエラでは好中球浸潤が軽度であるが，肺胞内に滲出物が充満する。膿瘍を形成することもある。

Q45 大葉性肺炎の形態像の推移

- ● 大葉性肺炎は線維素性炎で，フィブリンが滲出する。
- ● 肺胞内が滲出物で一様に埋まると肝臓様に見える。
- ● 病巣のいずれの部位も同じ時期の像を示す。

◆ 大葉性肺炎は肺炎双球菌によることが多いが，クレブシエラなどの弱毒菌でも起こる。形態像は経時的に下記の4期に分けることができる。アレルギー機序が関与するため，病巣全体が一様に同じ変化を示すことが特徴である。

① 充血期：肺胞中隔毛細血管は充血し，肺胞内には滲出液，剥離上皮細胞が出現する。そのため肺は容量を増し，赤みが高度となる。

② 赤色肝変期：肉眼的には乾燥性で腫大し，暗赤色で硬く肝臓様。組織学的にはうっ血および肺胞内へのフィブリン析出がみられる。

③ 灰色肝変期：フィブリンや多数の白血球などの滲出物が肺胞内を埋めるため，肉眼的には一層硬くなり，灰白色を呈する。

④ 融解期：好中球の蛋白分解酵素の働きによって滲出物が融解され，治癒に向かう。肉眼的に湿潤となり，赤味を帯びる。滲出物の融解・吸収が完全になされないと器質化が起こり，肺胞腔は肉芽組織で閉塞して，最終的には線維化に至る。滲出物の器質化の状態は肉眼的には肉様で，これを肉変という。

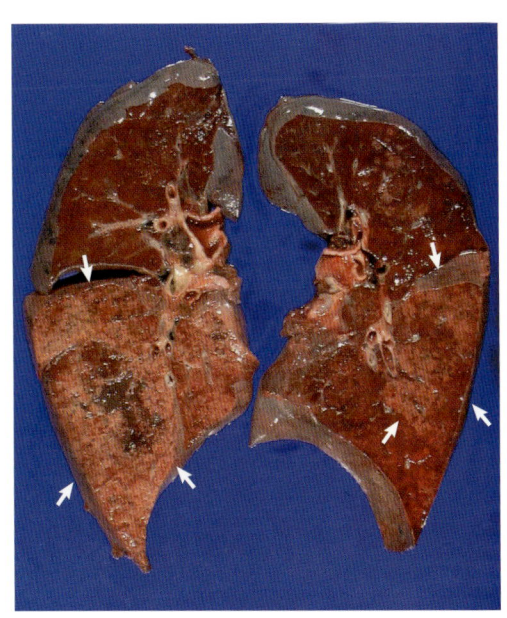

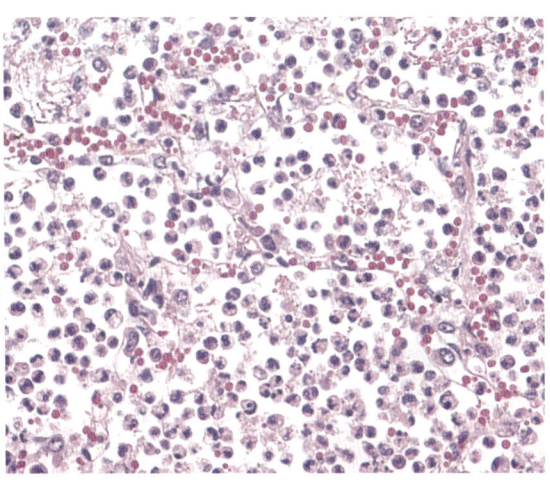

大葉性肺炎 下葉全体が灰黄白色となり，割面は膨隆している。病変の中心付近には出血も認める。組織像では肺胞内に好中球が高度に浸潤している。

気管支肺胞洗浄 生理食塩水を気管支・肺胞に注入して洗浄し，その液を回収する。洗浄液に含まれる細胞，抗原，ケミカルメディエーター，その他の物質を検索することにより，炎症性肺疾患の診断や治療効果の判定を行う。

Q46 閉塞性疾患と拘束性疾患 《概念，病態生理と主な疾患》

- ●閉塞性疾患は気道閉塞により生じた呼出障害。
- ●拘束性疾患は肺が膨張できない状態。

◆ **閉塞性疾患**とは，種々の原因による気道閉塞に基づいて呼出障害を引き起こす疾患である。気道閉塞の原因として，①粘液や分泌物などによる気道内腔の閉塞，②気道壁の肥厚・収縮による閉塞，③肺胞の破壊による気道の拡張不全がある。①②には**慢性気管支炎**と**気管支喘息**，③には**肺気腫**が含まれる。

◆ 気道閉塞で呼出ができなくなるため，肺機能検査で1秒量（1秒間で呼出できる量）が低下し，肺内の残気量が増加する。さらに呼気終末時の気流速度が低下する。また，閉塞がある部とない部が存在するため換気の不均等が生じ，有効換気量が低下し，低酸素血症を起こす。

◆ **拘束性疾患**は肺を膨張させられない状態の疾患である。病因は，①**肺線維症**のように肺胞の線維化によって伸展性が低下したり，②**胸膜炎**や胸郭の変形など肺以外の呼吸運動に関与する胸膜，胸郭（筋，神経）などの異常によっても起こりうる。この場合，肺コンプライアンスが低下するので，肺容量（吸気量），残気量はともに低下する。また，肺胞中隔の線維化のため肺胞－毛細血管距離が広がるので拡散障害が生じ，低酸素血症を起こす。

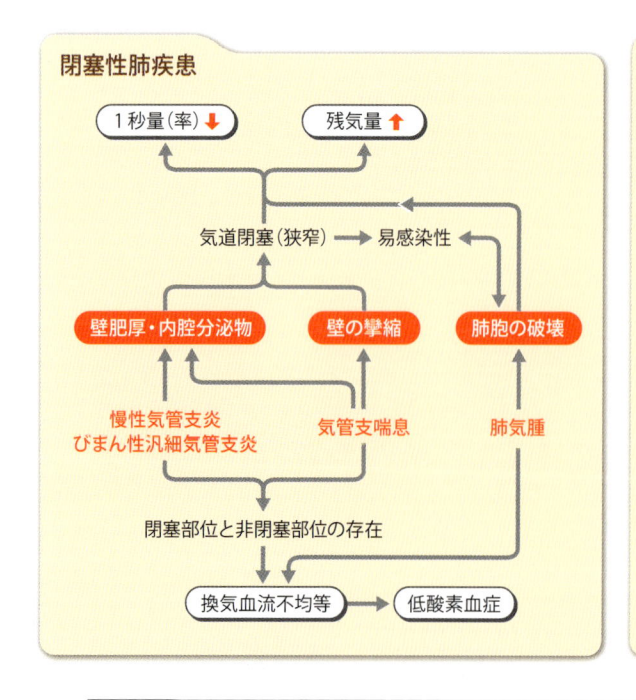

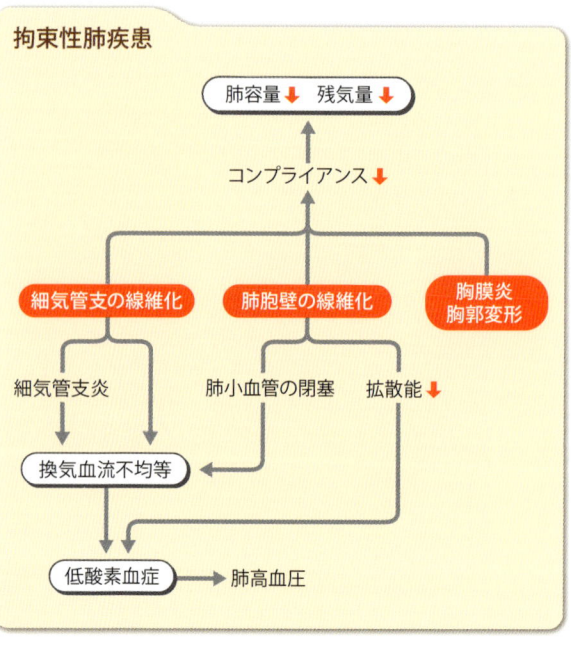

閉塞性肺疾患

1秒量(率)↓　残気量↑
← 気道閉塞(狭窄) → 易感染性
壁肥厚・内腔分泌物　壁の攣縮　肺胞の破壊
慢性気管支炎　気管支喘息　肺気腫
びまん性汎細気管支炎
閉塞部位と非閉塞部位の存在
換気血流不均等 → 低酸素血症

拘束性肺疾患

肺容量↓　残気量↓
コンプライアンス↓
細気管支の線維化　肺胞壁の線維化　胸膜炎 胸郭変形
細気管支炎　肺小血管の閉塞　拡散能↓
換気血流不均等
低酸素血症 → 肺高血圧

びまん性汎細気管支炎　原因不明の疾患で，呼吸細気管支の慢性炎症が両側肺野にびまん性に出現し，気道閉塞をきたす。80％以上の患者で慢性副鼻腔炎の合併がみられる。

Q47 肺気腫の定義と分類 《ブラとブレブの違い》

- 小葉中心型は終末細気管支・呼吸細気管支だけの拡張。
- ブラは肺組織内，ブレブは胸膜下あるいは胸膜内の気嚢。
- ブレブの破裂は気胸の原因となる。

◆ **肺気腫**（pulmonary emphysema）は，形態学的には終末細気管支から肺胞の破壊を伴った不可逆性の気腔拡大をいう。閉塞性肺疾患の代表的疾患であり，実際の診断は肺機能検査でなされる。

◆ 病変の拡がりによって次の3型に分けられる。
① 小葉中心型：拡張・破壊は終末気管支と呼吸細気管支に限局し，肺尖部で著明。
② 汎小葉型：拡張・破壊は小葉全体，すなわち終末細気管支から末梢の肺胞まで及ぶ。
③ 傍隔壁（巣状）型：呼吸細気管支の小瘢痕がバルブの役割を果たして air trapping が生じ，そのため肺胞が拡張・破壊されて不規則な巣状の気嚢を生じる。肺機能障害は最も軽症。ブラ，ブレブはこの型に含まれる。

◆ **ブラ**（bulla）は破壊・融合した肺胞が気嚢状になったもので，周囲は肺組織に囲まれている。大きさは1～10cmと比較的大きい。**ブレブ**（bleb）は胸膜直下ないし胸膜内に形成された1cm以下の気嚢で，気胸の原因となる。

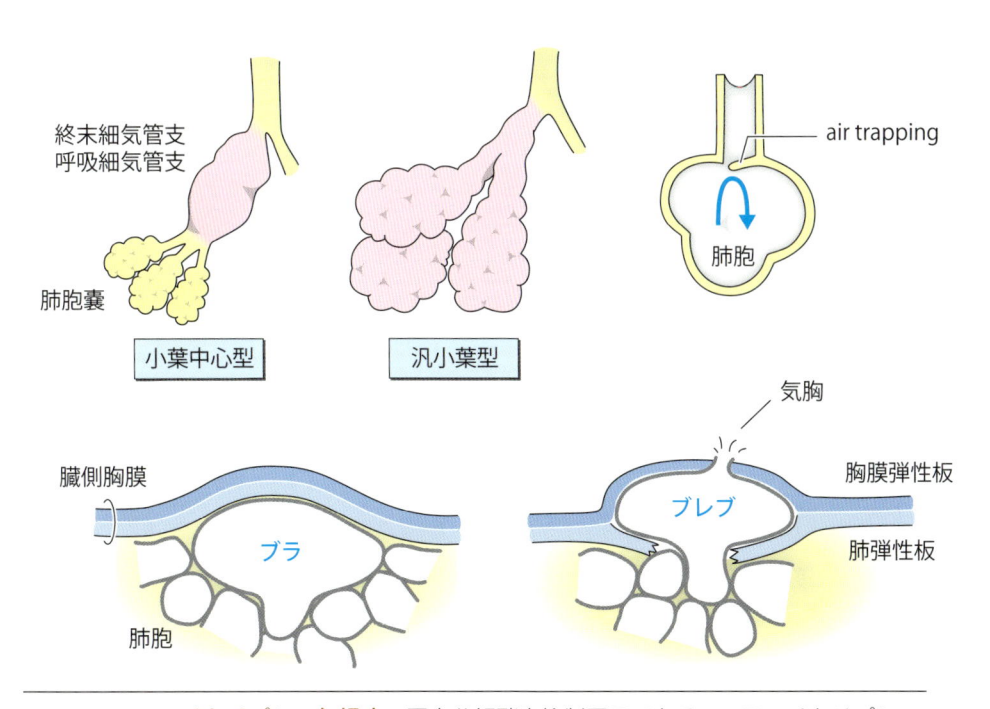

α₁-アンチトリプシン欠損症 蛋白分解酵素抑制因子であるα₁-アンチトリプシンが欠乏する遺伝性疾患。相対的に蛋白分解酵素が過多となったような場合（たとえば炎症時）に弾性線維が破壊され，早期に肺気腫へ進展する。日本人ではまれ。

老人性肺気腫 高齢者にみられる気腫性変化は，通常の肺気腫とは違い，肺胞壁の破壊を伴わない。弾性線維の減少によって生じた単なる気腔の拡張である。

Q48 COPD（慢性閉塞性肺疾患）とは

◉ 長期にわたる喫煙によって引き起こされた慢性・進行性の気流制限。
◉ 慢性気管支炎による末梢気道の狭窄と，肺気腫による肺胞の破壊が疾患の本体。

◆ 慢性閉塞性肺疾患（chronic obstructive pulmonary disease；COPD）とは，有害物質の吸入，特に長期の喫煙によって生じた肺の慢性炎症性疾患である。症状は，徐々に生じる労作時の息切れと慢性の咳，痰である。有害刺激による炎症の持続により活性化された炎症性メディエーターやサイトカインが病因に関与していると考えられる。

◆ 呼吸機能検査で「正常に復することのない気流制限」を示すことが特徴である。気管支拡張薬吸入後のスパイロメトリーで1秒率が70％未満であり，気流制限をきたす他の疾患（気管支喘息など）を除外できればCOPDと診断する。この気流制限は，慢性気管支炎による末梢気道病変と，肺気腫による肺胞壁の破壊が様々な割合で複合することで起こり，進行性である。

◆ 中枢に近い気道では，気管支腺の過形成がみられ，気道の粘液が増加する。また上皮の杯細胞化生や扁平上皮化生，平滑筋の肥大や軟骨の退行性変化などがみられる。これらは慢性気管支炎の増悪につながる。

◆ 末梢気道では壁の線維化，扁平上皮化生，杯細胞過形成や炎症性細胞浸潤がみられ，細気管支炎の像を呈する。この結果，気道の変形や狭窄が生じ，気流制限をきたす。

◆ 肺胞壁の破壊により，肺胞の拡張，肺毛細血管床の破綻が起こる。その結果，肺弾性収縮力の低下による呼出障害と，ガス交換障害をきたす。さらに重要なのは肺静脈における変化である。肺静脈の内皮細胞が障害されることにより，内膜肥厚や壁の線維化が起こり，血管壁が肥厚する結果，肺高血圧症を発症する。

Q49 特発性間質性肺炎の意味 《急性間質性肺炎との違い》

◉ 胞隔炎 ➡ 線維化 ➡ 蜂巣肺の順に進展する慢性疾患で「肺線維症」と同義。
◉ 拘束性障害（慢性肺性心，呼吸不全）をきたす。

◆ 間質性肺炎は，間質すなわち肺胞中隔に炎症が起こり（胞隔炎），線維化をきたす疾患である。線維化が進展すると，肺胞構築を破壊して最終的には蜂巣肺（honeycomb lung）を形成する。慢性経過を示し，慢性肺性心や呼吸不全をきたして死亡する。

◆ びまん性間質性肺炎の中で，薬剤や職業病，膠原病による肺病変を除き，原因不明のものを特発性間質性肺炎（idiopathic interstitial pneumonia；IIP）あるいは特発性肺線維症（idiopathic pulmonary fibrosis；IPF）と呼ぶ。IIPはわが国で，IPFは欧米で提唱されている疾患名である。IIPは組織学的には表のように分類される。

◆ 一方，急性間質性肺炎（acute interstitial pneumonia；AIP）は肺胞壁を侵す急性疾患で，臨床的に急性呼吸窮迫症候群（ARDS）と呼ばれる。形態学的にはびまん性肺胞障

害を示す。Hamman-Rich 症候群（ハンマン リッチ）や特発性肺線維症の急性増悪時がこれに含まれると考えられている。☞**Q50**

Hamman-Rich 症候群　死亡まで3〜6ヵ月以内という急激な経過を示す急性びまん性間質性肺炎。従来は慢性疾患である特発性間質性肺炎の原型と考えられていたが、臨床像、病理像、予後は明らかに異なる。現在では原因不明のびまん性肺胞障害として位置づけられ、器質化びまん性肺胞障害ともいわれる。

蜂巣肺　下葉横隔面を中心に囊胞形成を示す状態をいい、胸部X線写真では多数の輪状陰影が集まって蜂の巣のように見える。典型像はIIPでよくみられる。肺炎や巣状肺気腫でも生じることがあり、肺病変の終末像といえる。☞**Q58**

特発性間質性肺炎の分類

臨床経過	病理診断名
慢性	通常型間質性肺炎（usual interstitial pneumonia；UIP）
	非特異性間質性肺炎（non-specific interstitial pneumonia；NSIP）
	器質化肺炎（organizing pneumonia；OP）
	呼吸細気管支炎関連性間質性肺疾患（respiratory bronchial-associated interstitial lung disease；RB-ILD）
	剝離性間質性肺炎（desquamative interstitial pneumonia；DIP）
	リンパ球性間質性肺炎（lymphocytic interstitial pneumonia；LIP）
急性	びまん性肺胞障害（diffuse alveolar damage；DAD）

Q50　急性呼吸窮迫症候群（ARDS）の発生機序と形態像

- 健常肺に生じた急性のびまん性肺胞障害で、形態学的には肺硝子膜症を呈する。
- 原因はSIRS（高サイトカイン血症）による肺胞毛細血管内皮障害。

◆ **急性呼吸窮迫症候群**（acute respiratory distress syndrome；**ARDS**）は、既往に特別な心肺疾患を持たない患者が、急激に呼吸促迫や低酸素血症、チアノーゼなどの急性呼吸不全症状を示し、かつ胸部X線写真では両側肺にびまん性浸潤影が認められる疾患と定義される。

◆ 原因としては、ショックを伴う各種の重症感染症、外傷、熱傷のほか、ある種の抗腫瘍薬、有毒ガス、過剰酸素、嚥下性肺炎、溺水、放射線などがある。これらの侵襲をきっかけとして肺胞毛細血管内皮細胞が障害され、引き続いて肺胞上皮細胞が障害される（**びまん性肺胞障害** diffuse alveolar damage；DAD）。毛細血管内皮細胞の障害は、これらの侵襲に対する全身性炎症反応症候群（SIRS ☞ 総論**Q80**）による高サイトカイン血症が引き起こしたものである。

◆ 肉眼的に肺は容量を増し、赤紫色を呈し、割面は肝臓様である。組織学的には、肺胞中隔毛細血管は充血・拡張し、間質・肺胞内には浮腫や出血を認める。特徴的な所見として肺胞壁に**硝子膜**（しょうし）が形成される。

Q51 じん肺症の概念 《主なじん肺症の種類と組織変化》

◉ 病変は細気管支周囲〜肺胞領域への粉じん沈着と線維化。
◉ 各じん肺症に特有の肺合併症に注意。

◆ じん肺症は，無機粉じんの吸入により肺の線維性増殖性反応が生じて引き起こされる肺疾患と定義される。職業病性の肺線維症であり，公害病の範疇にも含まれる。経気道的に侵入した粉じんは，通常は肺マクロファージに貪食されて排泄されるが，多量になると細気管支周囲から肺胞にかけて線維化を伴って沈着する。主なじん肺症の種類と組織像の特徴は以下のとおりである。

◆ 珪肺症：二酸化珪素粒子（石英）の吸引により，肺実質内に直径2〜3mmのタマネギの切口様の層状線維性結節（珪肺結節）が多発する。肺結核症を合併しやすい。

◆ 石綿肺：珪酸塩の繊維状結晶（石綿，アスベスト）の吸引によって起こる。喀痰中には石綿小体がみられる。肺胞内に残存した石綿小体を中心とした線維化のほか，胸膜炎，胸膜の線維性肥厚が特徴的。高率に肺癌，中皮腫を生じる。☞ Q56

◆ 炭坑夫じん肺症：炭粉の吸引によって生じる。症状は軽いが進行性のこともある。肺気腫や気管支炎の合併が多い。

◆ ベリリウム肺：ベリリウム（航空機構造材，宇宙ロケット部品，原子炉燃料被覆材などに用いられる）を吸入することによって遅延型過敏反応が生じ，巣状の非乾酪性肉芽腫および線維化が起こる。

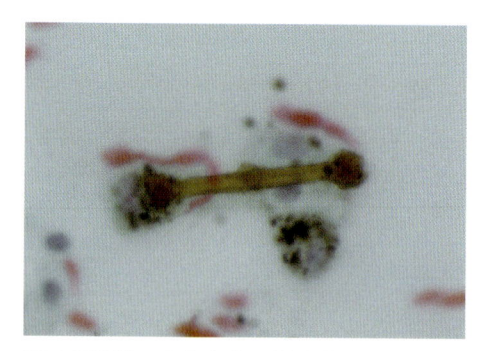

喀痰細胞診でみられた石綿小体　黄褐色の鉄アレイ状の小体で，石綿繊維に蛋白質と鉄が付着したものである。

肺癌の組織型別の臨床病理学的特徴

		扁平上皮癌	腺 癌	小細胞癌	大細胞癌
頻度	日本	35%	40%	15%	5%
	欧米	45%	30%	15%	5%
好発部位		肺門部	末梢肺野	肺門部	末梢＞肺門
発生母地		主気管支上皮	末梢気管支 肺胞上皮 粘液腺細胞 クララ細胞	APUD細胞	気管支上皮
進展速度		緩 慢	中等度	非常に急速	急 速
転 移		肺門リンパ節	中等度	早期	早期
喫煙との関係		密接にあり	なし	あり	あり
5年生存率		16〜37%	10〜30%	2%	5〜20%

Q52　肺癌の組織型別の特徴

- ◉ 扁平上皮癌は喫煙との因果関係がある。
- ◉ 小細胞癌は増殖は速いが，抗腫瘍薬や放射線治療が有効。

◆ 肺癌は中高年の男性に圧倒的に多い。主な組織型は扁平上皮癌，腺癌，小細胞癌，大細胞癌の4つで，これらで全体の95％を占める。ほかに腺扁平上皮癌，カルチノイドなどがある。各組織型の臨床病理学的特徴を表に示した。

◆ **扁平上皮癌**：喫煙と密接な関係があり，特に男性に多い。太い気管支での発生が多いが，近年は末梢型も増加してきている。

◆ **腺癌**：女性の肺癌では最も多い組織型で，肺末梢に発生する。

◆ **小細胞癌**：比較的肺門寄りに発生し，早期にリンパ節転移をはじめ全身転移をきたすが，抗腫瘍薬や放射線療法の効果が大きい。種々のホルモン産生がある。☞ 総論 Q131

◆ **大細胞癌**：末梢に発生する。上記のどの特徴も示さない。大細胞癌の亜型である**巨細胞癌**は予後がきわめて悪い。

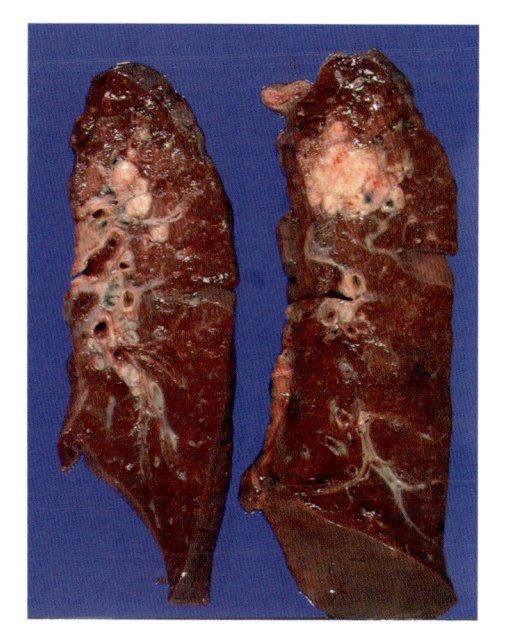

肺癌　上葉に灰白色，境界明瞭，多結節状の腫瘤を形成している。

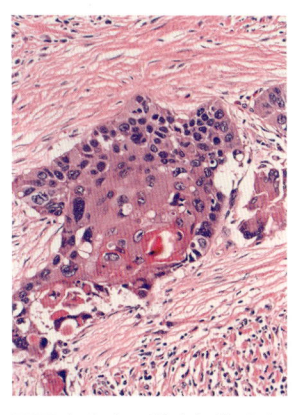

扁平上皮癌　腫瘍細胞は多稜形，角化を示し，敷石状に配列している。

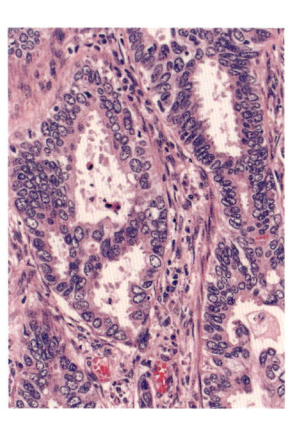

腺癌　管腔構造を示す管状腺癌。腫瘍細胞は円柱状。

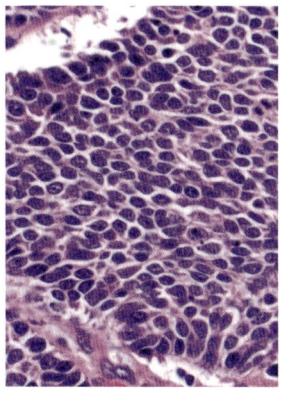

小細胞癌　腫瘍細胞は小型で，核クロマチンは増量しN/C比が高い。シート状に密に増殖。

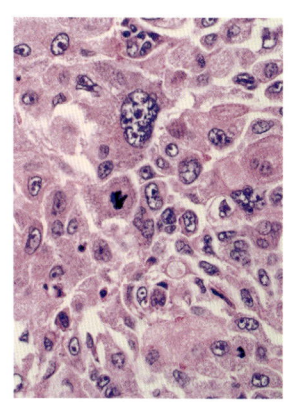

大細胞癌　腫瘍細胞は大型で，奇怪な形の核や，異型核分裂像の出現を認める。

Q53 肺門部肺癌と末梢型肺癌 《組織型，進展形式，診断方法の違い》

- ◉ 肺門部肺癌は扁平上皮癌が大部分。
- ◉ 末梢型肺癌は小型でもすでに浸潤癌。
- ◉ 肺門部肺癌では喀痰細胞診が有用。

- ◆ 肺門部肺癌は主気管支を中心とした肺門付近に発生した癌をいう。扁平上皮癌が大半であるが，小細胞癌も多い。①気管支上皮を置換して平坦な病巣を作るため発見が難しい型，②ポリープ様に内腔を閉塞する型，③早期から壁を破って実質に浸潤し肺門部リンパ節，縦隔を巻き込む型がある。
- ◆ 肺門部肺癌の多くは喀痰細胞診で発見され，気管支ファイバースコープによる生検で確認される。早期発見にはX線検査やCTが必ずしも有用ではなく，細胞診スクリーニングに頼らざるをえない。☞ 総論 Q165
- ◆ 末梢型肺癌は胸膜寄りの末梢肺野に発生した癌である。多くは腺癌，まれに大細胞癌である。末梢気管支や肺胞に発生し，周囲を豊富な血管やリンパ管で囲まれているために，小型のものでも事実上浸潤癌の形態をとり，リンパ節転移や遠隔転移をきたす。また，胸膜を巻き込み，胸腔に播種を起こしやすい。Pancoast型肺癌のように直接胸壁に浸潤する場合もある。☞ Q54
- ◆ 末梢型肺癌は初期には無症状で，胸部X線やCTでも見つけにくく，喀痰細胞診でも陰性のことが多い。診断には気管支造影が有効で，気管支ファイバースコープを用いた病巣の擦過細胞診，経皮針生検で確定される。
- ◆ 治療を考えた場合，小細胞癌と非小細胞癌という分類もよく用いられる。小細胞癌の多くは診断された時点で転移を伴っており，手術適応はなく，化学療法あるいは放射線療法が適応となる。それに対して非小細胞癌は化学療法よりも手術療法が優先される。小細胞癌は化学療法が効果を示す場合もあるが，最終的には再発をきたす。

Q54 Pancoast症候群と上大静脈症候群

- ◉ Pancoast症候群は腕神経叢や頚部交感神経の圧迫，上大静脈症候群は上大静脈の閉塞により起こる。

- ◆ ともに肺尖部肺癌でしばしばみられる症候群である。Pancoast症候群は癌が腕神経叢や頚部交感神経を圧迫・浸潤することで出現し，上大静脈症候群は癌が上大静脈を閉塞し，静脈還流を障害することで出現する。
- ◆ Pancoast症候群では，上肢から肩にかけての疼痛，腕神経叢支配領域の知覚麻痺，筋肉の萎縮，患側のHorner症候群（縮瞳，眼瞼下垂，眼裂狭小，顔面・頚部の発汗減少）を伴う。
- ◆ 上大静脈症候群の症状は胸部・両上肢の静脈怒張，チアノーゼ，浮腫である。

Q55 肺癌の転帰

●末期の病態には浸潤による組織破壊に基づくものと，二次的な機能障害によるものがある。

◆肺門部肺癌は気管支を巻き込み，その領域は無気肺となり，気管支拡張症や肺炎を併発する。
◆末梢型肺癌は胸膜へ浸潤して，出血性胸膜炎や癌性胸膜炎を生じる。
◆肺尖部の癌が胸膜を越えて胸壁に浸潤すると，頚部交感神経・腕神経叢を巻き込んでPancoast症候群をきたしたり，上大静脈を圧迫して上大静脈症候群をきたすことがある。
◆癌が心嚢に浸潤して穿孔し出血性心膜炎を起こすことがある。
◆癌細胞がリンパ管内に侵入して肺全体に拡がることがあり，癌性リンパ管炎という。
◆癌が胸郭を侵すと呼吸運動が制限され，腫瘍細胞が肺胞中隔に沿って広範に増殖するとガス交換が制限される。すなわち換気・拡散障害が生じ，結果として呼吸困難や低酸素血症が引き起こされる。
◆肺静脈の還流異常が起こると肺の血管内圧が上昇し（肺高血圧症），その結果右心系に負荷がかかり，右心不全が生じる。負荷が長期にわたると反応性に右室肥大が起こるが，これを肺性心という。

Q56 悪性中皮腫と石綿肺の関係

●石綿と悪性中皮腫，肺癌発生の因果関係は明らか。
●悪性中皮腫は腺癌様と肉腫様の二相性の形態をとる。

◆石綿（アスベスト）はきわめて細い繊維状の結晶をした天然の珪酸塩鉱物で，断熱材，防音材，フィルターなどに利用されている。この粉じんを吸入するとびまん性肺線維症を生じるほか，胸膜炎とその治癒後に胸膜肥厚が起こる（石綿肺 ☞ Q51）。さらに，これらの患者には高率に悪性中皮腫（malignant mesothelioma）や肺癌が発生する。
◆中皮腫に石綿が証明される頻度は90％以上で，石綿関連悪性中皮腫と呼ばれる。その発生機序はわかっていないが，アスベストは肺内にとどまり，活性酸素を発生し，DNA障害によって腫瘍発生にいたる突然変異をきたすと思われる。いくつかの変異遺伝子が見つかっている。
◆中皮細胞は，胸膜や腹膜の表面を覆う中胚葉由来の細胞である。悪性中皮腫は，①乳頭状あるいは管状腺癌様のパターンを示す上皮様，②紡錘状細胞からなる肉腫様，③両者が混在した二相性の組織像を呈する。細胞はヒアルロン酸を産生する。免疫染色ではカルレチニン，サイトケラチン5/6（あるいはWT-1）が陽性となり，CEA，MOC-31が陰性となる。

Q57 縦隔の区分と縦隔腫瘍の好発部位

◉ 縦隔腫瘍で多いのは胸腺腫，奇形腫，神経系腫瘍。
◉ 腫瘍の種類により特定の好発部位がある。

◆ 縦隔とは1つの臓器名ではなく，上は胸郭上口，下は横隔膜，前は胸骨，後ろは脊椎，左右は壁側胸膜に囲まれた領域をいい，多数の臓器が含まれる。したがって縦隔に特有な腫瘍はなく，各臓器の腫瘍が発生しうる。縦隔腫瘍の診断にあたっては，腫瘍の発生部位と各臓器の解剖学的位置関係の理解が必要である。

◆ 縦隔は胸骨角と第4胸椎下縁を結ぶ線で上下に分ける。下部は心膜および心臓よりなる中部と，それより前方の前部，後方の後部に分けられる。各領域から発生する腫瘍は図に示すとおりである。これらのうち最も頻度が高いのは胸腺腫と奇形腫である。

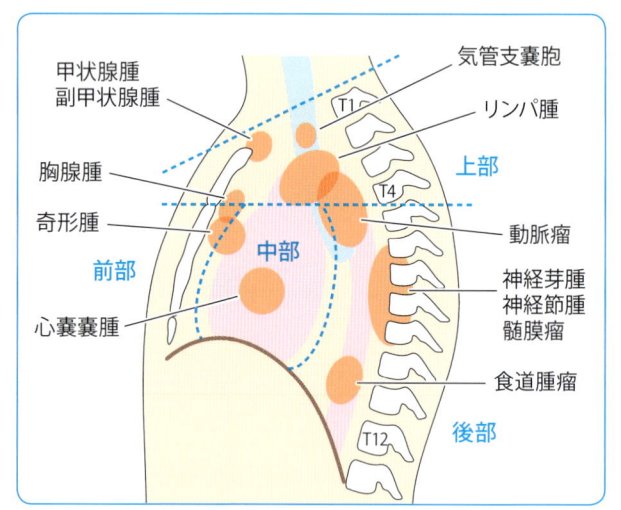

図：縦隔の区分
- 上部：甲状腺腫・副甲状腺腫，気管支嚢胞，リンパ腫
- 前部：胸腺腫，奇形腫，心嚢嚢腫
- 中部：動脈瘤
- 後部：神経芽腫・神経節腫・髄膜瘤，食道腫瘤
（T1〜T12，T4レベルで上下区分）

Q58 胸部Ｘ線写真の異常陰影と病理組織像の関係

◉ 肺胞性陰影と間質性陰影に分けて考える。
◉ 診断には陰影の濃さ，拡がり，形などすべてが重要。
◉ 病変自体の陰影と二次的変化による陰影が出現する。

◆ 胸部Ｘ線写真を読影するにあたっては，肺胞性陰影と間質性陰影，それ以外の陰影に分けて見ることが重要である。

◆ 肺胞性陰影は肺胞内に物質が存在するための陰影であるので，陰影境界が不明瞭で，陰影は融合しやすい。陰影は肺胞内の滲出物の濃度や細胞密度に応じた濃淡を示し，滲出物（液）が吸収されれば陰影は消失し，肉芽になれば陰影は縮小，境界は明瞭となる。

◆ 間質性陰影は肺胞壁，血管，気管支などの変化を反映している。気管支壁の肥厚や不整では，気道陰影の強調・不整，気道内腔の狭窄や閉塞がみられる。肺胞中隔の破壊・線維化は，その程度によって粒状〜線状あるいは輪状〜索状の陰影を示す。高度になると蜂巣状陰影となる。

◆ 肺炎では肺胞性陰影が主体，肺癌では肺胞性と間質性の両方，肺線維症では間質性陰影を主体に見なければならない。

肺炎

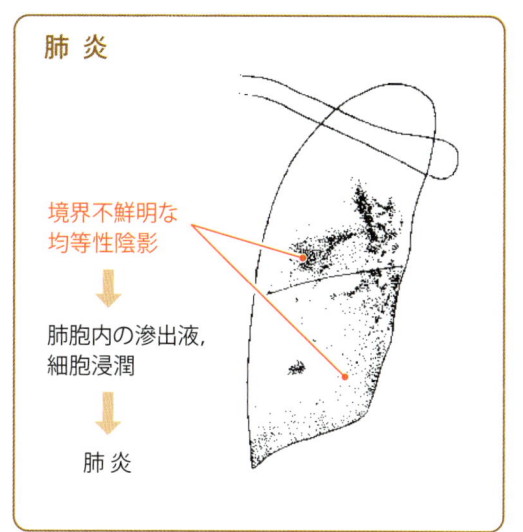

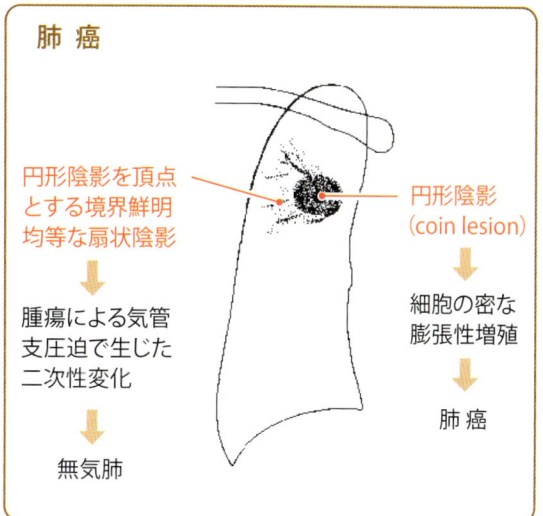

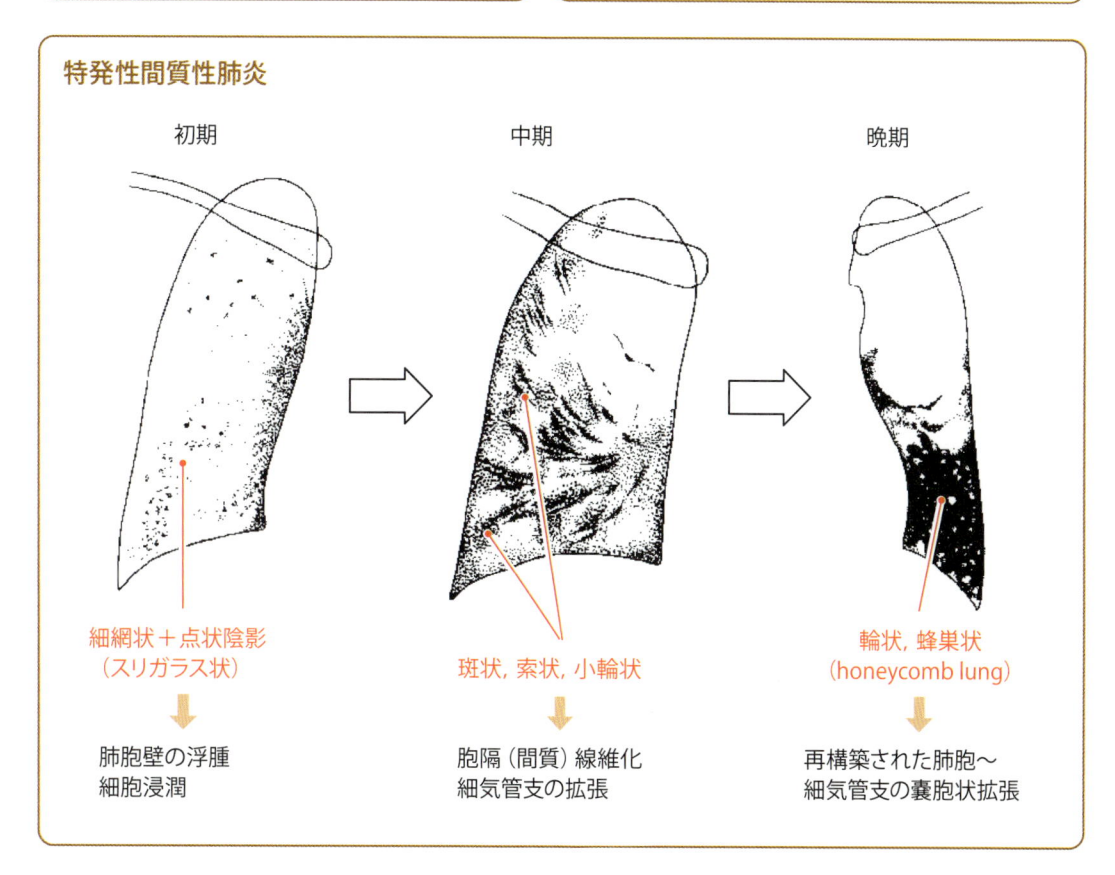

境界不鮮明な均等性陰影
↓
肺胞内の滲出液，細胞浸潤
↓
肺炎

肺癌

円形陰影を頂点とする境界鮮明均等な扇状陰影
↓
腫瘍による気管支圧迫で生じた二次性変化
↓
無気肺

円形陰影（coin lesion）
↓
細胞の密な膨張性増殖
↓
肺癌

特発性間質性肺炎

初期

細網状＋点状陰影（スリガラス状）
↓
肺胞壁の浮腫
細胞浸潤

中期

斑状，索状，小輪状
↓
胞隔（間質）線維化
細気管支の拡張

晩期

輪状，蜂巣状（honeycomb lung）
↓
再構築された肺胞〜細気管支の囊胞状拡張

胸部X線異常陰影と病理所見 （小林宏行：ベッドサイドの呼吸器病学，栄光堂，1990より改変）

各論 4 消化管

Q59 多形性腺腫の発生機序と臨床的問題点

- ◉ 腺上皮と筋上皮からなり，筋上皮は扁平上皮と軟骨細胞への分化が可能。
- ◉ 多形性腺腫は高率に再発・悪性化する。

- ◆ **多形性腺腫**（pleomorphic adenoma）は唾液腺の導管上皮より発生し，導管を構成する**円柱上皮細胞・筋上皮細胞**の2種類の細胞増殖からなる。筋上皮細胞は多分化能があり，扁平上皮へ分化するほか，軟骨細胞などの間葉系細胞へも分化し，粘液腫様，軟骨様ないし硝子様の基質成分を産生する。
- ◆ このように同一腫瘍内に上皮成分と間葉系成分が混在してみられることから，以前は**混合腫瘍**と呼ばれていたが，現在は多様性に富むという意味で多形性腺腫と呼ばれている。これに対し，間葉系成分を欠き，増殖細胞が単一な構造パターンをとる場合には**単形性腺腫**（monomorphic adenoma）という。
- ◆ 臨床的には3つの問題点がある。①最も多い耳下腺発生のものは顔面神経を巻き込んで**顔面神経麻痺を起こす**。②被膜形成があり摘出も容易であるが，**微小な浸潤があるために再発が多い**。③再発を繰り返すうちに悪性化する（多形性腺腫癌）。

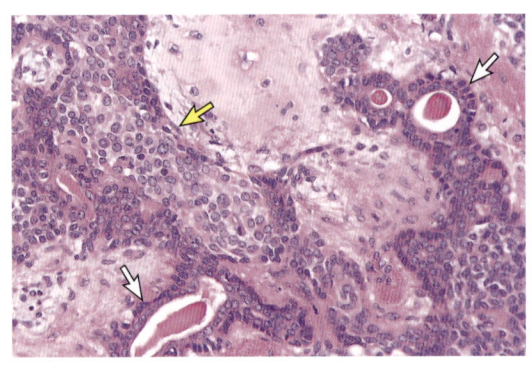

多形性腺腫 円柱上皮（⇧）と筋上皮（⇧）の増殖からなり，硝子軟骨様の基質を伴っている。

Q60 甲状舌管嚢胞と鰓嚢胞の由来と組織像の違い

- ◉ 両者の組織学的な違いはリンパ組織の有無。
- ◉ 甲状舌管嚢胞は正中部，鰓嚢胞は側頸部に位置する。

- ◆ いずれも胎生期の遺残組織から発生する嚢胞で，頸部に発生するところから鑑別の必要がある。
- ◆ 甲状腺原基は舌根部から管状上皮索を作りながら正中線上を下降し，舌骨の前方に達する。管状上皮索が残存したものを**甲状舌管**，それが嚢胞状になったものを**甲状舌管嚢胞** thyroglossal duct cyst（**正中頸嚢胞**）と呼ぶ。嚢胞内面は扁平上皮あるいは線毛

円柱上皮で覆われ，甲状腺組織がみられることもある。また，嚢胞から扁平上皮癌や甲状腺乳頭癌が発生することがある。

◆ **鰓嚢胞**（branchial cyst）は第1・第2鰓溝由来の嚢胞で，胸鎖乳突筋の前方（側頸部）に発生しやすく，**側頸嚢胞**ともいう。嚢胞は扁平上皮，円柱上皮または移行上皮で覆われる。嚢胞壁にリンパ小節を伴ったリンパ組織が存在することが特徴で，別名**リンパ上皮性嚢胞**とも呼ばれる。瘻孔を形成して咽頭，外耳道へ連絡することがある。

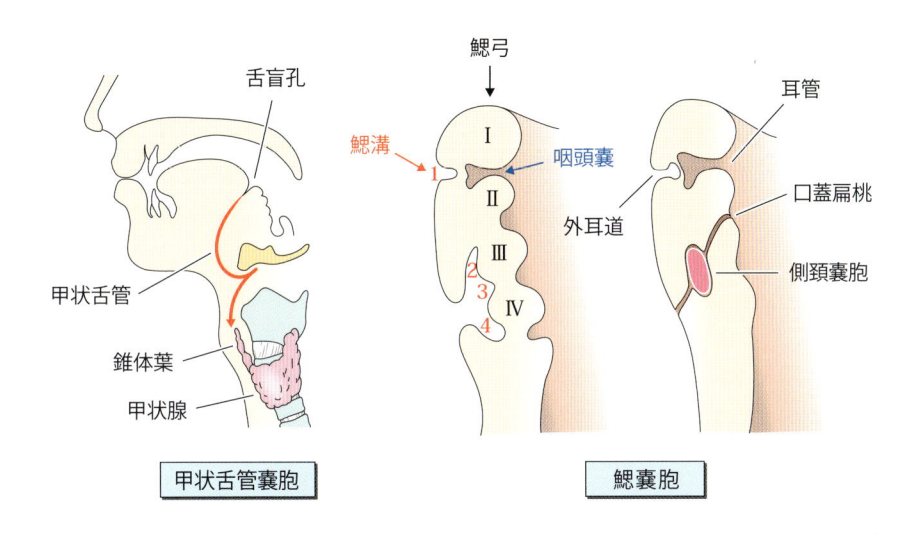

Q61 先天性食道閉鎖症 《食道気管瘻の発生機序》

◎ 食道と気管は同じ原基から発生する。

◆ 食道と気管は同じ前腸由来で，前腸の前部で縦方向に管が分離されて気管が形成される。この**食道と気管の分離**が不完全な場合に，**食道気管瘻**が形成される。その極端な例が**食道閉鎖**で，食道の上下端ないし一端が盲管になる。

◆ 閉鎖と瘻のタイプには図に示す5型がある。1/3の症例に母体の羊水過多があり，生後，泡沫状唾液を出す。カテーテルを挿入し，その状態をみることで診断する。

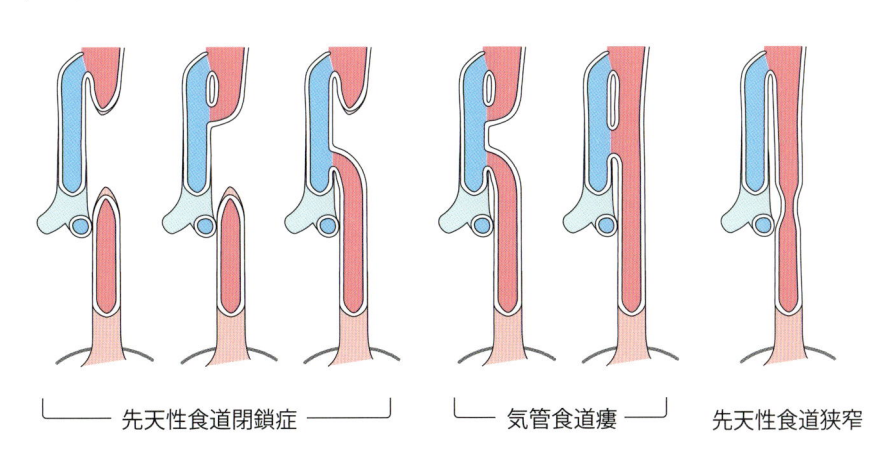

Q62　食道癌の進展と進行性食道癌の合併症

◉ 肺よりも肝臓へ血行性転移しやすい。
◉ 食道癌の合併症は致命的である。

◆ 食道は周囲に多くの臓器があり，気管・気管支，肺・胸膜，大動脈などと隣接する。したがって，食道癌はこれらの隣接臓器に直接浸潤しやすい。
◆ 食道癌の転移先としては，食道の上2/3の血流は肺へ，癌の好発部位である下1/3の血流は左胃静脈から門脈を経て肝臓に注ぐため，肺よりも肝臓へ血行性転移をきたしやすいことは注意しなければならない。
◆ 進行性食道癌では内腔の狭窄・閉鎖によって食物摂取不能になり，衰弱のため死亡する。癌浸潤巣に感染が加わると，気管支・縦隔さらには胸腔・心嚢へ穿破し，肺膿瘍，膿胸，縦隔炎，心膜炎などの合併症を生じる。大動脈へ穿破すると大出血をきたし，致命的となる。

早期食道癌とルゴール液　正常な食道粘膜はグリコーゲンに富むためルゴール液に反応して染まるが，癌の部分は染まらない。これを利用して，内視鏡的にルゴール液を散布し，早期癌の発見に用いる。

Q63　逆流性食道炎とBarrett食道

◉ 逆流性食道炎は胃腸内容物中の消化液により起きる。
◉ Barrett食道は刺激に対する胃粘膜化生。

◆ 逆流性食道炎は胃腸内容物が食道内へ逆流した場合に生じる。下部消化管の通過障害，噴門切除，食道裂孔ヘルニアなどが原因となる。食道粘膜には消化吸収能はなく，胃腸内容物に含まれる塩酸やペプシン，トリプシンによる消化に対して抵抗性が低い。また，胆汁酸も塩酸透過性を増大する。病理組織学的には，辺縁が鋭利な小さな潰瘍が形成されるとともに，食道周囲炎を起こす。炎症巣が瘢痕化すると狭窄や短縮をきたし，嚥下障害を残すことがある。
◆ Barrett（バレット）食道は円柱上皮で被覆された食道をいい，多くは逆流性食道炎に合併して起きる化生現象である。まれに先天性に存在する。上皮の異型性変化や癌の発生率が有意に高い。

Mallory-Weiss（マロリー・ワイス）症候群　頻回の激しい嘔吐ののち大量の吐血をきたす状態をいう。病理学的には噴門部ときに食道に及ぶ亀裂で，亀裂の深さは粘膜下層に達する。飲酒後の嘔吐，激しい咳，分娩時の強いいきみなど，腹腔内圧が激しく上下した際に，横隔膜が高度に緊張し，食道胃接合部が強く引っ張られ，粘膜に機械的に亀裂が生じるとされる。

Q64 ピロリ菌と胃炎・胃潰瘍・胃癌

- ◉ 胃炎の原因は，防御因子と攻撃因子の不均衡による粘膜自己消化。
- ◉ ピロリ菌も原因の1つであり，その持続感染は胃潰瘍や胃癌の発生につながる。
- ◉ ピロリ菌は胃酸内で生存可能な唯一の細菌である。

◆ 胃炎や胃潰瘍，十二指腸潰瘍の原因は，局所の防御因子（粘膜上皮・粘液）と攻撃因子（胃液中の塩酸・ペプシン）の不均衡にある。その結果，自ら産生した胃酸によって粘膜が消化されることになる。

◆ ヘリコバクター・ピロリ *Helicobacter pylori* も胃粘膜に対する攻撃因子の1つである。この菌は粘膜上皮細胞を直接障害し，急性胃炎を引き起こす。感染が持続すると，慢性胃炎，萎縮性胃炎，胃潰瘍・十二指腸潰瘍へと進展する。さらに粘膜の損傷と修復が繰り返されると，胃癌，MALTリンパ腫，びまん性大細胞型Bリンパ腫の発生につながることがある。

◆ 経口的に摂取された細菌は通常は胃酸により殺菌されるが，ピロリ菌は唯一胃内で生存できる細菌である。ピロリ菌はグラム陰性桿菌で，ウレアーゼを産生する。ウレアーゼが尿素を二酸化炭素とアンモニアに分解し，生じたアンモニアが粘液中の胃酸を中和することで殺菌を免れる。

◆ ピロリ菌の検査は，胃内視鏡を用いる方法と用いない方法がある。検査法とその原理を表に示した。

検査法	検体	原理
迅速ウレアーゼ試験	胃生検組織	ピロリ菌の産生するウレアーゼを試薬反応で検出
鏡検法	胃生検組織	ピロリ菌を染色して顕微鏡で存在を確認
培養法	胃生検組織	組織から菌を培養
便中抗原検査	糞便	糞便中の菌を抗原抗体反応を用い検出
尿素呼気試験	呼気	ラベル尿素入り検査薬を服用，一定時間後に CO_2 が増えることを利用する
抗体検査	血液・尿	血中ないし尿中のピロリ菌の抗体の有無を確認

Q65 胃潰瘍の深さによる分類 《慢性胃潰瘍の組織学的特徴と合併症》

- ◉ 潰瘍は基本的には組織欠損と創傷治癒。
- ◉ 肉芽組織層・瘢痕層も組織欠損のうちに含まれる。

◆ 胃の粘膜筋板よりも下層に及ぶ組織欠損を胃潰瘍（gastric ulcer）という（胃粘膜のみの欠損は「びらん」という）。急性潰瘍と再燃・再発を繰り返す慢性潰瘍とがあるが，一般にいう胃潰瘍とは慢性潰瘍を指す。

◆ 胃潰瘍は組織欠損の深さによって図のように分類される。肉芽組織も瘢痕組織も欠損部分に含まれる。

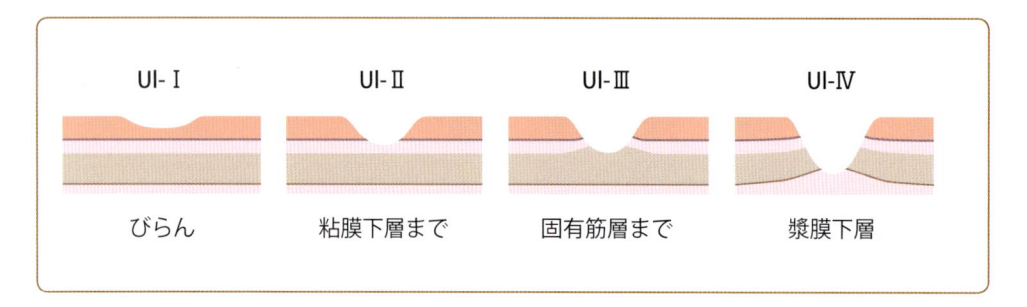

UI-I	UI-II	UI-III	UI-IV
びらん	粘膜下層まで	固有筋層まで	漿膜下層

◆ 組織学的に潰瘍の最表層より深層に向かって4層を区別する。

I層（滲出・壊死層）：フィブリン（線維素）や好中球などの滲出物と組織壊死物質からなる。これが潰瘍の表面にみられる淡黄色の膿苔に相当する。

II層（フィブリノイド変性層）：膠原線維などフィブリノイド変性をきたした好酸性物質からなる。

III層（肉芽組織層）：毛細血管の豊富な肉芽組織からなる。ときに血栓の形成がみられる。

IV層（瘢痕層）：増生した結合組織からなる。

◆ 合併症としては，①大量出血，②穿孔による腹膜炎，③膵臓などへの穿通，④線維化による幽門狭窄などがある。

◆ 広範に線維化を伴う大型の潰瘍を胼胝潰瘍という。

穿孔と穿通 潰瘍が壁を貫いて腹腔まで穴のあくことを穿孔，穿孔と同時に大網などでふさがれた状態を被覆穿孔，穴が隣接臓器に接しているために結果的にふさがれている状態を穿通という。

Q66 胃癌の肉眼分類とその意義

- ◉ 胃癌取扱い規約の肉眼分類は早期癌を含む。
- ◉ 5型は2つの型の並存，移行など分類不能を指す。

◆ 胃癌の肉眼分類には『胃癌取扱い規約』が用いられ，胃粘膜面の腫瘍の形状，さらに割面での形状により0～5型に分類される（組織所見は原則的として加味されない）。

◆ 0型は表在型で，早期癌の多くが含まれる。1～4型は従来のBorrmann（ボールマン）分類に準じている。5型は0～4型のいずれにも属さないもので，2つの型が並存していたり，移行したりしているものをいう。

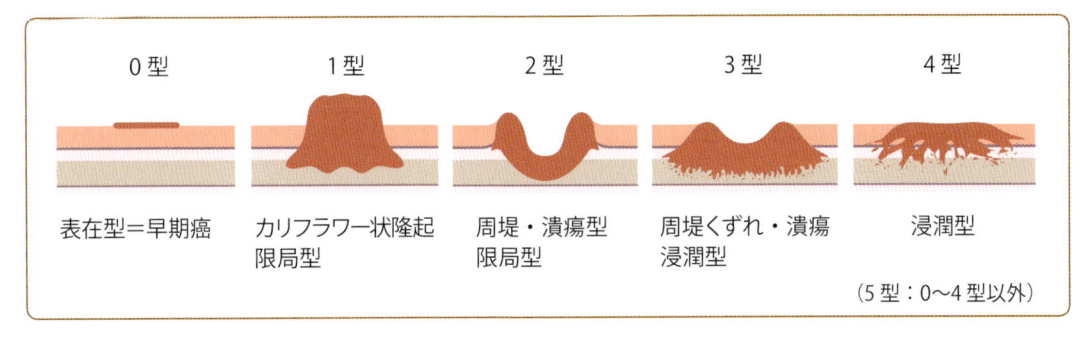

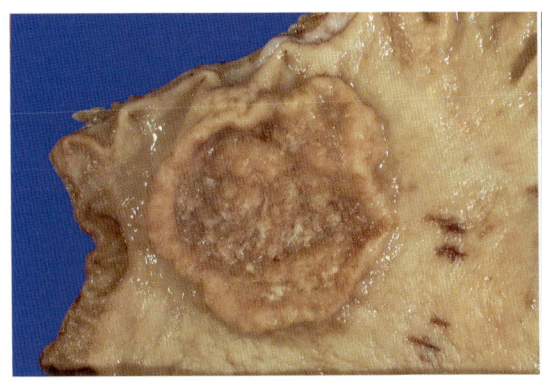

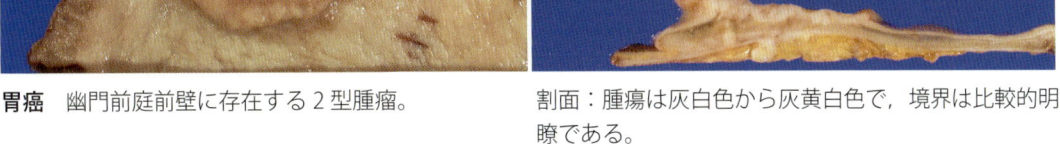

0型	1型	2型	3型	4型
表在型＝早期癌	カリフラワー状隆起 限局型	周堤・潰瘍型 限局型	周堤くずれ・潰瘍 浸潤型	浸潤型

（5型：0～4型以外）

胃癌 幽門前庭前壁に存在する2型腫瘍。

割面：腫瘍は灰白色から灰黄白色で，境界は比較的明瞭である。

消化管癌の臨床病理学的特徴

	食道癌	胃癌	結腸癌
性 比	男＞女（3～4：1）	男＞女（2：1）	男＞女
好発年齢	60歳ピーク	50～70歳	50～70歳
好発部位	胸部中部食道	幽門前庭	直腸，S状結腸
主な肉眼像	潰瘍型	浸潤潰瘍型	限局潰瘍型
進展の特徴	上皮内進展を起こしやすい	粘膜下層で拡大	粘膜下層で拡大
転 移	縦隔リンパ節 腹腔内リンパ節	腹腔内リンパ節 肝臓	肝臓 （直腸癌では肺）
5年生存率	10～20%	70%（進行）～100%（早期）	65%＊

＊結腸癌と直腸癌では予後に10～20%の差がある。直腸癌のほうが悪い。

Q67 早期胃癌の定義と肉眼分類

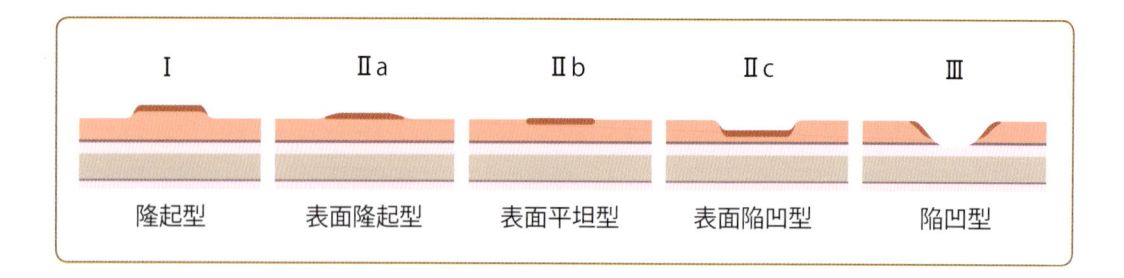

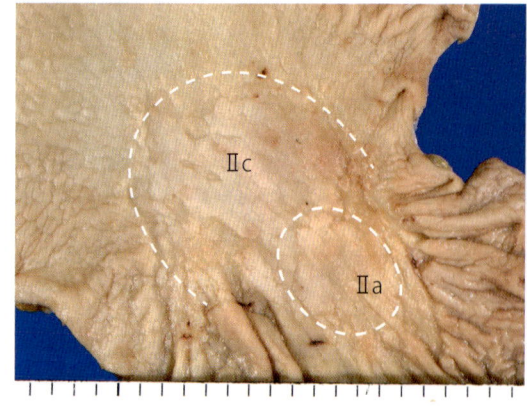

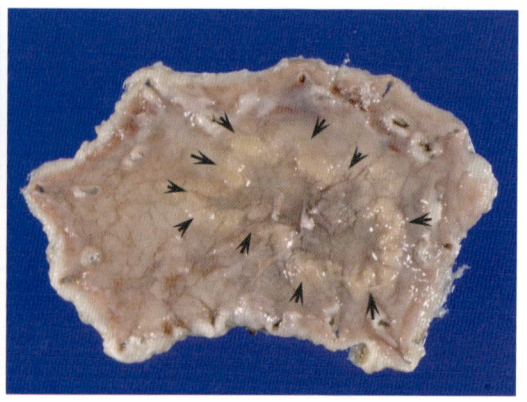

◉ 粘膜下層内にとどまっていることが早期胃癌の条件で，リンパ節転移の有無は問わない。

- 早期胃癌とは，リンパ節転移の有無にかかわらず，癌の浸潤が粘膜固有層または粘膜下層にとどまっているものをいう。したがって，早期胃癌であるという最終的な診断は組織学的検索によって初めてなされる。
- 肉眼的には多くは胃癌取扱い規約の0型に相当する。さらに詳細な肉眼分類は，内視鏡学会による分類が使われており，手術後の粘膜面の形態により分類される。
- 最も高頻度にみられ重要な型はⅡc型で，粘膜ヒダのペン先状の先細り，虫食い状の中断像が認められる。同一病巣内に複数の型がみられる場合（複合型）は，面積が優位な型を先に表記する。理論的にはあらゆる組み合わせがあるが，Ⅱc＋Ⅲ，Ⅱc＋Ⅱa，Ⅰ＋Ⅱcなどが大部分である。

Ⅰ	Ⅱa	Ⅱb	Ⅱc	Ⅲ
隆起型	表面隆起型	表面平坦型	表面陥凹型	陥凹型

早期胃癌 体部後壁に発生したⅡc＋Ⅱa型胃癌。

早期胃癌 ESDで切除されたⅡc型胃癌。

早期胃癌の内視鏡的切除 内視鏡的粘膜切除術（endoscopic mucosal resection；EMR）と内視鏡的粘膜下層剝離術（endoscopic submucosal dissection；ESD）がある。EMRは粘膜下組織に生理食塩水を注入し，病変を吸引する方法，ESDは病巣周囲の粘膜を切開し，粘膜下組織において剝離切除する方法である。いずれも適応は①リンパ節転移がなく，②病変の大きさが2cm以下で潰瘍を伴わない肉眼的内膜癌，③組織型が分化型であることが基本である。

Q68 硬性癌（スキルス癌）と形成性胃炎，革袋状胃

- 胃癌が潰瘍を形成する前に粘膜下に拡がることで生じる。
- 印環細胞癌は粘液産生性の低分化腺癌で，4型から硬性癌に進展しやすい。
- 形成性胃炎，革袋状胃は硬性癌の表現型。

◆ 癌細胞の粘膜下浸潤に伴って間質結合組織の強い増殖をきたし，胃壁が硬く肥厚したものを**硬性癌**（**スキルス癌**）という。硬性癌に発展する機序は，癌細胞が増殖して潰瘍や腫瘤を形成する前に，粘膜下に広範に浸潤することによる。

◆ 胃癌取扱い規約では硬性癌の分類はなく，**印環細胞癌**ないし低分化腺癌に分類し，硬化型と付記する。肉眼的には Borrmann 4 型の大部分，Ⅱc 早期癌の一部，Borrmann 3 型の一部が含まれる。

◆ 硬性癌が胃壁全体に及び，胃体部の巨大皺襞を伴うものを**形成性胃炎**（linitis plastica）といい，壁の硬化とともにさらに幽門部の著しい狭窄をきたしたため，革袋水筒様の形態を呈するものを**革袋状胃**（leather bottle stomach）という。両者はほぼ同義語である。画像診断上，硬性癌部分は膨らみが悪く，動きも鈍くなる。

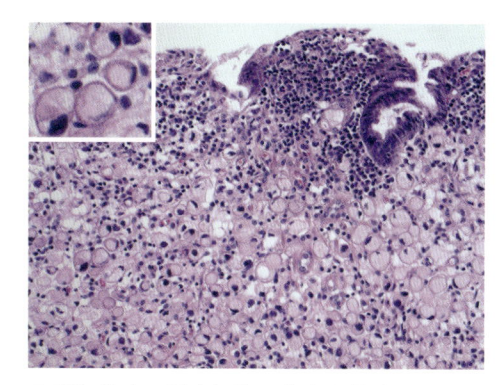

印環細胞癌 腫瘍細胞は豊富な粘液を有するために核が辺縁に押しやられ，印章つきの指輪（signet ring）のような形を呈する。

Q69 胃癌の転移経路

- Krukenberg 腫瘍は胃の印環細胞癌の卵巣転移。
- Schnitzler 転移は腹膜播種によるダグラス窩の腫瘤。

◆ **直接浸潤**：膵臓，肝臓，胆嚢などが胃に隣接する。癌が漿膜を破ってこれらの臓器に直接浸潤することがある。

◆ **リンパ行性転移**：胃所属リンパ節に転移した癌は，胸管を経て静脈角リンパ節（左鎖骨上リンパ節，Virchow リンパ節）へ転移し，そこから大静脈へ入り，肺へ転移を起こす。この静脈角リンパ節への転移を **Virchow 転移**（ウィルヒョウ）という。また，胸管に入った癌細胞は逆行性に大網や卵巣に転移する。卵巣への転移性腫瘍を **Krukenberg 腫瘍**（クルーケンベルグ）というが，リンパ行性ではなく播種性転移による場合もある。

◆ **血行性転移**：毛細血管ないし細静脈から侵入した癌細胞は，門脈を経て肝臓に転移する。さらには肺に転移し，肺から全身諸臓器に運ばれる。

◆ **腹膜播種**：胃の漿膜表面に達した癌細胞は腹腔内にばらまかれ，**癌性腹膜症**を生じる。腹水を伴うことが多い。ダグラス窩に定着し，腫瘤を形成したものを **Schnitzler 転移**（シュニッツラー）と呼ぶ。

Q70 胃悪性リンパ腫の臨床病理学的特徴

- ◉ 大部分は非ホジキンリンパ腫，B細胞性。
- ◉ 予後はリンパ節発生のものより良好。

- ◆ 消化管の悪性リンパ腫は，粘膜固有層から粘膜下層に存在するリンパ装置から発生する。このリンパ装置はリンパ節とは異なり，粘膜を介して外来刺激を受けることで形成されるリンパ装置で，粘膜関連リンパ組織（mucosa-associated lymphoid tissue；MALT）と呼ばれる。
- ◆ 早期には，不規則な浅い潰瘍やびらんを伴う多発性の粘膜下腫瘤として認められることが多い。肉眼分類は，①表層型（早期胃癌に類似），②潰瘍型，③隆起型，④決潰型（Borrmann 2型に類似），⑤巨大皺襞型に分ける。
- ◆ 組織学的にはほとんどが非ホジキンリンパ腫で，びまん性，中ないし大細胞型，B細胞性が多い。病変は胃に限局することが多く，所属リンパ節への転移も少なく，予後はリンパ節発生の悪性リンパ腫よりも良好である。

Q71 GIST（gastrointestinal stromal tumor）とは

- ◉ 消化管の間葉系腫瘍でKIT蛋白を過剰に発現する。
- ◉ 胃粘膜下腫瘍としてみられることが多い。

- ◆ GIST（gastrointestinal stromal tumor）は，間葉系細胞由来の消化管粘膜下腫瘍の70〜80％を占める。以前は平滑筋腫と診断されていたものも含まれていると考えられる。発生部位は胃が最も多く，次いで小腸，大腸である。
- ◆ 腫瘍細胞は，受容体型チロシンキナーゼの一種であるKIT蛋白を過剰に発現する。この細胞は，消化管運動のペースメーカーを担っているカハール介在細胞に由来し，何らかの原因で遺伝子変異を起こし，異常増殖をきたしたと考えられる。

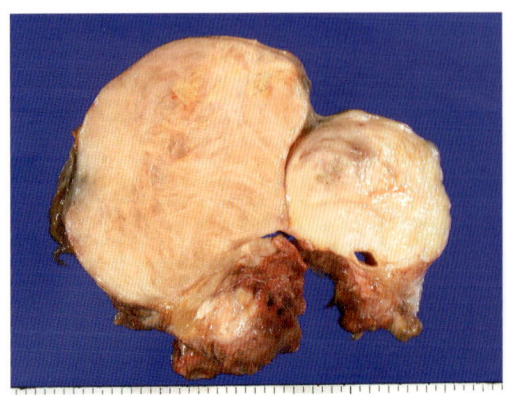

腸間膜に発生したGIST
割面は淡黄色で渦状〜束状の紋様を示す。

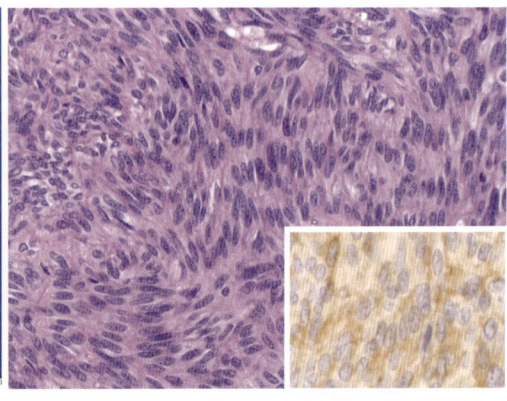

紡錘形細胞が束状に増殖している。腫瘍細胞は免疫染色でkit蛋白陽性となる（右下）。

- 免疫染色にて腫瘍細胞がKIT陽性に染色される。良・悪性の判断は，腫瘍の大きさと核分裂像を中心に，細胞密度，発育様式，出血・壊死の有無などによる。

Q72 腸の炎症性疾患の比較

- 潰瘍性大腸炎は陰窩膿瘍，Crohn病は類上皮細胞肉芽腫が特徴的。
- 腸結核症の下掘れ輪状潰瘍は，リンパ組織に沿った結核病巣の脱落した跡。

- 大腸を主座とする炎症性疾患のうち，臨床的に鑑別を必要とするのはCrohn病，潰瘍性大腸炎（ulcerative colitis），虚血性大腸炎（ischemic colitis），腸結核，腸型Behçet病である。それらの違いを表にまとめた。
- 非腫瘍性疾患の肉眼的変化は基本的に①縦走潰瘍，②輪状潰瘍，③円形〜卵円形潰瘍，④玉石状所見・炎症性ポリポーシス，⑤浮腫・発赤・出血・びらん，⑥腫瘍様隆起のいずれかに属する。これらの病変は，疾患によって特徴的な組み合わせ・優位性で出現するため，鑑別診断が可能となる。
- 潰瘍性大腸炎では陰窩膿瘍（crypt abscess，好中球が陰窩内に集積した状態）が特徴的である。Crohn病の敷石像（cobblestone appearance）は，縦走潰瘍の多発，腸壁の肥厚，帯状の裂溝がそろって初めて典型的なものができる。Crohn病では非乾酪性肉芽腫をみるが，サルコイドーシスのそれと比較すると小型で組織球は弱々しい。
- 腸結核では，結核菌がリンパ組織に沿って拡がるため，輪状潰瘍を生じる。進行すると乾酪性肉芽腫が脱落して深い潰瘍ができる。
- 腸型Behçet病はUl-Ⅳに相当する抜き打ち様の非特異的潰瘍である。Behçet病の症状を欠くが，Behçet病に類似する潰瘍を単純性潰瘍という。

		潰瘍性大腸炎	クローン病	虚血性大腸炎	腸結核	腸型ベーチェット病
臨床	好発年齢	若年	若年	高齢	高齢	青壮年
	症状	粘血便	間欠的な下痢	新鮮な下血	腹痛，体重減少	腹痛，下血
肉眼像	病変分布	直腸〜全大腸 連続性	全消化管 非連続性	左側結腸 非連続性	回腸 回盲部	回盲部 回腸末端
	直腸病変	必発	約半数	少ない	少ない	少ない
	粘膜所見	潰瘍，びまん性顆粒状，易出血性	縦走潰瘍，敷石像，裂溝	被膜付着，出血，縦走潰瘍	輪状・地図状潰瘍，下掘れ潰瘍	抜き打ち様円形潰瘍
	炎症性ポリポーシス	多い	まれ	なし	なし	なし
	悪性変化	あり	?	なし	なし	なし
組織像	病変の深さ	粘膜か粘膜下層まで	全層性	全層性	全層性	全層性
	炎症性細胞	形質細胞，リンパ球	リンパ球，形質細胞	なし	リンパ球	リンパ球
	特徴的所見	陰窩膿瘍，まれに裂溝	粘膜下層の非乾酪性サルコイドーシス様肉芽腫，粘膜の裂溝	粘膜の壊死，出血，類線維素壊死	ラングハンス型巨細胞を伴う乾酪性肉芽腫	非特異性肉芽組織

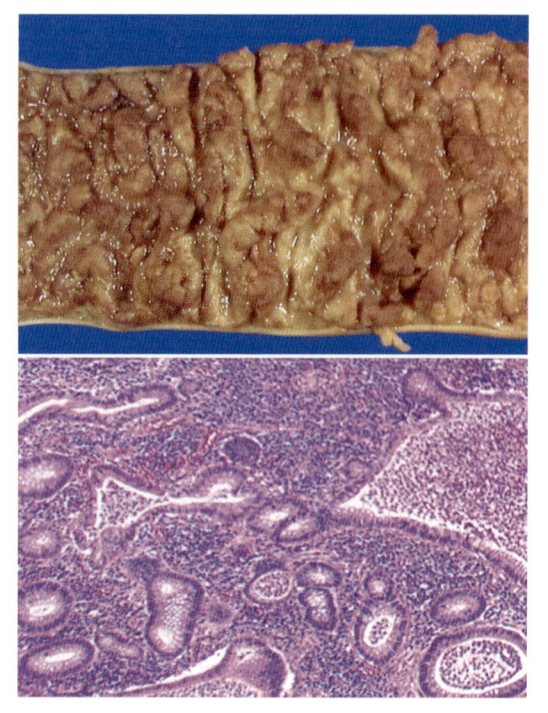

潰瘍性大腸炎　上：粘膜に帯状の裂溝がみられる。下：陰窩膿瘍。

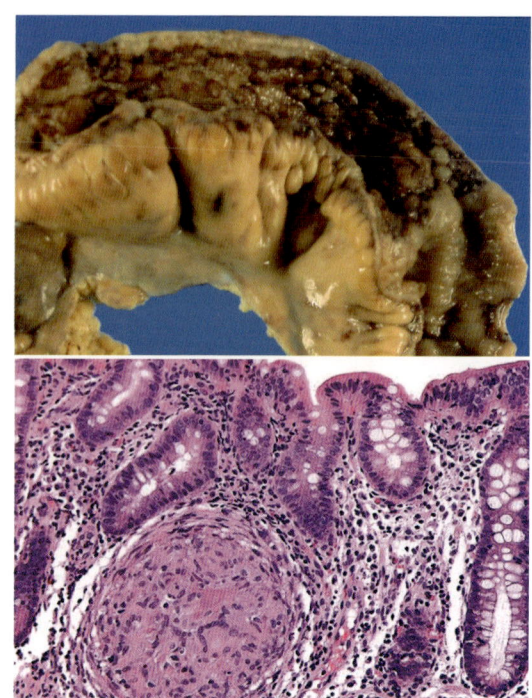

クローン病　上：小腸にみられた敷石像。下：大腸粘膜内の類上皮細胞肉芽腫。

Q73　細菌性赤痢の臨床病理学的特徴

◉ 輸入感染症としての割合が高いが，症状は非定型的なものが増加。
◉ 潰瘍は浅く，下掘れ傾向はない。

◆ 細菌性赤痢は，Shigella 群赤痢菌の経口感染により大腸粘膜が侵される急性伝染病である。日本では減少しているが，輸入感染症としての割合は依然として高い。

◆ 菌そのものに加えて菌毒素の影響が強く，外毒素産生菌では重篤になる。小児ではこれを疫痢という。症状は発熱，粘稠性・血性・膿様の下痢，腹痛，しぶり腹であるが，近年これらの古典的症状を欠く症例が増えている。

◆ 菌は腸管内と腸管表面で増殖するため，多くは粘膜の発赤・浮腫，カタル，びらんにとどまる。潰瘍を形成しても浅く，アメーバ性大腸炎（☞ Q90）や腸結核（☞ Q72）と異なり下掘れ傾向は示さない。したがって穿孔はない。潰瘍の辺縁は虫食い状で，潰瘍底は膿苔に覆われる。

◆ 病変は下部大腸が主体で，軽症例では直腸に限局する。重症例の治癒時にポリープ形成や瘢痕をきたすことがある。

Q74 真性憩室と仮性憩室の違い 《Meckel 憩室と大腸憩室症》

◉ 真性憩室と仮性憩室の違いは，憩室壁の筋層の有無。
◉ Meckel 憩室は卵黄腸管の遺残で真性憩室。

◆ 憩室症（diverticulum）とは，先天的あるいは後天的に消化管腔が限局性の盲嚢状に拡張・突出している状態をいう。憩室の壁が粘膜，筋層および漿膜の全層からなる真性憩室と，筋層を欠き粘膜のみが外方に陥入する仮性憩室に分類される。真性憩室はMeckel 憩室のみで，大腸憩室症の大部分は仮性憩室である。

◆ Meckel 憩室は胎生期の消化管と卵黄嚢を結ぶ卵黄腸管の遺残で，先天性の真性憩室である。成人では回盲弁から 40～70 cm の回腸に存在する。臨床的意義は少ない。

◆ 大腸憩室症は大腸のほぼ全域にみられるが，好発部位は右側結腸（盲腸と上行結腸），次いで S 状結腸である。多発することが多い。大腸憩室は憩室炎を生じやすく，出血，穿孔，腹膜炎などを引き起こすことがある。また，峻下剤の服用，注腸造影，浣腸などに続発して穿孔をきたすことがある。

Q75 大腸ポリープの種類とその病理学的特徴

◉ 腺腫，なかでも絨毛腺腫は癌化率が高い。
◉ 過形成性ポリープは悪性化はない。

◆ 広い意味でのポリープとは隆起性病変の総称である。主な大腸ポリープは次の 5 つで，腫瘍性ポリープ（①）と非腫瘍性ポリープ（②〜⑤）がある。

① 腺腫：大腸ポリープの大部分を占める。上皮の良性増殖であるが，種々の程度に異型性を伴う。腺管腺腫，腺管絨毛腺腫，絨毛腺腫に分類され，絨毛腺腫が最も癌化しやすい。また大きさが 2 cm を超えると癌化率が高い。ただし，大腸癌はすべてが腺腫から発生するわけではなく，一部は *de novo* に発生するとの説もある。

② 過形成性ポリープ（化生性ポリープ）：5 mm 以下の光沢のある無茎性ポリープ。腺腔は伸長し，上皮は鋸歯状で小腸上皮化生がある。悪性化することはない。過形成性結節は過形成性ポリープの前段階である。

③ 炎症性ポリープ：炎症の結果生じたポリープで，再生粘膜の過形成がみられるときもあるが，炎症がおさまって単なる正常粘膜の突出の場合もある。Crohn 病や潰瘍性大腸炎の際にみられる。

④ 若年性ポリープ：びらんを伴う半球状ないし有茎性の豊富な間質と，拡張を示す腺管の疎な配列からなる。多発することもある。幼児，若年者にみられることが特徴。

Q76 大腸ポリポーシスの代表的疾患の鑑別

- 大腸ポリポーシスは症候群で，消化管以外の症状に注目する必要がある。
- 多くの大腸ポリポーシスは遺伝性がある。

◆ 大腸にポリープが多発する状態を大腸ポリポーシスというが，ポリープ以外に特有な病変を合併することが多く，症候群を形成する。

①家族性大腸ポリポーシス：大腸に多発性に腺腫が発生。腺腫の数は通常100個以上で，それ以下は多発性腺腫と呼んで区別する。高頻度に結腸癌・直腸癌を伴う。

②Gardner症候群：①に骨腫や軟部組織の腫瘍を伴うもの。①と同じ遺伝子変異によって起こる。

③Peutz-Jeghers症候群：胃や腸の多発性ポリープ（Peutz-Jeghersポリープ）と，口唇・手足の色素斑。☞ Q206

④Cronkhite-Canada症候群：胃，小腸，大腸の多発性浮腫性ポリープと爪萎縮，脱毛，色素沈着，蛋白漏出性胃腸症。

◆ 上記のうち④のみ遺伝性がなく，他はすべて常染色体優性遺伝である。

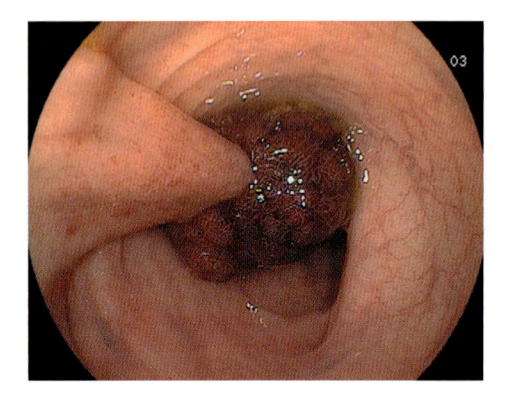

内視鏡で見た大腸ポリープ 赤色大型の有茎性ポリープ（Ⅰp型）。（広島大学 田中信治教授提供）

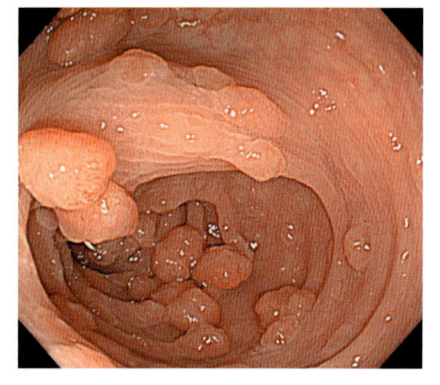

家族性大腸ポリポーシス 広基性ないし亜有茎性ポリープが多発してみられる。（広島大学 田中信治教授提供）

Q77 早期大腸癌の定義と形態分類 《早期大腸癌の治療方針》

- 早期大腸癌のほとんどはポリープの形態を示す。
- ポリープ内の粘膜内癌はポリペクトミーが治療となる。

◆ 早期大腸癌の定義は，リンパ節転移の有無にかかわらず，粘膜内および粘膜下層にとどまる癌をいう。

◆ 大腸癌の大部分は腺腫（ポリープ）より発生すると考えられており，早期癌のほとんどが隆起型である。発育は緩徐で予後は良い。一方，陥凹性早期癌は一般にポリープ

型癌より小さいが，悪性度が高く，速やかに進行癌に移行するので注意を要する。形態分類は早期胃癌に準じ，Ⅰ型，Ⅱa型，Ⅱb型，Ⅱc型に分類し，Ⅰ型はさらにⅠp（有茎性），Ⅰsp（亜有茎性），Ⅰs（広基性）に分ける。

- 大腸粘膜は胃と異なり，リンパ管の形成がないため，==癌がポリープの粘膜内にとどまる限りは転移はなく==，ポリペクトミーあるいは内視鏡的粘膜切除術（EMR），内視鏡的粘膜下層剥離術（ESD）がそのまま治療となる。しかし，①癌の脈管内浸潤，②低分化癌，③断端部癌浸潤ないしは断端近傍のmassiveな浸潤がある場合は，リンパ節郭清を含む腸管切除が必要となる。

Q78 カルチノイド腫瘍とカルチノイド症候群

- ● "carcinoid" はcarcinomaより悪性度が低いという意味。
- ● カルチノイド症候群に特徴的な症状は腫瘍の産生するホルモンによる。

- カルチノイド腫瘍とは，==原腸（前腸，中腸，後腸）から発生した臓器に分布する内分泌細胞由来の低悪性度腫瘍である。癌と比べて発育は緩徐で，浸潤傾向は少なく転移しにくい==ことから**カルチノイド**（carcinoid＝癌類似腫瘍）と呼ばれている。
- 粘膜下腫瘍の形をとり，組織学的には小型，多角・立方状の単調均一な腫瘍細胞が充実性，リボン状あるいはロゼット状に増殖している。これらの細胞は胞体内に**内分泌顆粒**を有しており，発生部位により銀染色の染色態度に特徴がある。
- **カルチノイド症候群**は，カルチノイド腫瘍の数％程度にしかみられないが，腫瘍が産生するセロトニン，ブラジキニン，カテコールアミンなどが大量に血中に放出されることによって起こる症状である。①水様下痢・腹痛，②皮膚小血管拡張による顔面・四肢の紅潮，③気管支喘息などをきたす。

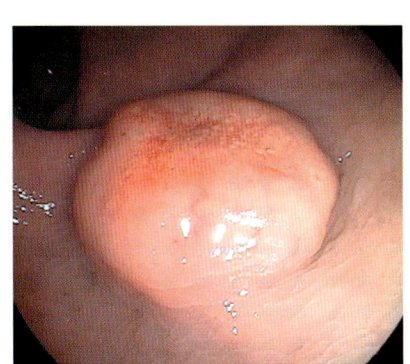

直腸にみられたカルチノイド腫瘍
粘膜下腫瘍の形態をとり，表面は滑沢。
（広島大学　田中信治教授提供）

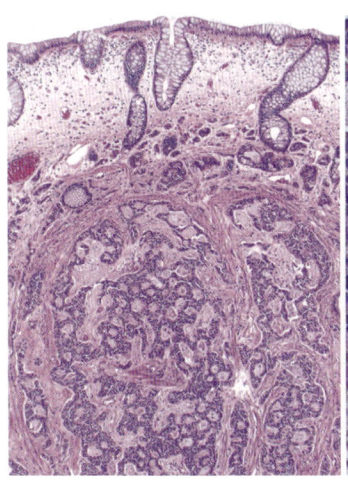

カルチノイド腫瘍　直腸粘膜下に腫瘍細胞が存在する。

腫瘍細胞はロゼット状に増殖し，免疫染色でクロモグラニン陽性。

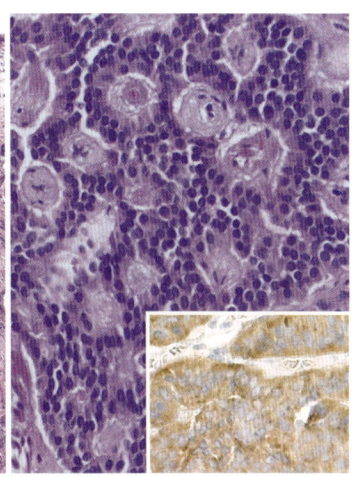

各論 5 肝臓・胆道・膵臓

Q79 肝障害の病態と肝機能検査の変動

- 肝細胞は蛋白合成や解毒など多彩な機能をもつ。
- 蛋白合成の低下は浮腫や出血傾向をもたらす。
- 解毒の低下は高アンモニア血症を引き起こし，肝性脳症に至る。

◆ 肝臓は，体内に取り込まれた種々の物質（栄養素，薬物など）を代謝して，他の物質を合成したり，解毒・排泄する働きを持つ。したがって，肝細胞が障害されると，合成能の低下や代謝障害，解毒障害が生じ，肝機能検査の値を左右する。

◆ 肝細胞壊死により，細胞内酵素である **AST・ALT** が血中に逸脱する。これらの値の増減は，肝障害の程度や回復状態を反映する。

◆ 肝臓では**アルブミン**やコリンエステラーゼ，コレステロールのほか，**凝固因子**（フィブリノゲン，プロトロンビン，第 V，VII，IX，X 因子）が合成される。アルブミンは血管内に水分を保持する力（膠質浸透圧）の大半を担うため，その低下は浮腫や胸水，腹水の出現につながる。また，凝固因子の低下により出血傾向が生じる。

◆ 肝臓は血中アンモニアを取り込み，尿素に分解・無毒化する。肝機能が低下すると高アンモニア血症を生じ，**肝性脳症**（肝性昏睡）に至る。また，エストロゲンの分解がうまくいかず，血中エストロゲンが増加して，**女性化乳房**，**くも状血管腫**，**手掌紅斑**が生じる。

◆ 肝臓は間接ビリルビンを取り込んでグルクロン酸抱合を行い，水溶性の直接ビリルビンとして排泄する。この過程が障害されると黄疸が生じる。☞ 総論 Q32

原因	検査値の変動	疾患・症状
肝細胞壊死	AST ↑　ALT ↑	劇症肝炎〜急性肝炎，慢性肝炎〜肝硬変，肝癌
肝細胞の合成能低下	アルブミン ↓	腹水
	凝固因子 ↓	出血傾向
代謝障害	分岐鎖アミノ酸 ↓	アミノ酸インバランスが肝性脳症の一因となる
解毒障害	血中 NH₃ ↑	肝性脳症，羽ばたき振戦，口臭
	ビリルビン ↑	黄疸
エストロゲン分解障害	エストロゲン ↑	女性化乳房，くも状血管腫，手掌紅斑
門脈圧亢進　肝内血管抵抗上昇		腹水
門脈圧亢進　門脈-体循環シャント		食道静脈瘤，痔核，メズーサの頭
門脈圧亢進　脾機能亢進	汎血球減少	貧血，出血傾向

Q80 ウイルス性肝炎の特徴 《ウイルスの種類による違い》

◉ ウイルス性肝炎には経口感染と血液を介する感染がある。
◉ 最近の輸血後肝炎のほとんどを占めるのはC型肝炎。

◆ 肝炎ウイルスは現在A型〜E型の5種類が確認されている。肝炎には経口感染と血液を介する感染の2つの感染経路があるが，A・E型は前者，B・C・D型は後者の経路をとる。潜伏期はすべての型で1〜3ヵ月である。A型とB型はワクチンで予防できる。

◆ A型：小流行，集団発生が特徴。発熱をもって急激に発症し，症状は比較的高度であるが，2〜3ヵ月で治癒する。慢性化はない。

◆ B型：成人の初感染は一過性のもので，慢性肝炎に移行することはまれ。しかし，母子（垂直）感染による出生時や幼少時の感染ではキャリアとなる。キャリアの一部が慢性肝炎を発症する。長期にわたって再燃を繰り返す場合は，肝硬変，肝癌へ進展する可能性がある。

◆ C型：最近の輸血後肝炎のほとんどを占める。臨床症状はB型に比べて軽い。成人が感染しても50〜80％が慢性化する。将来，肝硬変，肝癌に進展することが多い。母子（垂直）感染もある。

◆ D型：B型との重複感染の場合のみ発症する。わが国ではまれ。

◆ E型：A型に類似。発展途上国にみられ，先進国ではまれ。

キャリア キャリアとは肝炎ウイルスに持続感染している人を指す。このうち臨床的に何の症状も示さない人を無症候性キャリアという。

Q81 急性ウイルス性肝炎と慢性肝炎の組織像

◉ 肝細胞壊死，炎症反応，肝細胞再生，門脈域反応の4つが同時にみられる。
◉ 特徴的な肝細胞障害像は，巣状壊死，好酸体，風船細胞。

◆ 急性ウイルス性肝炎は，臨床的には一過性の短期間で終息する肝炎である。組織像は肝炎ウイルスの種類によって大きな違いはない。基本的な組織変化は，①肝細胞障害，②炎症反応，③肝細胞再生，④門脈域の変化の4つで，これらはほぼ同時に起こる。

◆ 肝細胞障害：肝炎ウイルスはすべての肝細胞に感染するが，ウイルス自体には細胞障害作用はない。ウイルスに感染した細胞は，細胞膜のHLA分子上にウイルス抗原ペプチドを表出する。これを抗原と認識した宿主のキラーT細胞が肝細胞を攻撃し，細胞が障害される。

◆ ウイルス感染により壊死に陥った肝細胞は，1個ずつあるいは巣状に脱落し（巣状壊死 spotty necrosis），肝細胞索は不連続となる。壊死巣周辺の細胞は，腫脹や風船化

(balloon cell) などの変化を示す．アポトーシスに陥った肝細胞は収縮し，エオジンに濃染する好酸体(acidophilic body)を形成する．壊死は小葉中心性に起こりやすい．

- **炎症反応**：壊死巣に向かってリンパ球が浸潤し，さらに類洞内にも浸潤する．またKupffer（クッパー）細胞や貪食細胞の増殖を伴う．
- **肝細胞再生**：壊死，炎症反応とともに，門脈域周辺を主体に肝細胞の再生が生じる．
- **門脈域反応**：リンパ球浸潤や胆管細胞の増殖により門脈域は拡大する．炎症性細胞浸潤によりGlisson（グリソン）鞘の限界板が破壊され，付近の肝細胞が変性・壊死に陥り，肝小葉の輪郭が不規則になった状態をピースミール壊死(piecemeal necrosis)という．
- 急性肝炎が遷延化すると慢性肝炎に移行する．急性肝炎ではGlisson鞘・小葉内の炎症の強さと拡がりが一様であったものが，慢性肝炎になると炎症は門脈域に限局し，線維化がみられるようになる．肝細胞の巣状壊死やピースミール壊死は目立たない．

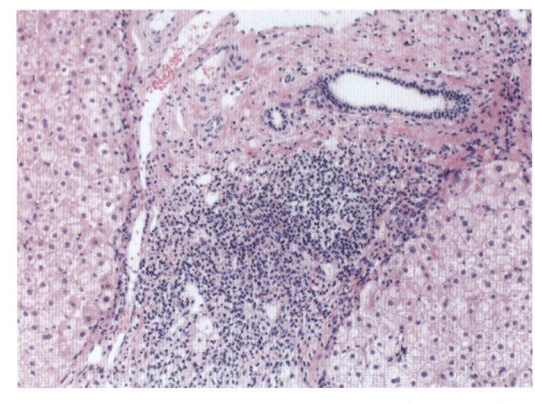

慢性ウイルス性肝炎　門脈域にリンパ球浸潤がみられる．（東京女子医大 澤田達男教授提供）

Q82　ウイルス性肝炎の転帰　《肝硬変，肝癌との関係》

- ◉ 劇症肝炎は臨床的診断名であり，それに該当する病理診断名は肝広範壊死．
- ◉ 慢性肝炎の一部は肝硬変に進展し，さらにその一部が肝癌を発症する．

- **劇症肝炎**とは超急性の経過をとる急性肝炎の一型で，肝不全に陥り死亡するものをいう．これに相当する病理形態像は肝広範壊死ないし亜広範壊死である．A，B，C型のいずれの肝炎ウイルスでも発症しうる．

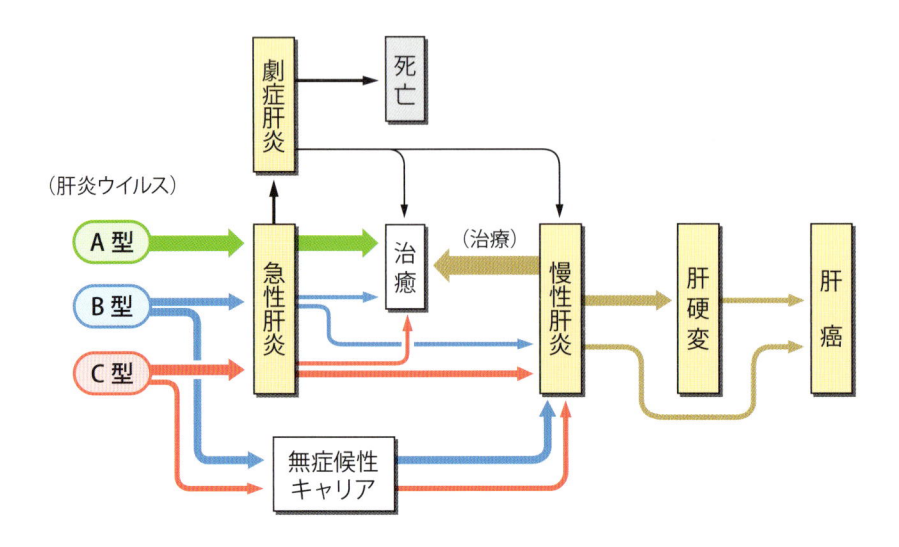

◆ 肝細胞癌の 80％は肝硬変を合併し，さらに肝癌症例ではＢ型ウイルスのｓ抗原やＣ型ウイルス抗体が高度に陽性である。このことから，Ｃ型ウイルスを主体として，**急性肝炎 ➡ 慢性肝炎 ➡ 肝硬変 ➡ 肝細胞癌**という一連の進展過程が想定される。

Q83 アルコール性肝障害の各病型の相互関係と組織像

◉ 脂肪肝，肝線維症，アルコール性肝炎，肝硬変の４つの病型がある。
◉ 肝硬変以外は可逆的変化であり，禁酒により改善する。

◆ アルコール性肝障害とは長期・大量の飲酒によって生じる肝障害をいい，**脂肪肝，肝線維症，アルコール性肝炎，肝硬変**がある。肝硬変以外は可逆的変化であり，禁酒すればもとに戻りうる。

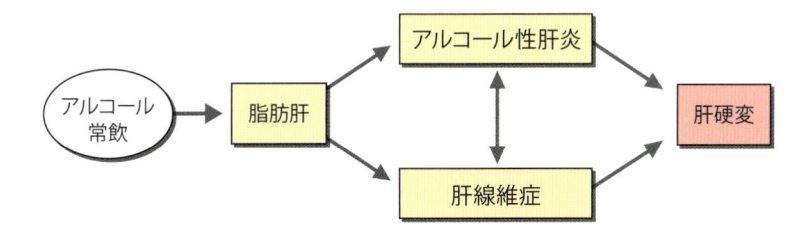

```
アルコール常飲 → 脂肪肝 → アルコール性肝炎 → 肝硬変
              → 脂肪肝 → 肝線維症      → 肝硬変
```

① アルコール性脂肪肝：肝細胞内に**脂肪滴**が高度に沈着する。
② アルコール性肝線維症：中心静脈周囲の線維化，Glisson鞘（グリソン）から星芒状に伸びる線維化，肝細胞索に沿った線維増生。肝細胞壊死や炎症性細胞浸潤があるものは含めない。
③ アルコール性肝炎：肝細胞壊死，炎症性細胞浸潤がみられる。肝細胞の腫大（**風船様変化**）と，**アルコール硝子体**（Mallory小体）（マロリー）と呼ばれる好酸性の封入体が特徴である。
④ アルコール性肝硬変：小葉を分割する形で線維化が進む。偽小葉は**小型で大きさはそろい**，隔壁は比較的厚い。

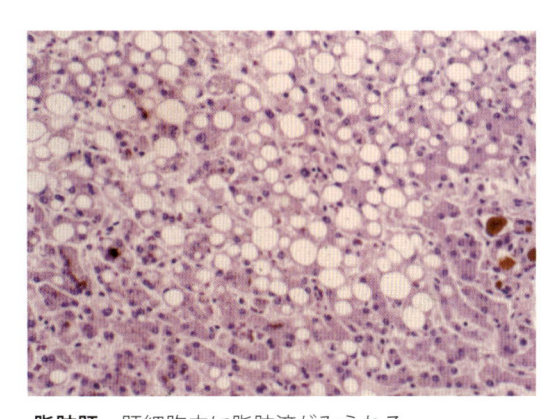

脂肪肝 肝細胞内に脂肪滴がみられる。

非アルコール性脂肪肝炎（NASH） 肥満やメタボリック症候群の増加に伴い，「飲酒歴のない脂肪肝」が増えている。非アルコール性脂肪性肝疾患（nonalcoholic fatty liver disease ; NAFLD）という。脂肪沈着だけでなく，炎症や線維化を伴うものは非アルコール性脂肪肝炎（nonalcoholic steatohapatitis ; NASH）と呼ばれる。

Q84 薬剤による肝障害の機序と代表的薬剤

- ◉ アレルギー反応と肝細胞毒性の2つの発生機序がある。
- ◉ アレルギー反応は投与量・投与期間にかかわらず起こる。

◆ 肝臓は薬物代謝を行う臓器である。そのため，肝臓は薬剤の最初の標的臓器となる可能性を持っており，肝細胞障害が引き起こされた場合には一種の医原性疾患ともいえる。その発生機序は，①薬剤に対するアレルギー反応と，②薬剤の肝細胞に対する直接的な毒性とがある。

◆ アレルギー反応を起こすか否かは個体により異なり，また薬剤の投与量や投与期間などに左右されない。それに対して肝細胞毒性に働く薬剤は，十分量が投与されれば必ず肝障害を引き起こす。

◆ 代表的薬剤は，アレルギー反応を引き起こすものとしてクロルプロマジン，アンドロゲン，経口避妊薬，ハロセン，イソニアジド，インドメタシンなどがある。肝細胞毒性を持つ薬剤にはテトラクロライド，クロロフォルム，トロトラストなどがある。

Q85 肝硬変の定義と発生病理 《肝機能低下と動静脈短絡の関係》

- ◉ 肝硬変は，構造改築を伴う肝小葉の再生。
- ◉ 肝機能低下は肝細胞壊死よりも動静脈短絡が重要。

◆ 肝硬変（liver cirrhosis）は肝実質の結節性再生と結合組織の増生が肝臓全体にびまん性に起こった状態と定義され，あらゆる肝炎様病変の終末像である。

◆ ウイルスやアルコールなどの有害刺激に長期間さらされた結果，①肝細胞の壊死・脱落，②結合組織の新生，③肝細胞の再生という基本病変が種々の程度に組み合わさって生じる。この場合，肝細胞の再生が起こっても，肝臓の組織構造が完全に再現されることはなく，Glisson鞘（グリソン）と中心静脈の位置関係，循環動態に著しい異常を生じる。これを小葉改築といい，その結果できた小葉を偽小葉という。

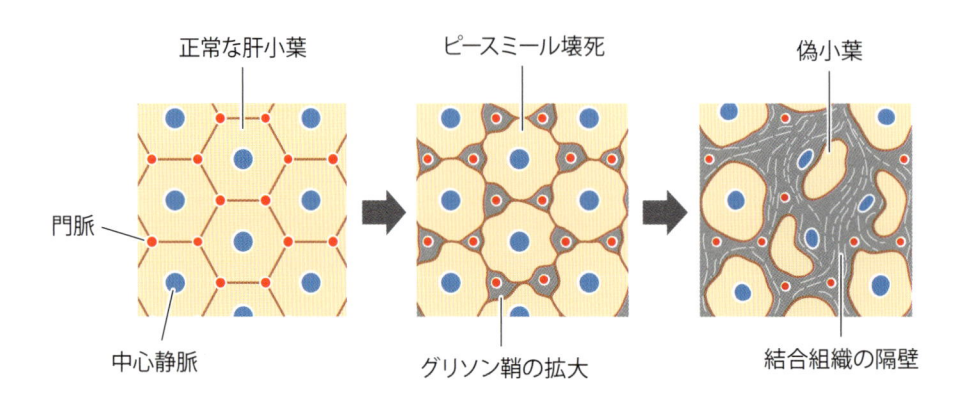

正常な肝小葉 → ピースミール壊死 → 偽小葉

門脈
中心静脈
グリソン鞘の拡大
結合組織の隔壁

- 肉眼的には肝表面・割面ともに偽小葉のために顆粒状となり，硬く萎縮する。肝臓の辺縁は鈍となる。
- 肝細胞は壊死に陥り脱落するが，血管である類洞は残存し，肝細胞が再生した後も肝細胞と接触することなく肝内動静脈短絡を形成する。このため肝機能が低下する。また，門脈枝が再生結節で圧排されることが門脈圧亢進の原因である。

Q86 肝硬変の分類

- ◉ 肝硬変は病因の持続，除去，再燃などにより形態像が変化する。
- ◉ 病因が持続すると偽小葉は小型となる。

- 肝硬変の分類は，表に示すように種々の分類がある。

原因による分類	ウイルス性，アルコール性，中毒性，胆汁うっ滞性，うっ血性，寄生虫性
結節の大きさによる分類	小結節性，大結節性，混合型，不全型
結節の性状と隔壁の性状による分類（長与・三宅分類）	甲型，甲′型，乙型，乙′型，F型
形態発生による分類	壊死後性，肝炎後性，脂肪性
臨床的分類	代償性，非代償性

- 肝硬変の肉眼的形態像は時期により差がみられ，また肝硬変が完成したのちもある程度は変遷がある。すなわち，有害刺激が消失した場合，肝細胞の壊死はなくなり，再生肝細胞が増加する。また線維も減少してくる。そのため偽小葉は大きくなり，隔壁は薄くなる。逆に病因が持続したり再燃した場合は，偽小葉は小さくなり，隔壁は厚くなったり細かく入り組んでくる。
- ただし，再生が十分に起こったとしても，門脈と中心静脈を結ぶ循環が一度完全に破壊されたあとなので，正常な肝臓に戻ることはない。

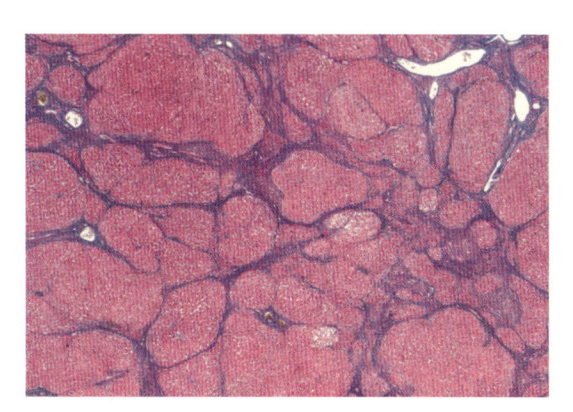

肝硬変 比較的大型の偽小葉で，狭い間質結合組織を伴う。長与・三宅分類の乙型肝硬変。（ルーペ像，アザン・マロリー染色）

食道静脈瘤 肝硬変に伴う門脈圧亢進により側副循環が形成され，食道静脈瘤（粘膜下組織中の静脈の怒張）を生じる。食道静脈瘤の破裂は肝硬変の直接死因として重要である。☞ 総論 Q52

Q87 原発性胆汁性肝硬変の発生機序と組織像

- ◉ 不可逆性の慢性非化膿性破壊性胆管炎で，肝硬変に移行。
- ◉ 中年女性に多く，自己免疫機序が関与する。

- ◆ **原発性胆汁性肝硬変**（primary biliary cirrhosis；PBC）は中年女性に多くみられる慢性非化膿性破壊性胆管炎である。病因として，肝内胆管上皮を場とする臓器特異的自己免疫反応の関与が想定され，**抗ミトコンドリア抗体**のほか，サプレッサーT細胞の抑制，免疫グロブリン高値が認められる。
- ◆ 小葉間胆管の破壊と消失，胆汁のうっ滞・漏出とともに慢性炎症が出現し，ときに類上皮肉芽腫が形成される。炎症が一段落すると胆管の増生，線維化が進行し，最終的にはGlisson鞘を幅の広い線維帯が結び肝硬変に至る。肝細胞の結節性再生像は比較的弱く，独特の唐草模様を呈する。
- ◆ ウイルス性肝炎，薬剤性肝炎でも小葉間胆管の破壊が起こることがあるが，その場合は可逆性の病変である。

原発性硬化性胆管炎（primary sclerosing cholangitis；PSC）　原発性胆汁性肝硬変（PBC）とは違い，若年男性に多く，抗ミトコンドリア抗体陰性で，太い胆管に線維化，炎症反応をきたす。原因は不明である。

Q88 新生児（乳児）期の白色便

- ◉ 糞便の黄色は，腸内に排出された直接ビリルビンが変化したウロビリンによるもの。

- ◆ 間接ビリルビンは肝細胞で抱合を受けて直接ビリルビンとなり，胆汁として腸管に排出される。ビリルビンは腸内細菌の作用で**ウロビリノーゲン**に変化し，さらに酸化されて**ウロビリン**となる。糞便の黄色はウロビリンによる。☞ 総論 Q32
- ◆ したがって新生児期，特に生後2ヵ月以内に白色便をきたした場合には，先天性胆道閉鎖症，新生児肝炎の2つを考える。
- ◆ **先天性胆道閉鎖症**：肝外胆管の閉鎖により肝内胆汁うっ滞をきたす。外科的に胆汁の流出路を確保できなければ，生後5ヵ月には**胆汁性肝硬変**が完成し，肝不全で死亡する。
- ◆ **新生児肝炎**：胆汁うっ滞を主徴とする原因不明の肝障害で，ウイルス性肝炎や胆道閉鎖，溶血性疾患，敗血症などに基づく二次的なものは除く。形態学的には多核巨細胞の出現が特徴である。予後は良好。

Q89 細菌性肝膿瘍の感染経路

◉ 肝臓への細菌の到達経路は，胆管炎性，経門脈性，直達性，医原性，経動脈性，特発性の6つ。

◆ <u>肝膿瘍</u>は肝内に限局性に化膿性病巣を作るものをいい，時間が経過すると肉芽組織からなる壁（<u>膿瘍膜</u>）を形成する。原因菌は大腸菌，クレブシエラ，エンテロバクターなどのグラム陰性桿菌，バクテリオイデス，オイバクテリウムなどの嫌気性菌である。

◆ 感染経路は6つある。

① <u>胆管炎性</u>：胆道系感染に起因するもの。総胆管結石や肝内結石のほか，胆道系悪性腫瘍を基礎疾患に持つ場合が多い。

② <u>経門脈性</u>：虫垂炎や術後腹腔内感染に続発するもの。最近は少ない。

③ <u>直達性</u>：胆嚢炎や胆嚢周囲炎から直接炎症が肝臓へ波及するもの。

④ <u>医原性</u>：カテーテルを用いた血管撮影や肝動脈塞栓術に続発するもの。最近増加傾向がみられる。

⑤ <u>経動脈性</u>：菌血症・敗血症により，肝動脈を介して発症するもの。

⑥ <u>特発性</u>：感染経路や基礎疾患が不明のもの。ただし，糖尿病や免疫能低下などを持っていることが多い。

Q90 アメーバ赤痢とアメーバ性肝膿瘍

◉ 最近は経口伝染病ではなく，性行為感染症として増加。
◉ 腸管病変はフラスコ状潰瘍，地図状潰瘍。
◉ 肝膿瘍はアンチョビソース様・無臭の膿瘍内容物。

◆ 赤痢アメーバ症は経口感染し，主に大腸を侵す炎症性疾患である。日本での発生は少ないが，男性同性愛者の間での肛門性交による感染が増加している。<mark>肝膿瘍で発見されることも多く，しばしばアメーバ性大腸炎の症状，病変を欠く。</mark>

◆ <u>赤痢アメーバ</u> Entamoeba histolytica は体外では囊子型であるが，ヒトに感染して大腸に達すると<u>栄養型</u>に移行する。栄養型アメーバは腸粘膜に付着して細菌や食物残渣を捕食して生存するが，酵素の働きで粘膜を溶かし，赤血球を貪食するようになる。これが潰瘍の始まりで，粘膜下層に向かって<mark>フラスコ型あるいは壺型の潰瘍</mark>を形成する。潰瘍は融合して地図状となり，また穿孔を起こすこともある。

◆ 栄養型アメーバは経門脈的に肝臓に転移・増殖し，血管を巻き込んで梗塞巣を形成する。さらに<mark>アメーバの出す蛋白分解酵素の働きで肝組織は壊死に陥り，膿瘍を形成する</mark>。膿瘍内容液は細菌性のものと異なり，アンチョビソース様（鉄さび様）・無臭が特徴的である。栄養型アメーバは血行性に肺，脳にも達し，膿瘍を形成する。

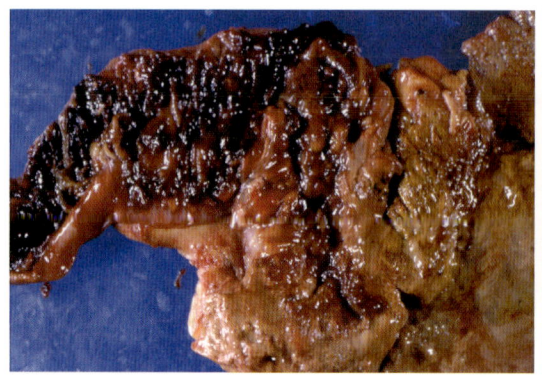

赤痢アメーバ腸炎　大腸粘膜面に地図状・出血性の深い潰瘍の形成がみられる。

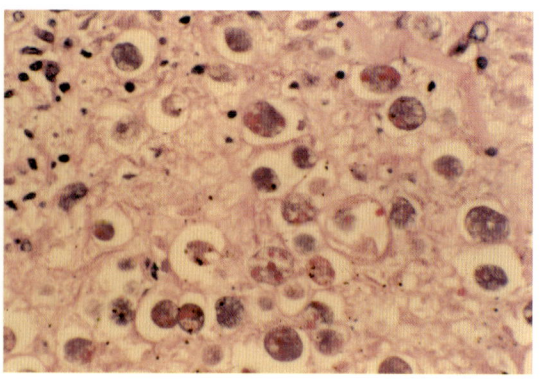

壊死を背景に存在する栄養型原虫。原虫体はマクロファージに類似して泡沫状で，貪食した赤血球がみられる。

Q91 肝細胞癌の肉眼的分類と組織学的分類

◉ 肉眼分類は経過とともに変遷していく可能性がある。
◉ 組織分類には構造パターンによる分類と細胞異型による分類がある。

◆ 肝細胞癌は多くは直径1.0～1.5cmの頃から被膜形成が起こり，直径2.0～3.0cmになると被膜外増殖・門脈侵襲が活発となり，次第に形態を変える。肉眼的には腫瘍は灰白色，充実性で，血管に富んでいる。
◆ 腫瘍の形により次の3型に分類する。
①結節型：1つないし複数の結節で被膜を持ち，境界は明瞭。
②塊状型：1葉を占めるような大きな塊を作り，周囲に不規則に浸潤する。
③びまん型：無数の小型結節が肝臓全体を置き換えている。

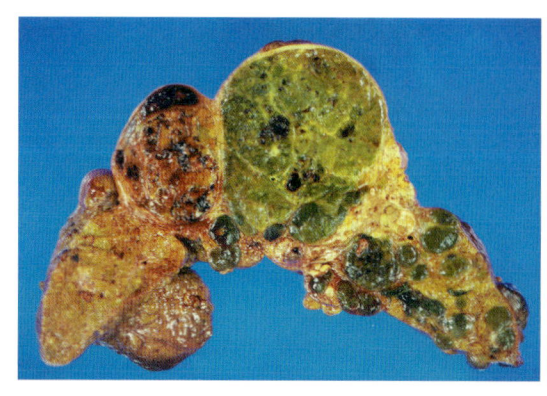

肝硬変＋肝癌　肝左葉を置き換える結節型肝癌。ビリルビンがホルマリンと反応して緑色を呈する。右葉は乙型肝硬変。

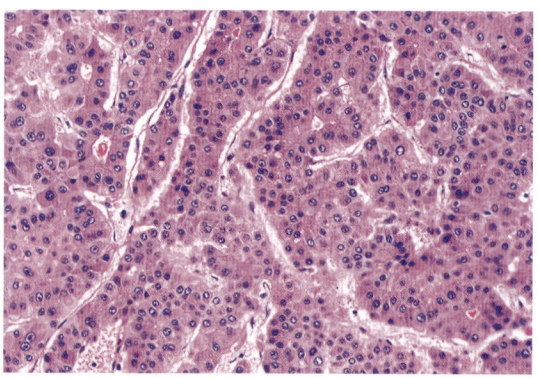

肝細胞癌　腫瘍細胞は不規則な索状配列を示し，核は大小不同，細胞質は好酸性を示す。

- 肝細胞癌は肝細胞から発生し，基本的には正常組織構造を模倣する。すなわち，細胞は数層の索状配列あるいは腺房様配列を示し，周囲に類洞様の毛細血管からなる間質を伴う。肝細胞は好酸性で，円形核には核小体が目立つ。まれに胆汁産生を示す。
- 組織構造パターンおよび間質結合組織量により，①索状型，②偽腺管型，③充実型，④硬化型の4型に分類する。また，細胞異型の程度によりgrade Ⅰ～Ⅳに分類する（Edmondson分類）。

Q92 肝細胞癌と肝内胆管癌の比較 《形態学的・臨床病理学的な違い》

- ● 肝細胞癌は正常の肝組織構造を模倣し血管に富む。
- ● 胆管癌は肝病変の合併はない。
- ● 胆管癌は肝癌と違い結合組織が豊富で血管に乏しい。

- 原発性肝癌の主な組織型として，肝細胞由来の肝細胞癌と肝内胆管由来の胆管細胞癌（肝内胆管癌）がある。臨床経過は肝細胞癌が末期まで遠隔転移を起こしにくいのに対して，胆管細胞癌は比較的早期に遠隔転移する傾向がある。
- 肝細胞癌は高率に肝硬変や慢性肝炎を合併し，男性に多い。一方，胆管細胞癌は肝硬変を合併することは少なく，性差はない。また肝細胞癌と違い，単発で肝門部発生が多い。腫瘍は硬く不整形で，被膜の形成はない。
- 組織学的に，肝細胞癌は肝細胞索を模倣して索状配列をとり，周囲は類洞様の血管に富むのが特徴である。細胞は胆汁を産生することもある。
- 一方，胆管細胞癌の多くは比較的大きな管状構造をとり，上皮細胞は円柱上皮様で粘液分泌を伴うことが多い。胆汁を産生することはない。これらの所見は胆管上皮の性格を示す所見といえる。
- また，胆管細胞癌は豊富な間質結合組織を伴うことが特徴である。ときに肝細胞癌に似た索状の増殖パターンを示すことがあるが，肝細胞癌のように類洞様血管で囲まれることはなく，線維性結合組織で囲まれる。

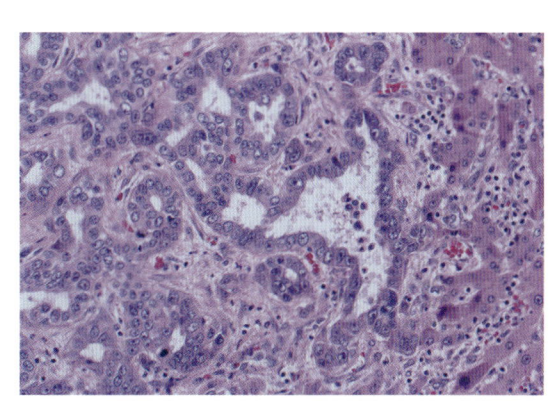

胆管細胞癌（肝内胆管癌） 不規則な腺腔を形成する円柱状の癌細胞の増殖よりなる。門脈域に沿って進展を示す。

肝動脈塞栓療法 肝細胞癌は肝動脈からの血管が豊富な腫瘍である。これを利用して，固有肝動脈に挿入したカテーテルから塞栓物質を注入し，腫瘍を壊死に陥らせる治療法。

Q93 肝細胞癌と転移性肝癌の形態学的な違い

●転移性肝癌は多発性で被膜はなく，表面に癌臍を形成。

- 肝細胞癌は肝硬変を合併していることが多い。腫瘍は単発であることが多く，比較的軟らかく血管に富む。線維性被膜に覆われ，腫瘍内に線維性瘢痕や隔壁を持つ。
- 転移性肝癌の多くは消化器癌，肺癌，乳癌からの転移である。腫瘍は多発性で，大きさはおおむねそろっており，比較的硬く弾力がある。境界は明瞭であるが，発育速度が速いために被膜形成は少ない。
- 転移性肝癌の腫瘤は肝表面から盛り上がり，中央部に陥凹を伴う。この陥凹は癌臍（がんさい）と呼ばれ，腫瘍の中央部が栄養血管に乏しいため壊死に陥ったものである。

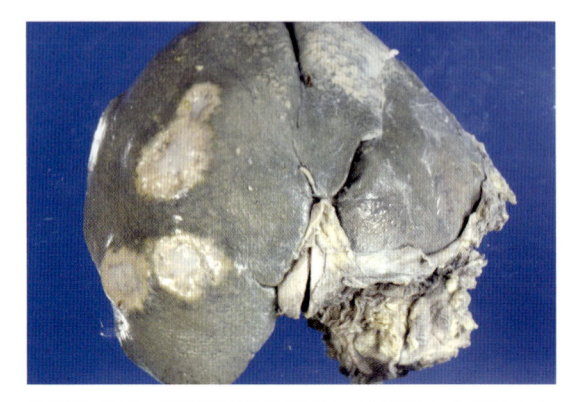

転移性肝癌 結腸癌の肝転移例。結節の中央部はむしろ陥凹している（癌臍）。転移性結節は多発性でサイズが揃っていることに注意。

Q94 胆石症と胆嚢癌

●胆石の合併症としては胆嚢炎が重要。
●胆嚢癌の 50% は胆石を合併するが，黄疸を起こすことは少ない。
●胆嚢癌に合併する胆石は癌の原因ではなく結果。

- 胆石は，胆汁の組成変化や感染，胆汁うっ滞などが誘因となり，結晶化，凝集したものである。結石の部位により，胆嚢結石症，胆管結石症，肝管結石症に分ける。
- 胆石の合併症としては，慢性胆嚢炎とその急性増悪，穿孔による胆汁性腹膜炎，胆嚢蓄膿，胆嚢水腫，胆石嵌頓（かんとん），膵炎，胆嚢癌がある。
- 胆嚢癌は増大しても総胆管を閉塞することは少ないため，黄疸をきたすことは少ない。一方で，位置的に肝臓に直接浸潤しやすく，かなり進行して初めて気付かれることが多く，予後が悪い。正常粘膜や腺腫から発生するもののほか，膵胆管合流異常症に合併するものがある。
- 胆嚢癌の胆石合併率は 50% 以上に達するが，胆石症の胆嚢癌合併率は 1% である。このことは，胆嚢癌にみられる胆石は癌の原因というより結果であることを意味する。

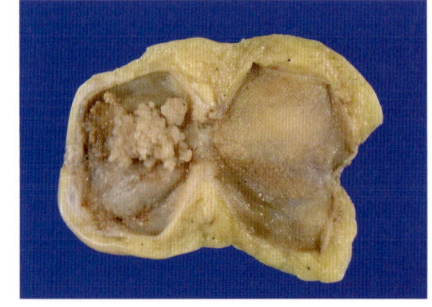

胆嚢癌 粘膜面に乳頭状隆起性腫瘍が形成されている。

胆石の種類 主成分によって①コレステリン石，②ビリルビン石，③カルシウム石，④混合石，⑤複合石に分けられる。混合石は種々の成分が混在するもの，複合石は1種類の成分が核となり，他の成分が被殻を形成するものをいう。

Q95 急性膵炎の発生機序と原因

- ◉ 逆流した十二指腸液や汚染胆汁により膵液中の酵素が活性化され，それが間質に逸脱することで炎症を生じる。
- ◉ 血中・リンパ液中に入った活性化膵酵素は全身臓器を障害する。

- ◆ 蛋白分解酵素のトリプシン，エラスターゼや，脂肪分解酵素のホスホリパーゼA_2は前酵素の形で膵液中に存在し，十二指腸に分泌されて初めて活性化される。しかし，膵液の逆流が起こると，膵管内で酵素が活性化され，これが膵炎の引き金となる。すなわち，逆流した十二指腸液中のエンテロキナーゼや感染を伴った胆汁は，膵管内でトリプシノーゲン（前酵素）をトリプシンに活性化し，引き続いてそのトリプシンが他の前酵素を活性化させる。
- ◆ 活性化した酵素によって膵管上皮のムチン被覆層などの防御バリアが破壊されると，膵酵素が間質内に逸脱し膵炎が生じる。逸脱酵素は膵間質ばかりでなく，後腹膜や腸間膜脂肪組織にも及ぶ。また血行性・リンパ行性に肺，肝臓，腎臓など全身諸臓器に達し，内皮細胞を障害し，多臓器不全を引き起こす。☞ 総論 Q72
- ◆ 膵液逆流の原因としては，Vater乳頭部にあるOddi括約筋の攣縮，乳頭部結石，アルコール，ステロイド投与，アレルギー，腹部手術，産褥などがある。

Q96 慢性膵炎と急性膵炎の関係 《組織像の違い》

- ◉ 慢性膵炎は反復する急性膵炎，間質の炎症が原因。
- ◉ 慢性膵炎では腺房の萎縮，膵管の拡張をみる。

- ◆ 以前は急性膵炎と慢性膵炎の発生病理は異なると考えられていた。しかし現在では，慢性膵炎は急性炎症の反復，あるいは徐々に進行する間質の炎症が原因であると考えられている。
- ◆ 急性膵炎は，軽度な場合は膵管・腺房の膵液貯留と間質の浮腫が主体であるが，高度になると膵周囲脂肪組織の壊死・出血・白血球浸潤が主体となる。膵管の変化は少ない。組織像の基本型は①炎症型，②壊死型，③出血〜出血壊死型である。
- ◆ 慢性膵炎では，腺房の萎縮・消失，間質の線維化・炎症性細胞浸潤に伴い，膵管は不整に拡張し，ときに囊胞化して貯留囊胞となる。上皮細胞には乳頭状増殖や扁平上皮化生などがみられる。また膵石やprotein plugもみられる。高度の萎縮のために腺房が消失しても，ランゲルハンス島は残る。

膵硬変 慢性膵炎などにより膵臓の線維化が進行すると，肝硬変のように偽小葉が形成され，機能低下を伴う。

Q97 膵内分泌腫瘍の種類と産生ホルモン

◉ 膵臓は外分泌臓器であると同時に内分泌臓器である。
◉ 多いのはインスリノーマで低血糖症状を生じる。

◆ 膵ランゲルハンス島は内分泌組織であり，数種類のホルモン分泌細胞からなる。これらの細胞に由来する腫瘍を**膵内分泌腫瘍**あるいは**膵島腫瘍**と呼ぶ。主なホルモン分泌細胞と腫瘍，症状との関係を表に示す。発生頻度は**インスリノーマ**が最も高く，次に**ガストリノーマ**，**グルカゴノーマ**の順である。

◆ 膵ガストリノーマが産生するガストリンのために胃酸分泌が亢進し，難治性の消化性潰瘍が多発する病態を **Zollinger-Ellison 症候群**（ゾリンジャー エリソン）という。VIPoma では，過剰な VIP のために水様下痢（Water Diarrhea），低カリウム血症（Hypokalemia），胃無酸症（Achlorhydria）を主症状とする **WDHA 症候群**（別名 Verner-Morrison 症候群）（ヴェルナー モリソン）を呈する。一方で，ホルモン過剰による臨床症状を引き起こさない非機能性腫瘍も多い。

膵島細胞		分泌ホルモン	ホルモン作用	腫瘍	症状
A（α）細胞		グルカゴン	血糖上昇	グルカゴノーマ	移動性紅斑，口内炎，貧血，体重減少，高血糖
B（β）細胞		インスリン	血糖低下	インスリノーマ	低血糖
D（δ）細胞	D 型	ソマトスタチン	膵島ホルモン分泌，腸運動，胆汁分泌抑制	ソマトスタチノーマ	糖尿病，脂肪便，胆嚢拡張，胃低酸症，体重減少
	D1 型	血管作動性腸管ペプチド（VIP）	胃酵素分泌刺激，腸運動，胆汁分泌抑制	VIP オーマ	水様下痢，低カリウム血症，胃低酸症（Verner-Morrison 症候群）
膵ポリペプチド分泌細胞（PP 細胞）		膵ポリペプチド	膵島・消化管ホルモンの分泌抑制	PP オーマ	糖尿病，脂肪性下痢，胆嚢拡張，体重減少
腸クロム親和性細胞（EC 細胞）		セロトニン，モチリン		カルチノイド	顔面紅潮，低血圧，眼瞼浮腫，流涙
G 細胞		ガストリン	胃酸分泌刺激	膵ガストリノーマ	胃酸過多，難治性潰瘍（Zollinger-Ellison 症候群）

VIP：vasoactive intestinal polypeptide（血管作動性腸管ペプチド）
PP：pancreatic polypeptide（膵ポリペプチド）

◆ 膵ランゲルハンス島細胞と，腸管上皮の基底膜に存在する腸内分泌細胞は，発生学的に同系列の細胞である。ソマトスタチン，ガストリンなどランゲルハンス島細胞から分泌されるホルモンのいくつかは胃腸ホルモンにも存在する。

腸クロム親和性細胞（enterochromaffin cell） 細胞内でセロトニンを含む顆粒がクロム塩で染まることからこの名がある。

Q98 膵癌の発生部位の違いによる進展と症状の差

●乳頭部癌・膵頭部癌は初期からの黄疸，体・尾部癌は疼痛が特徴。

◆ 膵癌は腫瘍の占拠部位により乳頭部癌，頭部癌，体・尾部癌に分けられ，発生頻度は1：3：5である。これらの間には症状の差がみられる。

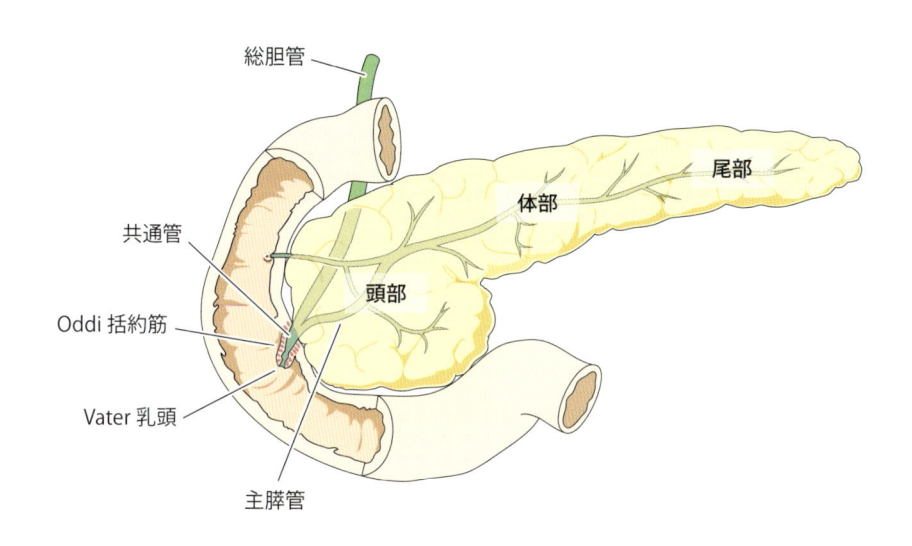

◆ **乳頭部癌**は十二指腸のVater（ファーター）乳頭に発生する癌をいうが，実際は乳頭部胆管，乳頭部膵管，共通管，大十二指腸乳頭発生のものが含まれる。癌が総胆管を閉塞すると，胆汁うっ滞による閉塞性黄疸，胆嚢腫大，上腹部痛が生じる。膵管が閉塞すると膵炎を起こし，血中・尿中のアミラーゼが上昇し，腹痛や糖尿病をきたす。早い時期から症状が出現するため，他部位の膵癌に比べて予後が良い。

◆ 膵頭部癌および体・尾部癌は膵管とその分枝，さらに末梢介在部および腺房から発生する。**膵頭部癌**は乳頭部癌と同様，胆管や膵管を巻き込んで比較的早期から症状が出現することが多い。

◆ それに対して**体・尾部癌**は，黄疸は出現しにくい反面，固有被膜を持たないため後腹膜脂肪組織に浸潤しやすく，神経を巻き込んで疼痛を生じるという特徴がある。

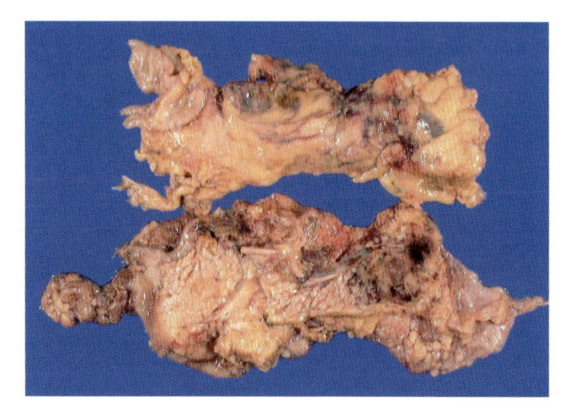

膵尾部癌 膵尾部に壊死に陥った灰白色の腫瘤を認める。後腹膜脂肪織へ直接浸潤，さらに肝臓，肺へ遠隔転移を認めた。

膵癌の治療 膵癌の予後は悪く，切除可能例でも5年生存率は10％以下である。最近では術中放射線照射や手術不能例に対する開創照射が試みられ，数ヵ月の延命効果が確認されている。放射線照射による除痛効果も得られる。

6 泌尿器

Q99 腎不全の3分類と，それぞれの原因・発生機序

◉ 腎性腎不全の原因は尿細管障害，糸球体障害，血流障害。
◉ 腎前性腎不全は腎性腎不全に移行する。

◆ **腎不全**とは，腎機能が著しく低下し，腎臓から排出されるべき有毒物質が体内にたまり，全身諸臓器に影響を及ぼした結果，生体の恒常性が維持できなくなった状態をいう。原因がどこにあるかによって，腎前性，腎性，腎後性に分ける。
◆ **腎前性**：腎臓以外に原因があり，腎血流量減少のため機能が低下した状態。原因を除去すれば，機能は容易に回復する。一部は腎性腎不全に移行する。原因は心拍出量低下，脱水・出血による体液量低下である。
◆ **腎性**：腎臓自体の病変のために生じたもの。
①**急性尿細管壊死**：尿細管上皮細胞の障害による。原因はショック，出血，敗血症，DIC，ミオグロビン尿症，腎毒性薬剤（セファロスポリン，テトラサイクリンなど）。
②**糸球体腎症**：糸球体毛細血管の基底膜の障害による。原因は各種急性糸球体腎炎，ループス腎炎，Goodpasture症候群。
③**腎動脈閉塞**：腎血流の途絶による。原因は解離性大動脈瘤，血栓，塞栓。
◆ **腎後性**：尿の生成は行われるが，尿路の異常により排泄できない状態。原因は前立腺肥大，前立腺癌，尿路結石。

Q100 腎機能不全，腎不全，尿毒症の違い

◉ 機能低下の程度の違いであり，腎機能不全 ➡ 腎不全 ➡ 尿毒症の順に進行する。
◉ 尿毒症はBUN，クレアチニンの上昇に加えて多彩な中毒症状を呈する。

◆ **腎機能不全**：自覚症状はなく，検査で判明する。腎機能は正常の1/2から1/3。
◆ **腎不全**：腎機能は正常の1/3以下で，体液の恒常性を維持できない状態。クレアチニンクリアランス50〜25 ml/min以下で，BUNやクレアチニンが持続的に上昇。
◆ **尿毒症**：著しい機能低下のため，他臓器にも影響を及ぼし，生命維持ができない状態。BUN，クレアチニンの上昇に加えて著明な水電解質のアンバランスを生じ，多彩な症状を呈する。

Q101 尿毒症の際の他臓器の病変

- ●尿毒症における各臓器障害は有毒物質による血管内皮細胞障害の結果。
- ●エリスロポエチンが欠乏し，貧血になる。

◆ 尿毒症（uremia）の際には腎臓のみならず，全身のさまざまな臓器にも病変が生じる。障害を引き起こす物質は不明である（尿素やクレアチニンではない）。主な臓器における病変は以下のとおり。

①神経：脳浮腫による意識障害，痙攣，精神症状が起きる。そのほか末梢神経，特に知覚神経の軸索変性・脱落による尿毒症性ニューロパチーが生じる。

②肺：尿毒症性肺炎と呼ばれ，胸部X線写真上，肺門部を中心にして両肺野に蝶形の血管陰影の増強がみられる。形態学的には肺胞毛細血管の内皮細胞が障害される結果，肺胞壁の浮腫性肥厚と，肺胞内に多量のフィブリンを含んだ滲出液（硝子膜）が認められる。

③消化管：ほぼ全消化管にわたり，出血や潰瘍が形成される。尿成分を腸管から排泄することによって起きる（尿毒症性結腸炎）。

④漿膜：線維素性炎が心嚢を中心に生じる。

⑤骨髄：腎臓の荒廃に伴うエリスロポエチン欠乏と骨髄機能抑制による貧血が起きる。

高窒素血症　BUN，クレアチニンの上昇があるが中毒症状を伴わない状態をいう。心不全，尿路閉塞などで生じる。尿毒症とは区別する。

Q102 水腎症の病態・原因と合併症

- ●腎盂内圧上昇のため腎実質は圧排され萎縮する。

◆ 水腎症（hydronephrosis）とは，尿の流出路に狭窄や閉塞が生じた結果，腎盂・腎杯が拡張した状態をいう。この状態が長期にわたると，尿のうっ滞は尿細管にも及び，上昇した腎盂内圧のために腎実質は圧排され萎縮する。極端なものは腎実質がほとんど消失して尿毒症に至る。その際には血管の硬化を伴い，高血圧が起こる。

◆ 流出路障害の原因は，次のようなものがある。
① 腎盂結石，尿管結石
② 膀胱癌・尿管癌による尿路内腔の閉塞
③ 子宮癌・膀胱癌・前立腺肥大・前立腺癌やそれらの浸潤による尿路の圧迫
④ 放射線照射後の後腹膜腔の線維化
⑤ 過剰血管と尿管の交叉による圧迫

◆ 尿うっ滞には早晩，感染を伴い，腎盂腎炎，さらに膿腎症を起こす。

Q103 腎嚢胞と嚢胞腎の病理学的な違い

- 腎嚢胞は尿細管由来の貯留嚢胞である。
- 成人型嚢胞腎の発症は成人後であるが遺伝による。
- 先天性嚢胞腎は肝臓，膵臓の嚢胞性変化を伴う。

◆ 腎臓に発生する嚢胞性疾患には，①腎嚢胞と②嚢胞腎がある。

◆ **腎嚢胞**は，**単純性腎嚢胞**とも呼ばれる尿細管由来の貯留嚢胞で，片側性に少数個発生する。腎機能に障害はきたさないが，大きくなると腎腫瘍との鑑別が必要となる。

◆ **嚢胞腎**は遺伝性疾患で，嚢胞が両側性に多発する。成人型と小児型があるが，いずれも腎機能異常を伴い，腎不全を起こすため予後不良である。

◆ 成人型嚢胞腎は常染色体優性遺伝であるが，成人になってから高血圧，血尿で発症する。尿を貯留する数mmから数cmの大小不同の嚢胞が多数形成され，腎実質は嚢胞間にわずかに残存しているだけとなる。

◆ 小児型嚢胞腎は常染色体劣性遺伝といわれ，多くは死産となる。腎被膜から乳頭に向かう尿細管の拡張と，嚢胞状の集合管拡張がある。肝臓，膵臓の嚢胞性変化を伴うことが特徴。

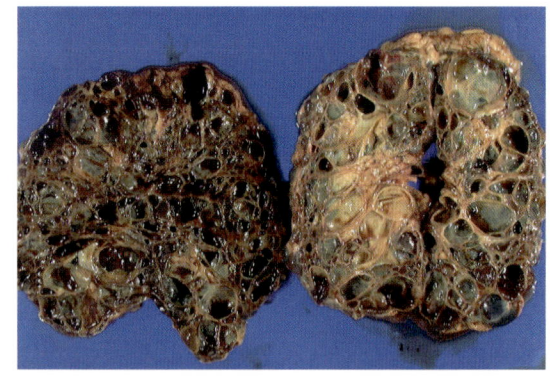

嚢胞腎（成人型） 無数の大小の嚢胞が形成され，腎実質は嚢胞間に少量介在するのみ。

Q104 腎盂腎炎の感染経路 《乳頭壊死との関連》

- 膀胱からの上行性感染と，菌血症による血行性感染がある。
- 腎乳頭部の血流が減少すると乳頭壊死となる。

◆ 尿路（腎盂・尿管・膀胱）の炎症は，前立腺肥大，尿道狭窄，結石，膀胱麻痺などによる尿うっ滞に伴って生じる。

◆ **腎盂腎炎**（pyelonephritis）に至る経路としては，①膀胱炎から尿管を上行し腎盂に至る経路と，②血行性に糸球体に達し，塞栓性化膿性巣状腎炎を経て腎盂腎炎になる経路がある。リンパ行性，直接波及もありうるが，きわめて少ない。

◆ 慢性腎盂腎炎になると，壊死に陥ったネフロンが脱落・硝子化して腎細動脈の硬化を生じ，さらに糸球体が脱落するという悪循環が起こる。

◆ **腎乳頭壊死**は腎盂腎炎に伴って生じるが，糖尿病に合併して多くみられる。炎症による直細動脈の侵食，ないしは浮腫・硬化による圧迫，動脈硬化などのために腎乳頭部の循環障害が加わり，腎乳頭が壊死に陥る。また，鎮痛薬フェナセチンの投与によっても生じる（**鎮痛薬腎炎**）。

Q105 原発性腎炎の発生機序

◉ 糸球体腎炎は，液性免疫が関与する免疫疾患である。
◉ 糸球体は構造上，抗原や他部位で作られた抗原抗体複合体が沈着しやすい。

◆ 腎炎（糸球体腎炎）の発症には免疫反応，特に液性免疫が関与しており，糸球体における抗原抗体反応，あるいは他部位で作られた抗原抗体複合体の糸球体への沈着が腎炎の引き金となる。発生機序は次の4とおりである。

①自己免疫による糸球体腎炎：糸球体基底膜に対する自己抗体が産生され，抗原抗体反応によって腎炎が誘発される。Goodpasture症候群や半月体形成性腎炎はこの機序で発症する。自己抗体の出現はウイルス感染などが引き金になって起こる。

②免疫複合体による糸球体腎炎：糸球体基底膜に予め沈着している抗原物質に血中の特異抗体が反応し，抗原抗体複合体を形成する。膜性腎症はこの機序による。

③循環型免疫複合体による糸球体腎炎：血中で作られた抗原抗体複合体が糸球体の血管壁やメサンギウム領域に沈着し，炎症やメサンギウム細胞の増殖などを引き起こす。IgA腎症など，多くの糸球体腎炎がこの機序に基づく。

④ ANCA関連腎炎：自己免疫によるものであるが，抗基底膜抗体ではなく，抗好中球細胞質抗体（ANCA）が関与するもの。抗原抗体反応で活性化された好中球や放出されたサイトカインが糸球体毛細血管内皮を障害する。特発性半月体形成性糸球体腎炎がこの機序による。

ANCA（anti-neutrophil cytoplasmic antibody） 好中球細胞質に対する自己抗体。細胞質に存在するC-ANCAと核辺縁に存在するP-ANCAが確認されており，前者はWegener肉芽腫症，後者は顕微鏡的多発血管炎や特発性半月体形成性糸球体腎炎などで検出される。☞ Q42

Q106 原発性糸球体疾患の基本分類

◉ 病変分布から，びまん性／巣状，分節性／全節性に分ける。
◉ 病変の程度，拡がり，組織変化の特徴で3大別する。

◆ 糸球体の病変はすべての糸球体に均等にみられるとは限らない。80％以上の糸球体に病変が存在するものをびまん性，80％以下で病変分布に偏りがあるものを巣状として区別する。また，個々の糸球体をみた場合に，係蹄の一部に病変が存在するものを分節性（局所性），係蹄全体に病変が存在するものを全節性として区別する。

◆ 病変の程度，拡がり，組織変化の特徴により次の3つに大別する。

①微小糸球体変化：臨床的に糸球体病変を示唆する症候を示すが，糸球体には著変をみないもの。抗原抗体複合体の沈着はない。代表的疾患としてリポイドネフローゼがあり，主に小児に発生し，ステロイドに反応するが再発を繰り返す。

②巣状分節性糸球体病変：巣状，分節性にメサンギウムの増生と毛細血管の虚脱による糸球体の硬化があるもの。びまん性腎炎に発展するものも存在する。巣状糸球体硬化症が代表的。
③びまん性糸球体腎炎：びまん性，全節性に病変があるもの。組織所見により，次項に示す6型に分類される。

Q107 びまん性糸球体腎炎の分類

● 膜性増殖性腎炎のdepositは上皮下，膜性増殖性腎炎2型のdepositは基底膜に沈着。

①膜性腎症：糸球体上皮下に抗原抗体複合体が沈着。抗原抗体複合体の間の新生基底膜がPAM染色でスパイクとしてみられるのが特徴。
②メサンギウム増殖性糸球体腎炎：メサンギウム基質の増加を伴うメサンギウム細胞の増殖。ほとんどの例で抗原抗体複合体の沈着は証明されない。
③管内増殖性糸球体腎炎：メサンギウム細胞増殖とともに内皮細胞の腫大・増殖がみられ，毛細血管は狭小化する。糸球体上皮下に抗原抗体複合体が沈着する。
④膜性増殖性糸球体腎炎：メサンギウム細胞は増殖し，基底膜と内皮細胞の間に侵入する。内皮下および侵入したメサンギウム細胞周囲に抗原抗体複合体であるdepositがみられ，内皮直下に基底膜が新生する。これがPAS染色，PAM染色で二重構造として認められる。
⑤ Dense deposit glomerulonephritis（膜性増殖性糸球体腎炎2型）：depositは基底膜内にあり，そのため基底膜自身が肥厚している点が④と異なる。メサンギウム細胞の増殖は軽く，基底膜の二重構造がみられる範囲は少ない。
⑥半月体形成性腎炎：ボウマン嚢内にボウマン嚢上皮，糸球体上皮，マクロファージ，フィブリンからなる半月状の増殖が起こる（細胞性半月体）。器質化されると細胞成分は減少し線維化する（線維性半月体）。糸球体は虚脱するが変化は少ない。

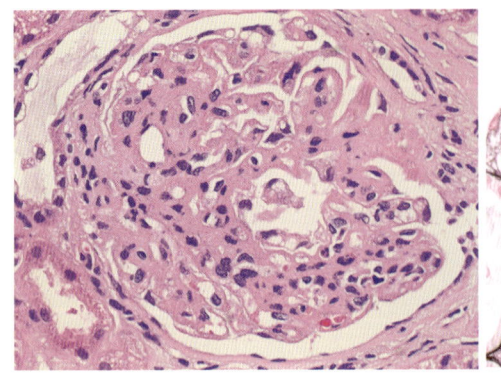

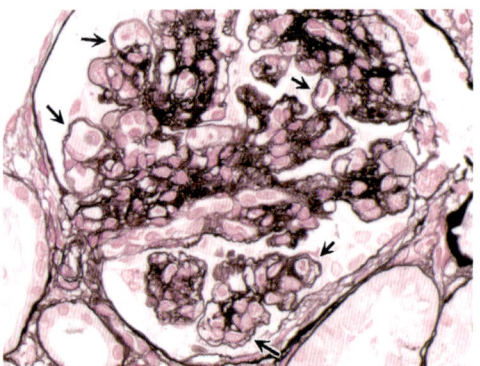

膜性増殖性糸球体腎炎　左：H-E染色。メサンギウム細胞の増殖と毛細血管基底膜の肥厚を認める。右：PAM染色。毛細血管には二重構造（矢印）の像がみられる。

係蹄壁

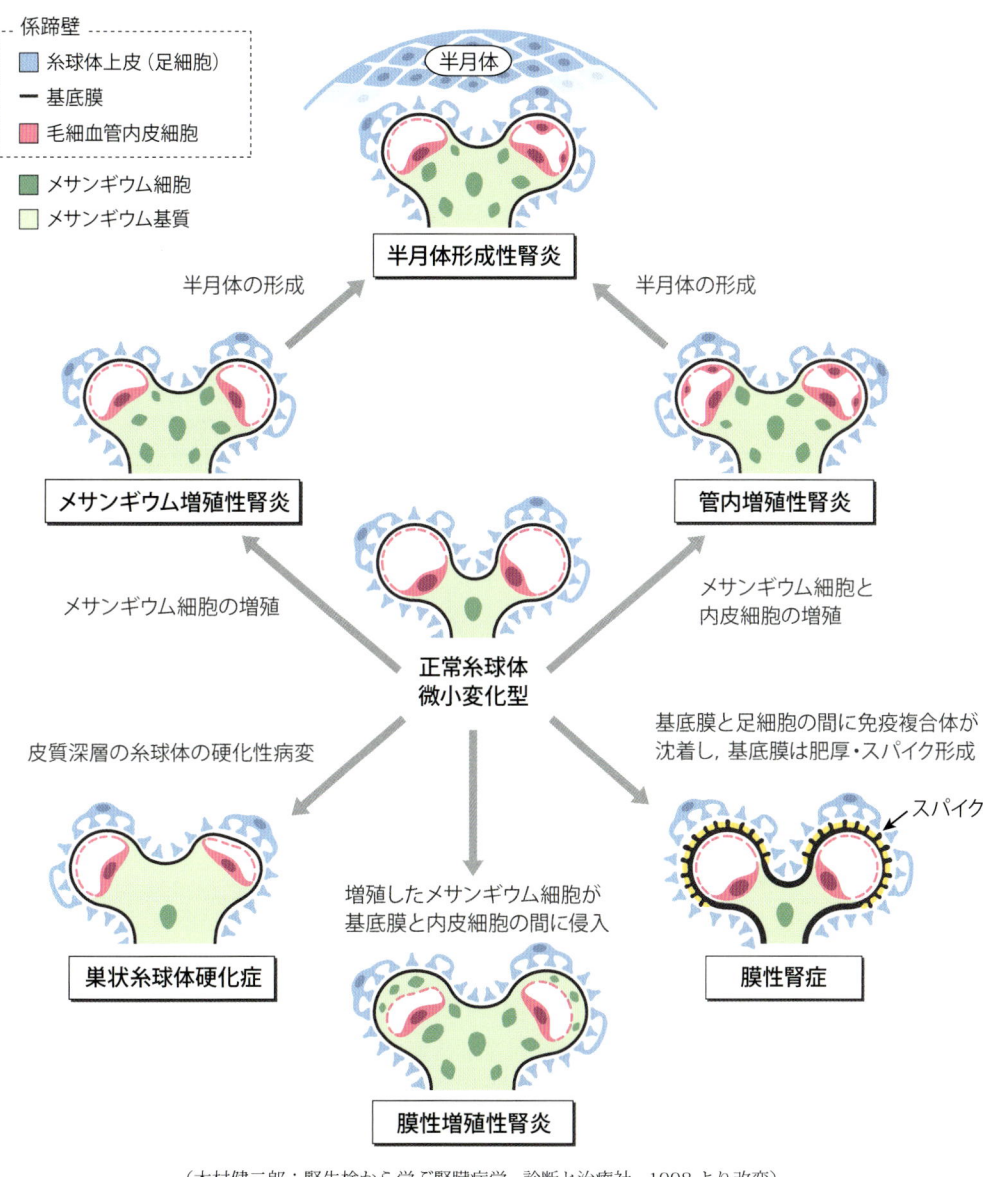

- 糸球体上皮（足細胞）
- 基底膜
- 毛細血管内皮細胞
- メサンギウム細胞
- メサンギウム基質

半月体形成性腎炎 ← 半月体の形成

メサンギウム増殖性腎炎 ← メサンギウム細胞の増殖

管内増殖性腎炎 ← メサンギウム細胞と内皮細胞の増殖

正常糸球体 微小変化型

巣状糸球体硬化症 ← 皮質深層の糸球体の硬化性病変

膜性増殖性腎炎 ← 増殖したメサンギウム細胞が基底膜と内皮細胞の間に侵入

膜性腎症 ← 基底膜と足細胞の間に免疫複合体が沈着し，基底膜は肥厚・スパイク形成（スパイク）

（木村健二郎：腎生検から学ぶ腎臓病学. 診断と治療社, 1998 より改変）

糸球体腎炎の型	免疫染色（蛍光抗体法） 抗体, 補体	染まり方	電子顕微鏡所見
膜性腎症	IgG, C3	係蹄壁に均等に顆粒状	基底膜上皮側あるいは基底膜内の deposit。基底膜は spike 形成
メサンギウム増殖性		陰性	多くは deposit なし
管内増殖性	IgG, C3	係蹄壁に沿って顆粒状	基底膜上皮側に deposit（hump）
膜性増殖性	C3	係蹄壁, メサンギウム	内皮下とそこに侵入したメサンギウム周囲への deposit
膜性増殖性 2 型	C3	メサンギウムに塊状 係蹄壁に線状	基底膜内に高電子密度の deposit
半月体形成性	フィブリン	半月体内	著変なし

Q108 びまん性糸球体腎炎の基本6型と臨床病型の関係

- 糸球体腎炎の基本6型は、それぞれに臨床的特徴がある。
- ネフローゼ症候群を示すのは膜性腎症と膜性増殖性糸球体腎炎。
- メサンギウム増殖性糸球体腎炎は慢性、管内増殖性糸球体腎炎は急性の経過をたどる。

①膜性腎症：無症候性・無選択性蛋白尿で発症し、ネフローゼ症候群に移行し、慢性の経過をたどる。ネフローゼ症候群は臨床的概念で、ⓐ蛋白尿（3.5g/日以上）、ⓑ低蛋白血症（総蛋白量 6.0 g/dℓ 以下）、ⓒ高脂血症（血清総コレステロール 250 mg/dℓ 以上）、ⓓ浮腫をきたす疾患をいう。

②メサンギウム増殖性糸球体腎炎：蛋白尿、血尿、高血圧を伴う慢性腎炎症候群の形をとり、慢性の経過で腎不全に至る。

③管内増殖性糸球体腎炎：急性糸球体腎炎症候群を特徴とする。蛋白尿、血尿、高血圧が急性に発症し、糸球体濾過量は低下し、水・ナトリウム貯留が生じる。上気道感染後、特に溶連菌感染後にみられることが多い。

④膜性増殖性糸球体腎炎：ネフローゼ症候群、急性および慢性腎炎症候群を併せもつ腎炎で、血中補体（特にC3）の低下を伴うことが特徴である。治療は困難。

⑤ Dense deposit glomerulonephritis（膜性増殖性糸球体腎炎2型）：臨床的には④と同様であるが、予後はさらに悪い。

⑥半月体形成性腎炎：急速進行性糸球体腎炎と呼ばれるものに相当し、かつては発症から数ヵ月以内に急性腎不全で死亡していた。現在では透析療法、ステロイド療法などで生存可能。

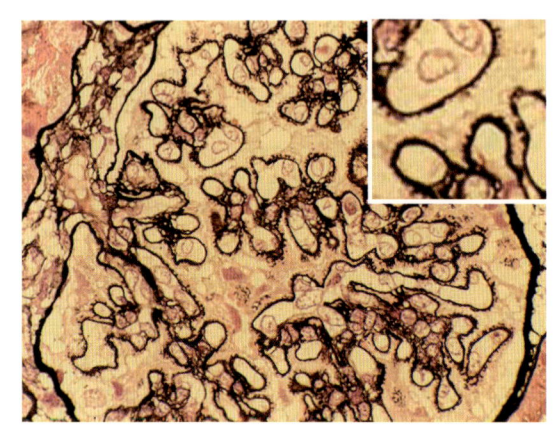

膜性腎症 上皮細胞側に突出する基底膜のスパイクを認める（PAM染色）。（東京女子医大 澤田達男教授提供）

Q109 糸球体腎炎の診断における病理検査の必要性と項目

- 確定診断には腎生検が必要。
- 組織標本、免疫染色、電顕標本の3つの方法を併用する。

◆原発性糸球体腎炎の臨床病型は、ある程度まで病理組織学的な糸球体の変化と平行している。しかし、最終診断はあくまでも病理組織学的に糸球体病変を観察することによって確定され、治療方針が決定される。一方、他の疾患に伴う糸球体病変（☞Q110）の場合は、必ずしも原因疾患による特徴像を示すとは限らない。

- 糸球体の病変を診断するには，腎臓の針生検を行う。採取した検体を，①通常のホルマリン固定によるHE染色，種々の特殊染色（PAS，PAM，マッソン・トリクロームなど），②凍結標本による免疫染色（IgG，IgA，IgM，補体など），③電子顕微鏡による観察，の3つの方法により観察する。これらによって，抗原抗体複合体の沈着部位と抗体の種類，基底膜の性状などを確認する。

Q110 腎疾患以外の疾患に続発する糸球体腎炎

◉ 腎炎は全身性疾患の一局面であることも多い。
◉ 必ずしも免疫学的機序によらない。

- 自己免疫疾患，血管の疾患，代謝性疾患など特定の基礎疾患に基づいて腎炎が起きた場合を続発性糸球体腎炎という。代表的な疾患として以下のようなものがある。
- ループス腎炎：SLEに腎障害を伴ったもので，DNA-抗DNA抗体複合体により引き起こされる。多量の沈着物により糸球体係蹄壁が針金状に肥厚したワイヤーループ病変と，係蹄内のヘマトキシリン体が特徴である。☞総論Q107
- Goodpasture症候群（グッドパスチャー）：若い男性に多い。①肺出血，②半月体形成性糸球体腎炎，③血中への抗糸球体基底膜抗体の出現，④糸球体へのIgGの線状沈着，という4つの所見を呈する。腎病変は急速に進行し，腎不全をきたす。
- 紫斑病性腎炎（しはん）：下肢，殿部を中心に紫斑がみられる。吐血，下血，関節痛などを伴うことがある。腎病変は半数にみられ，大半は増殖性腎炎，一部は膜性腎症である。
- 糖尿病腎症：糖代謝障害のために血漿蛋白の糖化が生じ，その結果，糸球体に糖蛋白と脂質からなる好酸性物質が沈着する。Kimmelstiel-Wilson結節（キンメルスティール ウィルソン），fibrin capと呼ばれる病変がそれである。☞総論Q26
- アミロイド腎：血漿蛋白由来のアミロイド成分が分解されず，あるいは過剰に産生され，臓器に沈着して障害をきたす。糸球体毛細血管基底膜にもアミロイド沈着が起こり，最終的には全体が置き換わる。☞総論Q10

Q111 尿路結石の発生機序

◉ 尿路結石の発生には代謝異常と促進因子が必要である。

- 尿路結石の発生には，代謝因子と促進因子が関与する。代謝因子は高尿酸血症，シスチン尿，高カルシウム尿など，促進因子は尿うっ滞，尿路感染などである。
- 腎結石はリン酸カルシウム，シュウ酸カルシウムが多く，集合管内に形成されるカルシウム塩の結晶が腎結石の核になるといわれている。ときに腎盂いっぱいに鋳型状結石を作るが，無症状であることが多く腎機能低下もない。

- **尿管結石**は腎結石が詰まったものであり，血尿，激しい疼痛（疝痛），結石排泄の症状がある。
- **膀胱結石**は腎結石を核として成長するものが多く，通過障害は起こさないが，多発性でときに大型となる。

腎石灰症　高カルシウム血症によって尿細管上皮中に石灰化が起こるもの。壊死物質の石灰化とは区別する。転移性石灰化ともいう。

Q112　腎臓の悪性腫瘍の種類と特徴

◉ 腎芽腫は胎生期の腎組織から発生し，発生時期により組織像がかなり異なる。
◉ 腎癌の黄色は腫瘍細胞の脂質の色。

- 腎原発の悪性腫瘍には，腎臓の分化途中の成分から発生する腎芽腫と，分化した後に上皮から発生する腎癌，腎盂癌がある。
- **腎芽腫**：Wilms 腫瘍（ウィルムス）ともいう。思春期までに発生し，0〜1歳にピークがある。中胚葉由来の後腎組織より発生する。組織学的には横紋筋など間葉成分の増殖とともに円柱上皮からなる尿細管様構造が混在し，混合腫瘍の１つである。
- **腎癌**：腎癌の多くは腎細胞癌別名 Grawitz 腫瘍（グラヴィッツ）と呼ばれるもので，尿細管上皮より発生する。腫瘍は脂肪とグリコーゲンに富む淡明細胞からなり，豊富な毛細血管が取り巻く。肉眼的には黄色調の腫瘍で，かつては副腎腫と呼ばれていた。腎盂に顔を出し，尿の流出路を閉鎖して水腎症を起こしたり，腎静脈や下大静脈を侵して塞栓を形成する。
- **腎盂癌**：組織学的には尿路上皮癌で，まれに扁平上皮癌が発生する。腔内に乳頭状発育を示し，集合管から腎実質へ浸潤する。腎盂，尿管，膀胱に多発することがある。

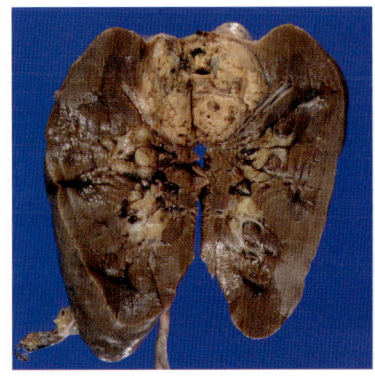

腎細胞癌　腎臓の上極付近に境界明瞭・灰黄色・充実性の腫瘤をみる。

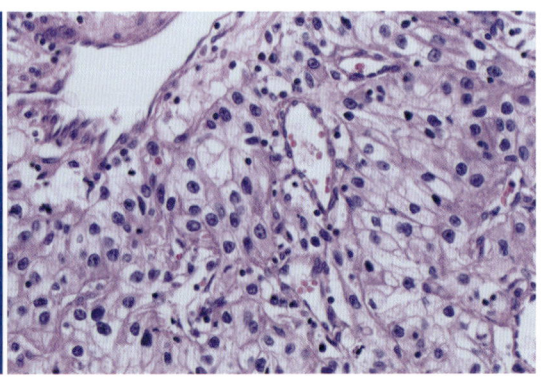

腫瘍細胞のシート状の増殖。細胞質は淡明，核はやや大型不整形で濃染している。

Q113 膀胱の腫瘍様病変と悪性腫瘍

- ◉ 尿路上皮癌の前癌病変は上皮過形成と上皮異形成。
- ◉ 扁平上皮癌の前癌病変は白斑。

◆ 膀胱の腫瘍様病変として上皮過形成，上皮異形成，扁平上皮化生のほか，増殖性膀胱炎，マラコプラキアがある。このうち悪性腫瘍と関連しているのは上皮過形成，上皮異形成，扁平上皮化生である。

◆ 扁平上皮化生は膀胱前壁に多く発生する。なかでも角化・錯角化を伴うものを白斑というが，これが扁平上皮癌の基礎病変にあたる。

◆ 上皮過形成とは，乳頭構造をとらないが尿路上皮（移行上皮）の7層以上に達する増殖をいい，細胞の変化は軽度である。上皮異形成は平坦な病巣で，異型尿路上皮細胞からなる。これらは尿路上皮癌の基礎病変とされる。

マラコプラキア　大型貪食細胞の集まりからなる粘膜の肉芽腫性病変で，組織球の貪食能の欠陥によるとされている。細胞質内に Michaelis-Gutmann 小体と呼ばれる同心円状小体を含む。膀胱，尿道などに同時多発することがある。

Q114 膀胱癌の肉眼像と悪性度分類

- ◉ 尿路上皮癌には乳頭状増殖をとらないで拡がるタイプがある。
- ◉ Grade 分類は細胞異型のみならず，構造異型も判定要因である。

◆ 膀胱癌の組織型には尿路上皮癌，扁平上皮癌，腺癌，未分化癌がある。肉眼像のタイプには乳頭状，扁平状，結節状，潰瘍状がある。

◆ 尿路上皮癌の大部分は乳頭状増殖を示すが，正常膀胱上皮を置き換えて扁平に拡がるタイプもある。扁平上皮癌，腺癌，未分化癌の多くは結節状・潰瘍状の形態をとる。

◆ 膀胱癌は組織型にかかわらず，治療・予後判定を目的として悪性度 (grade) を分類する。すなわち，①上皮層の分化・厚さ，細胞配列，浸潤部の胞巣の形態などの構造異型，②腫瘍細胞核の大きさ，クロマチンの性状，N/C 比，多形性などの細胞異型の2要因の組み合わせにより，grade 1〜3に分類する。

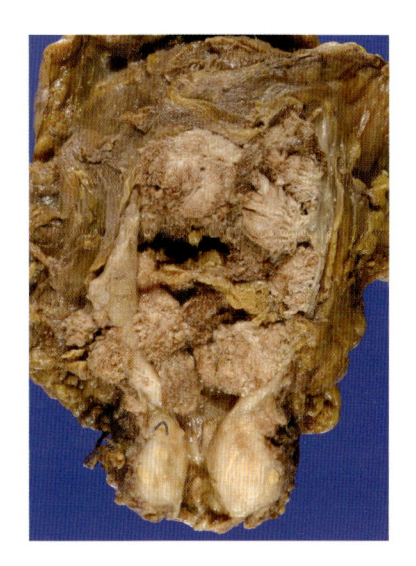

膀胱癌　膀胱内腔を充満する多発性の乳頭状腫瘍。

各論 7 男性生殖器

Q115 男性生殖器の結核症と臓器関連

- ◉ 精巣上体は血管に富むため血行性転移を受けやすく、また散布源となりやすい。
- ◉ 構造上、容易に他の生殖器に拡がる。

◆ 男性生殖器の結核は、ほとんどが肺結核・腎結核から血行性に転移した二次結核症である。血管に富む精巣上体がまず侵され、さらに精巣、精嚢、前立腺に拡がる。拡大は精管内性であるが、リンパ行性逆行性の経路もある。

◆ 精巣上体は腎臓と同様、晩期粟粒結核症の散布源としても重要であることから、外科的治療すなわち摘出の対象になる。☞ 総論 Q88

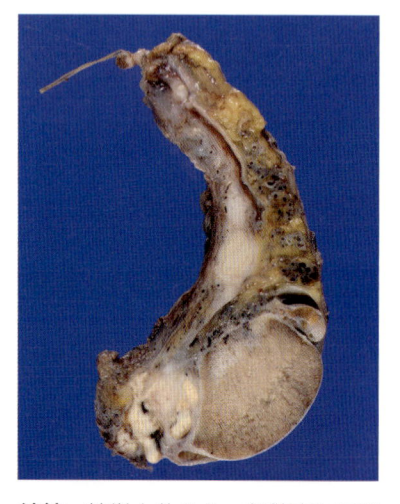

結核 精巣上体から一部精索に灰黄色の乾酪壊死巣が広がっている。

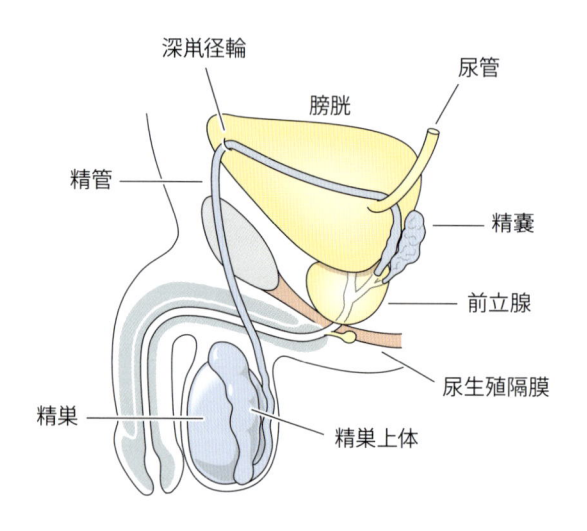

Q116 男性不妊症の原因 《精巣萎縮の際にみられる退行性変化》

- ◉ 精巣萎縮は加齢、炎症のほか、下垂体機能低下、女性ホルモン投与でも生じる。

◆ 男性不妊症は原因不明のことが多いが、精管無形成、外傷などによる精路障害を除けば、種々の原因による精巣萎縮が主な原因である。原因精査のため精巣生検を行う。

- 精巣萎縮の原因は，①加齢，②**停留精巣**，③炎症（**流行性耳下腺炎後**など），④下垂体機能低下，⑤染色体異常（Klinefelter〔クラインフェルター〕症候群，真性半陰陽），⑥女性ホルモン投与，⑦放射線被曝などである。
- 精巣萎縮の際の組織変化として，精細胞の成熟停止，精細管基底膜の肥厚と精細管周囲の線維化，成熟していない造精細胞の脱落，精細胞の無形成などがみられる。

下垂体ホルモンと男性機能　下垂体から分泌される黄体化ホルモン（LH）は精巣のLeydig細胞を刺激してテストステロンを分泌させ，卵胞刺激ホルモン（FSH）はSertoli細胞を活性化して精子形成を促進する。

Q117　精巣腫瘍の発生母細胞

- ● 男性の胚細胞腫瘍は精祖細胞，精母細胞，精娘細胞，精子から発生する。
- ● ライディッヒ細胞は間質細胞，セルトリ細胞は支持細胞である。

- 精巣腫瘍は胚細胞由来のものと非胚細胞由来のものに分けられる。
- **胚細胞腫瘍**（germ cell tumor）：胚細胞とは生殖細胞のことで，男性では精祖細胞，精母細胞，精娘細胞，精子が相当する。精細管内に限局したセミノーマ，胎児性癌，絨毛癌など，いわば上皮内癌の形態が存在することから，あらゆる悪性胚細胞腫瘍が精細管内異型胚細胞を経て発生するとの説がある。
- **Leydig〔ライディッヒ〕細胞腫**：間質細胞であるLeydig細胞から発生する。Leydig細胞は，曲精細管間の結合組織に存在する大型多角形の細胞で，精子発生を促進するためにテストステロンを分泌する。
- **Sertoli〔セルトリ〕細胞腫**：Sertoli細胞は精細管内に存在し，分枝した突起で格子をつくり，精子の保護と栄養を行う（性索）。これから発生したものがSertoli細胞腫である。Leydig細胞腫とSertoli細胞腫が混在してみられることもあり，**性索・間質腫瘍**（gonadal stromal tumors）という。

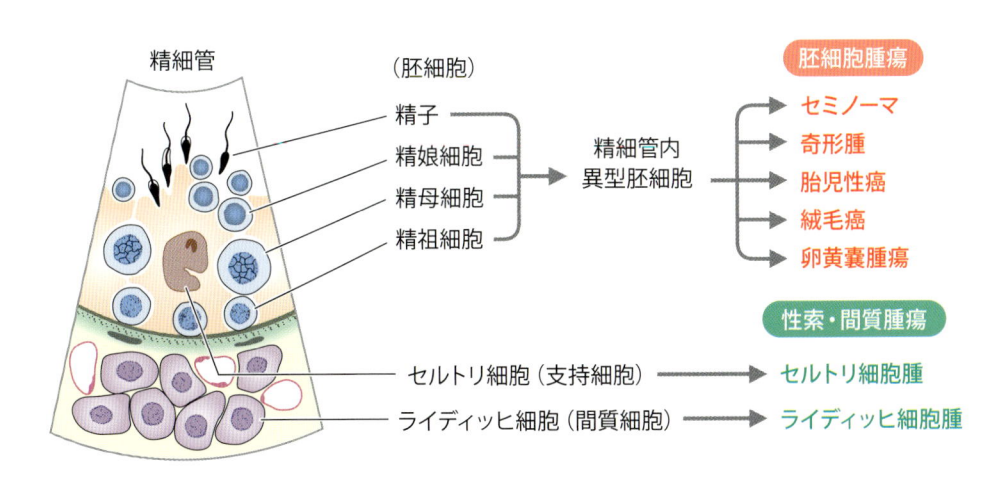

Q118 胚細胞腫瘍の臨床病理学的特徴と腫瘍マーカー

◉ あらゆる組み合わせの複合型胚細胞腫瘍が発生しうる。

◆ 胚細胞腫瘍は表に示すような種類があるが，30%は複合型であらゆる組み合わせが存在しうる。

種　類	好発年齢	組織像の特徴	腫瘍マーカー	組み合わせ・予後
定型性セミノーマ	20～40歳	精祖細胞様の大型淡明細胞の索状増殖とリンパ球浸潤		放射線感受性がよい
精母細胞性セミノーマ	40歳以降	精細管内増殖。精母細胞から精子への分化を模倣		予後良好
胎児性癌	20歳代	異型性が強い立方細胞の管状乳頭状増殖		絨毛癌・卵黄嚢腫瘍と合併。予後不良
卵黄嚢腫瘍	3歳以下	未熟内皮様細胞の網目状増殖，Schiller-Duval body	AFP	胎児性癌・絨毛癌と合併。予後良好
絨毛癌	30～50歳	異型合胞体栄養細胞，細胞性栄養細胞の不規則な増殖	hCG	胎児性癌・卵黄嚢腫瘍と合併。予後不良
奇形腫	幼児期成人	種々の成熟を示す3胚葉成分からなる	AFP CEA	胎児性癌・卵黄嚢腫瘍と合併。悪性化あり
多胎芽腫	30～50歳	胎芽類似構造		胎児性癌・奇形腫と合併

◆ 良性胚細胞成分のごく一部に悪性成分が存在することがあるので，腫瘍の一部の観察によって良性と判断することは危険である。十分な病理標本を作製して検査することが必要とされる。また，絨毛癌以外の胚細胞腫瘍でも合胞体性巨細胞がしばしばみられるが，これだけで絨毛癌とはいえない。

Burned out tumor　精巣の悪性腫瘍が何らかの理由でほぼ完全に壊死に陥り，さらに線維化・硝子化したもの。

Q119 前立腺肥大と癌，ホルモンの関連

- 前立腺過形成は内腺がエストロゲン刺激に反応したもの。
- 前立腺癌の好発部位は内腺域ではなく，アンドロゲンに反応する外腺域。

◆ 前立腺は，尿道を取り囲む**内腺域**と，外側の**外腺域**に分けられ，前者はエストロゲン，後者はアンドロゲンに反応する。

◆ **前立腺肥大**とは，加齢に伴う精巣機能の低下によってアンドロゲン分泌が低下し，相対的にエストロゲンが優位になったために外腺域が萎縮し，内腺域は反応して過形成となった状態である。

◆ このとき内腺域では間質成分もエストロゲンに反応して過形成になっている。したがって「前立腺肥大」という用語は適当でなく，「前立腺過形成」が正しい。☞総論 Q15

◆ 組織学的には，①腺組織の増殖が優勢な腺性過形成，②線維や平滑筋の増生を主体とする間質性過形成，③腺・間質性過形成に分けられる。

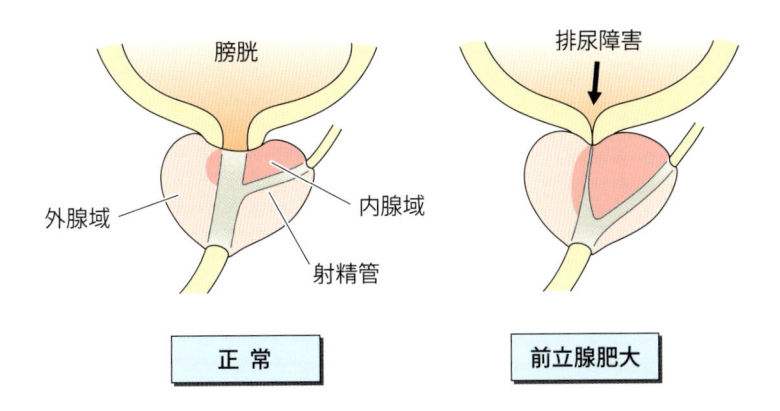

◆ **前立腺癌**は過形成を示す内腺域でも発生しうるが，むしろ萎縮した外腺域に多い。前立腺癌はアンドロゲンに対するホルモン受容体を持ち，ホルモンに反応して増殖することから，治療としては精巣摘出とエストロゲン投与が有効である。

Q120 前立腺癌の組織型，転移の特徴と腫瘍マーカー

- 進行は遅いが転移傾向があり，しばしば潜在癌となる。
- 前立腺酸性フォスファターゼ，前立腺特異抗原は正常組織にも存在するので，陽性がすなわち癌ではない。
- 骨転移で反応性骨形成が起きればアルカリフォスファターゼが上昇。

◆ 前立腺癌で最も多い組織型は腺癌で，腺管形成の程度により高・中・低分化に分ける。一般に分化が低いほど予後不良で，ホルモン療法に対する反応も悪い。高分化癌では進行が遅く，潜伏癌や潜在癌であることも多い。☞ 総論 Q123

◆ 組織学的悪性度の指標としてGleason分類（グリーソン）が用いられる。癌細胞の構造異型と浸潤様式から5つのパターンに分類し，標本上で最も多くみられるパターンと2番目に多いパターンの和をGleasonスコアという。たとえばパターン3が最も多く，次いでパターン5であった場合，スコアは3＋5＝8となる。臨床病期，血清PSA値，Gleasonスコアの組み合わせで，治療方針決定や予後推定を行う。

◆ 前立腺癌は直接浸潤の場合，膀胱・直腸・精嚢を巻き込んで骨盤壁へ拡がる。血行性転移としては肺，肝臓，副腎などへ転移するほか，脊椎や骨盤などへ骨転移の傾向がある。骨転移巣では反応性骨形成を伴うことが特徴である。

◆ 腫瘍マーカーとして，前立腺酸性フォスファターゼ（prostatic acid phosphatase；PAP），前立腺特異抗原（prostate-specific antigen；PSA）が有用であるが，これらは組織特異的であり，癌特異的でないことに注意が必要である。つまり，正常組織にも存在し，前立腺肥大や炎症でも上昇する。また，転移巣の反応性骨形成によって骨性アルカリフォスファターゼが血中に放出され，値が上昇する。

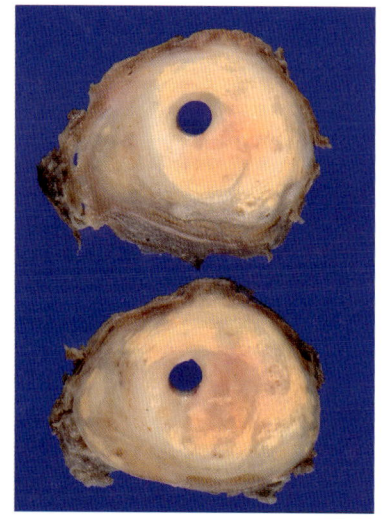

前立腺癌 不規則形の灰黄色の癌病巣が広がっている。

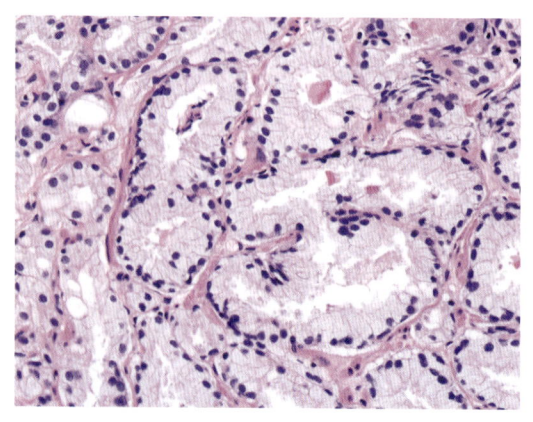

Gleason分類のパターン3 正常サイズからやや小型の腺腔の密な配列。上皮細胞の核は小型円形であるが濃染している。

各論 8 女性生殖器

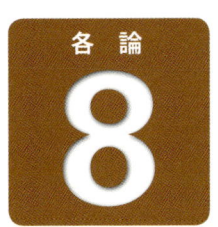

Q121 性の分化とその異常 《分化異常の発生機序と代表的疾患》

◉ 性腺（精巣・卵巣）の分化異常は性染色体異常により生じ，性管（性器）の分化異常はホルモン異常により起こる。

◆ 性腺（精巣，卵巣）の分化は性染色体X，Yの組み合せによる。Y染色体上に雄性決定遺伝子である **SRY 遺伝子** があれば精巣に，なければ卵巣に分化する。それに対して性管の分化・発育は，精巣で産生される男性ホルモン（**テストステロン**）と **Müller 管抑制因子**（ミュラー）の働きによる。両者が存在すれば男性器へ，なければ女性器へ分化する。したがって，性腺の分化異常は性染色体異常により生じ，性管の分化異常はホルモン依存性である。

◆ 性染色体の異常は受精前に生じる。受精卵になる前の卵細胞や精子に染色体分離不全が生じると，受精卵はXOやXXYといった異常な性染色体を持つ。一方，受精卵の分割の段階で分離不全が生じると，XY/XX，XY/XOといった**モザイク**を呈する。

◆ 性管異常は精巣の発育異常のほか，**副腎のテストステロン過剰分泌**や，**テストステロン受容体の欠如**によっても生じる。

◆ 性の分化異常によって，一見して男女の別がわからないものを**半陰陽**という。雌雄両方の性腺を有しているものを**真性半陰陽**といい，性腺は性染色体どおりのものを有しているが，外性器が反対の性を示すものを**偽性半陰陽**と呼ぶ。副腎性器症候群や精巣性女性化症候群は偽性半陰陽である。

	性染色体の異常			偽性半陰陽（性器の異常）	
	Turner 症候群	Klinefelter 症候群	真性半陰陽	副腎性器症候群	精巣性女性化症候群
染色体	45, XO	47, XXY	46, XY/XO (XXY)	46, XX（女）	46, XY（男）
性腺	痕跡状卵巣	精巣	精巣・卵巣	卵巣	精巣
性器	女性型	男性型	中間型	男性型	女性型
ホルモン異常	なし	なし	なし	テストステロン過剰分泌	テストステロン受容体欠如
臨床的特徴	低身長，外反肘，翼状頸，無月経	長身，精巣萎縮，女性化乳房	さまざま	女性の二次性徴欠如，尿中17KS高値	長身，女性化乳房

Q122 性周期におけるホルモンの変動と子宮内膜の変化

- ホルモン分泌は視床下部 ➡ 下垂体 ➡ 卵巣の 3 段構え。
- エストロゲンは内膜の増殖，プロゲステロンは腺の分泌に働く。

◆ 卵巣ホルモンであるエストロゲンとプロゲステロンの働きによって，子宮内膜は以下のように周期的に変化する。

① 増殖期（月経終了時から排卵まで，月経第 6・7 日～ 14 日頃）：エストロゲンの働きにより，子宮腺上皮や間質細胞が増殖する。子宮腺は小型で，腺上皮や間質細胞には核分裂像がみられる。

② 中期（月経第 12 日～ 14 日頃）：エストロゲンが消退して排卵が起きる。腺上皮に核下部空胞が出現する。

③ 分泌期（排卵から月経まで，月経第 15 日～ 28 日頃）：プロゲステロンの働きで腺上皮は分泌像を示すと同時に，拡張・蛇行する。間質の浮腫はピークとなり，子宮内膜は最も厚くなる。末期になると間質細胞に脱落膜様変化が生じ，子宮腺は虚脱する。

④ 月経期（月経開始から終了まで，月経第 1 日～ 5 日頃，通常 3 ～ 7 日間）：プロゲステロンが消退し，間質の融解，破綻性出血が生じる。

◆ 卵巣ホルモン分泌は，下垂体ゴナドトロピン（卵胞刺激ホルモン；FSH，黄体化ホルモン；LH）の働きにより調節されている。さらにゴナドトロピン分泌は，視床下部から分泌されるホルモンにより調節されている。☞ Q144

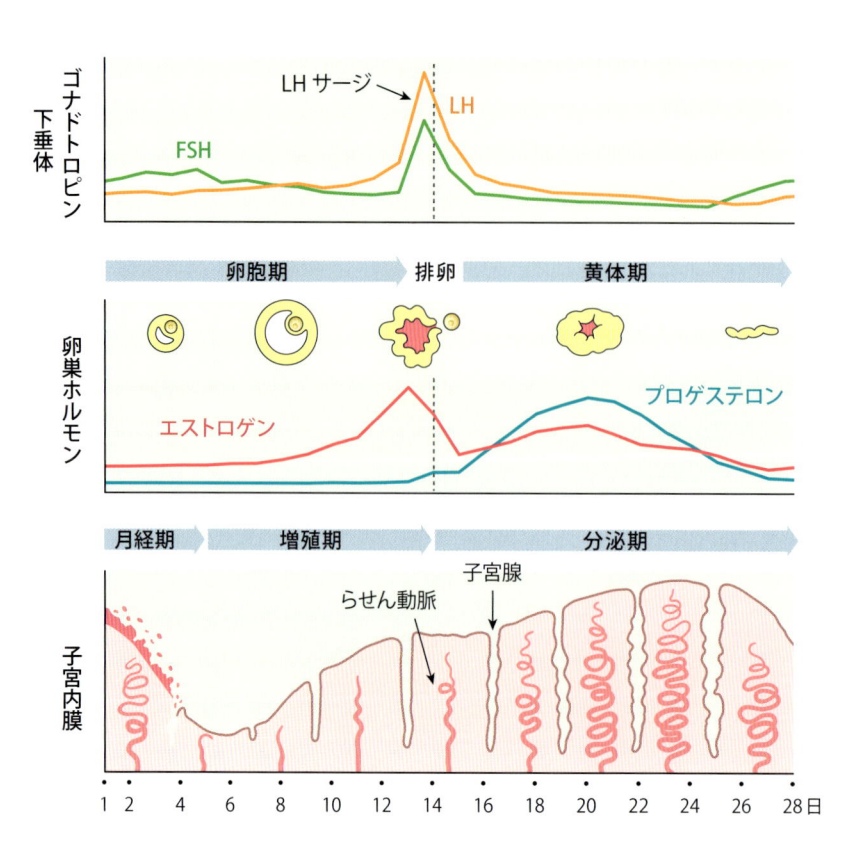

Q123 異形成，上皮内癌，子宮頸癌の意味と相互関係

- S-C junction には予備増殖能あり。
- 異形成は可逆性の変化。
- 上皮内癌は浸潤癌に移行する。

◆ 子宮腟部粘膜と頸管内膜の移行部（squamo-columnar junction）では予備細胞の増殖が盛んで，扁平上皮化生や腺性増生を示す。この部分を移行帯といい，異型細胞増殖を生じることがある。異型細胞増殖としては次の3つがある。

①異形成（dysplasia）：扁平上皮層が異型細胞に置き換わったもので，表層への分化傾向は保たれている。異型細胞の置換の程度により軽度・中等度・高度の3段階に分けられ，この程度が高くなるにしたがって細胞異型も強くなる。☞ 総論 Q119

②上皮内癌（carcinoma *in situ*；CIS）：明らかな癌細胞が上皮全層を置き換えて増殖したもの。表層への分化傾向は失われている。間質への浸潤はないが，頸管腺への侵入を伴うことがある。☞ 総論 Q121

③浸潤癌（invasive carcinoma）：子宮頸癌というときは，通常は浸潤癌を意味する。ほとんどが扁平上皮癌である。☞ Q124

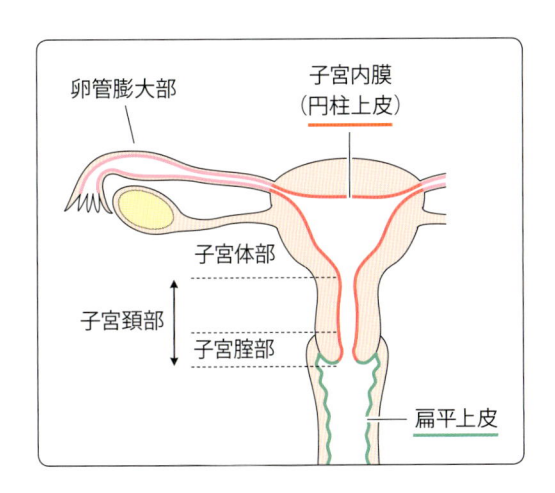

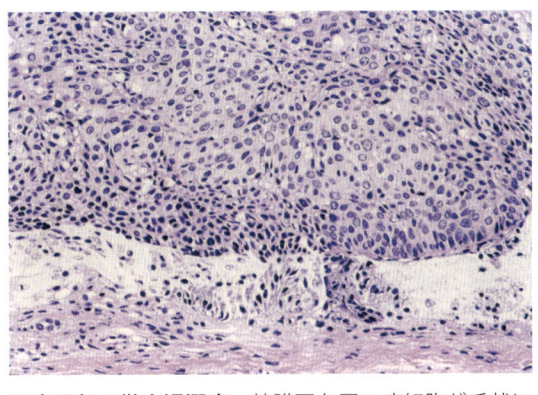

子宮頸部の微小浸潤癌 粘膜固有層へ癌細胞が舌状に浸潤している

◆ 軽度異形成の50％は自然消失するが，残りは10年以内に高度異形成あるいは上皮内癌に移行する。高度異形成の2/3も消失するが，残りはそのまま持続するか，あるいは上皮内癌や浸潤癌に移行する。上皮内癌は10年程度で浸潤癌になると考えられている。

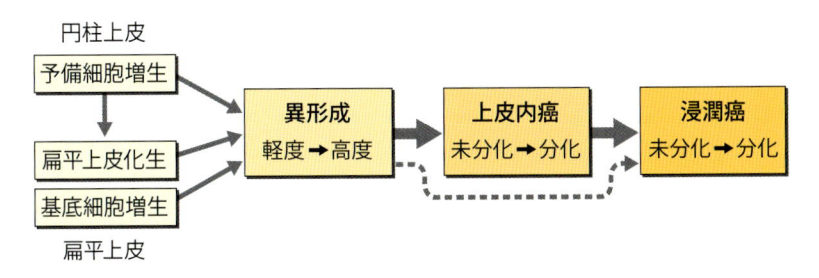

Q124 子宮頸癌と子宮体癌の比較

- 頸癌はヒトパピローマウイルスが関与。
- 体癌は高エストロゲン，未経産婦に発生頻度が高い。

◆ 子宮頸癌と子宮体癌は対照的な臨床病理学的特徴を示し，病期分類もそれぞれ別個に決められている。主な違いを表にまとめた。

	子宮頸癌	子宮体癌
性器癌中の割合	80％	15〜20％
好発年齢	30〜40歳	50〜60歳（閉経後）
症状	不正出血，接触出血	出血
ホルモンの関与	なし	高エストロゲン
ウイルスの関与	パピローマ，ヘルペス	なし
組織型	扁平上皮癌（95％），腺癌（5％）	腺癌（90％），腺扁平上皮癌
前癌病変	高度異形成	内膜増殖症（若年）

◆ 子宮頸癌の主な原因はヒトパピローマウイルス（HPV）である。約100種あるヒトパピローマウイルスのうち，HPV-16型やHPV-18型など13種が発癌のリスクが高い。主に性交渉で感染し，無症状のまま大半の人は自然に治る。ハイリスクタイプに感染した中の0.15％が，数年〜十数年後に癌を発症する。HPVの持続感染により遺伝子変異が起こり，前癌状態である高度異形成を経て，上皮内癌，浸潤癌へと進んでいくと考えられる。

◆ 子宮体癌は女性生殖器の悪性腫瘍の15〜20％を占め，増加傾向がみられる。未経産婦に多く，また肥満，糖尿病，高血圧の合併者に頻度が高いという特徴がある。若年者に発生する体癌は，子宮内膜増殖症を基礎に生じることが多い。

Q125 子宮内膜増殖症の発生機序と病理学的意義

- エストロゲンの過剰による子宮内膜の過形成。
- 子宮内膜増殖症は子宮頸部の異形成に相当する。

◆ 子宮内膜増殖症（endometrial hyperplasia）とは，卵巣機能異常（主にエストロゲンの分泌過剰）によって内膜が全体的にあるいはポリープ状に肥厚した状態をいう。初潮期や更年期によくみられるが，この時期は無排卵性周期であり，過剰なエストロゲン分泌が起こることによる。そのほか，卵巣のエストロゲン産生腫瘍や閉経後の持続

的なエストロゲン投与などでも起こる。
◆組織学的に細胞異型の有無により（1）子宮内膜増殖症と（2）子宮内膜異型増殖症に分け，さらに腺構造の複雑さ（構造異型）の程度によりそれぞれ単純型と複雑型に分けられるため，都合4型に分類される。

1) **子宮内膜増殖症**（endometrial hyperplasia）：良性病変
①単純型：増殖期の内膜腺に似た子宮腺が過剰増殖しているが，上皮細胞に異型性はない。間質成分は豊富である。35歳以下に多い。
②複雑型：子宮腺の形態は複雑で密度も高い。また腺としての極性が乱れている。しかし，上皮細胞の異型性はない。腺の増生が強いため，間質量は減少している。40～50歳に多い。

2) **子宮内膜異型増殖症**（atypical endometrial hyperplasia）：良・悪性の境界病変
③単純型：腺構造はおおむね正常の子宮腺に類似するが，上皮細胞に異型性を示すもの。
④複雑型：②と同様の構造異型を示し，かつ細胞にも異型性を示すもの。

◆上記②④は高分化の内膜腺癌との鑑別が非常に難しい。鑑別のポイントは間質浸潤の有無であり，浸潤が確認されない限り腺癌とはせず，内膜増殖症に分類する。

Q126 子宮内膜症の臨床的意義

● 疾患の本態は子宮内膜の異所性増殖。
● 子宮外内膜症の内膜組織はホルモンに反応して月経時に出血を繰り返す。

◆ 子宮内膜組織が子宮内膜以外の場所に異所性に存在する状態を**子宮内膜症**（endometriosis）という。①内膜組織が子宮筋層に島状に存在する場合＝**子宮腺筋症**（adenomyosis）と，②子宮以外に存在する場合＝**子宮外内膜症**がある。
◆ 子宮腺筋症はホルモンの影響をほとんど受けないが，子宮外内膜症はホルモンに反応し，月経周期に一致して出血を繰り返す。そのため月経痛をはじめとして，臓器ごとにさまざまな症状が出現する。たとえば，卵巣に生じると，出血により血液が貯留し**チョコレート嚢腫**を形成する。肺（胸膜）に生じると，出血により胸膜が破れ気胸を生じることがある。
◆ 子宮腺筋症は，子宮体部の筋層内に暗赤色，小嚢胞状の病変が散見されたり，境界がやや不明瞭な病変を形成する。病変が漿膜付近に存在すると，周囲臓器との癒着を起こし，**月経困難症**の原因となる。

子宮内膜症のSimpson説　腹腔内の子宮内膜症は，卵管を逆行して腹腔へ排泄された月経時の剥離内膜が腹膜へ定着したもの，とする説。

Q127 子宮筋腫の発生部位と症状

◉ 良性の平滑筋腫で，その発生はエストロゲンの分泌過剰と関連がある。

- 子宮筋腫（myoma uteri）は子宮筋層から発生した平滑筋腫で，成熟期女性に好発し，子宮腫瘍のうちで最も頻度が高い。エストロゲンの分泌過剰と関連があるとされている。発生部位によって，①筋層内筋腫，②漿膜下筋腫，③粘膜下筋腫に分ける。良性腫瘍ではあるが，以下のようにさまざまな影響がみられる。
- 子宮筋腫患者の多くにみられる月経過多や不正出血は，エストロゲン分泌過剰によることが多いが，筋腫結節による循環障害や子宮収縮力不全が原因のこともある。
- 漿膜下で巨大になると周囲臓器を圧迫し，排便障害や頻尿などをきたすことがある。茎を有する筋腫では茎捻転をきたし，循環障害のために筋腫は出血・梗塞に陥る。その結果，急性腹症を起こすこともある。ポリープ状に突出した粘膜下筋腫が，子宮の収縮によって子宮口外へ排泄された状態を筋腫分娩という。
- 子宮筋腫患者には不妊が多く，妊娠したとしても子宮内胎児死亡（流早産），弛緩性出血などを起こすことがある。

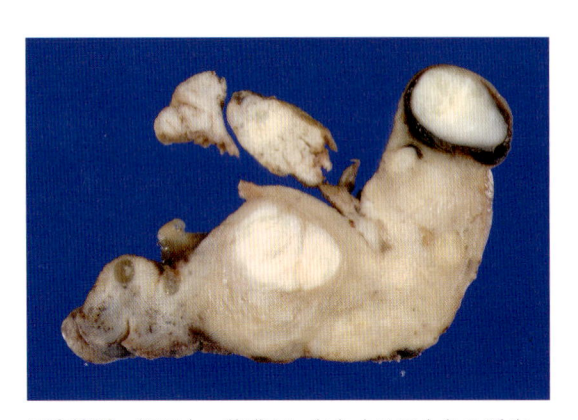

子宮筋腫 筋層内，漿膜下に存在する灰白色の腫瘤。

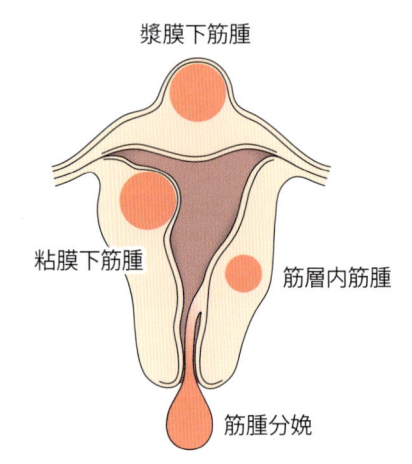

Q128 妊娠時のホルモン動態と内膜変化

◉ 妊娠維持機能は4ヵ月頃，妊娠黄体から胎盤へ引き継がれる。

- 受精が起こると，受精卵の着床を助け妊娠を維持する必要性から，黄体は多量のプロゲステロンを分泌し，月経の発現を抑える。やがて胎盤が形成されるに伴い，絨毛でエストロゲンとプロゲステロンが合成されるようになり，その後妊娠末期まで増加を続ける。そのため妊娠黄体は，胎盤が完成する4ヵ月頃には役目を終え退縮する。
- 胎盤絨毛からはヒト絨毛性ゴナドトロピン（hCG）が分泌され，黄体刺激・妊娠維持

に働く。**ヒト胎盤性ラクトーゲン**（hPL）は胎児発育に働く。

◆ 妊娠時の子宮内膜の形態的変化としては，まず**脱落膜化現象**が挙げられる。これは内膜の**間質細胞が明るく豊富な細胞質を持つようになる**ことをいう。間質の容積が増すために子宮腺は虚脱・萎縮する。また，子宮腺の上皮細胞には一見癌を思わせる変性像（**Arias-Stella 現象**）が出現することがある。

Q129 子宮外妊娠の好発部位と転帰

- ◉ 子宮外妊娠は圧倒的に卵管膨大部に多い。
- ◉ 卵管壁は妊娠性変化に耐えられず破裂する。

◆ 受精は通常，卵管膨大部で起こり，受精卵は細胞分裂を繰り返しながら3日間で子宮腔内に達し，着床する。受精が異常な部位で行われたり，卵管内移送がうまく行われないときに**子宮外妊娠**が生じる。

◆ 子宮外妊娠の部位は**卵管膨大部が圧倒的に多く**，卵管采部，峡部，間質部（卵管の子宮壁通過部）がこれに次ぐ。まれに腹腔内，卵巣などにもみられる。

◆ 卵管妊娠の場合，卵管壁が薄いため胎胞の脱落が生じて排泄されたり（**流産**），栄養膜（トロホブラスト）の増殖によって**卵管破裂**が起こり，妊娠の継続は困難である。

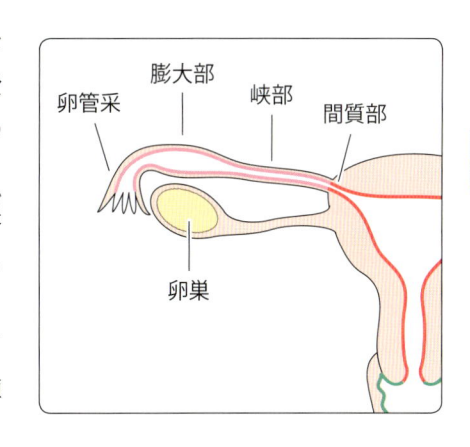

急性腹症を起こす婦人科疾患 子宮外妊娠のほか，卵巣出血，急性卵管炎，卵巣腫瘍の茎捻転，月経困難症，子宮留血腫，常位胎盤早期剥離など。

Q130 絨毛性疾患の分類と相互関係

- ◉ 胞状奇胎，絨毛癌は妊娠に伴って発生する。
- ◉ 絨毛形態が残っている限りは奇胎である。
- ◉ 存続絨毛症は臨床的概念。

◆ **絨毛性疾患**（trophoblastic disease）とは妊娠時に出現する栄養膜（トロホブラスト）の増生や異常をきたす疾患の総称で，①胞状奇胎，②絨毛癌，③存続絨毛症の3つに分ける。

① **胞状奇胎**（hydatidiform mole）：肉眼的に**絨毛の短径が2mmを超える嚢胞性変化**（組織学的には基質の水腫様変性，血管の消失など）を特徴とし，このような変化をきたした絨毛がブドウの房状に連なってみられる。すべての絨毛がこの変化を示すものを

全胞状奇胎という。一部分が囊胞化しているか，胎児成分がみられるような場合は部分胞状奇胎と呼ぶ。奇胎絨毛が子宮筋層内に浸潤した場合を侵入胞状奇胎と呼ぶ。破壊性に浸潤したとしても，絨毛形態が残っている限りは絨毛癌ではなく，あくまでも侵入奇胎である。

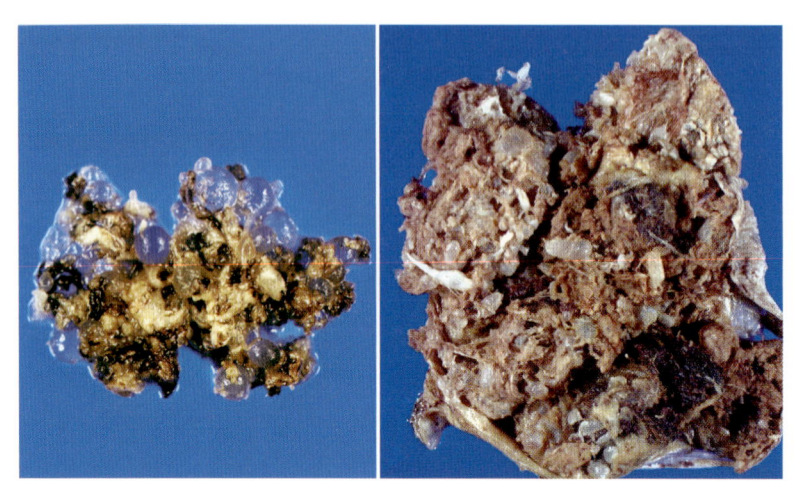

全胞状奇胎（左）と部分胞状奇胎（右） 肉眼的に絨毛は腫大し（短径2mm以上），組織学的には水腫状変性をきたす。

②絨毛癌（choriocarcinoma）：栄養膜合胞体細胞，栄養膜細胞（ラングハンス細胞）の悪性腫瘍で，胞状奇胎とは絨毛形態を示さないことで区別される。腫瘍は脆弱で，高度の出血や壊死を伴うことが特徴である。血管侵襲が強く，肺などに転移を起こす。絨毛癌は正常の絨毛で産生されるヒト絨毛性ゴナドトロピン（hCG）を産生し，血中hCGが異常高値を持続する。術後もhCG高値が続くようであれば転移を疑う。

③存続絨毛症（persistent trophoblastic disease）：妊娠後の諸検査により臨床的に胞状奇胎や絨毛癌が疑われるが，病理学的に確診できないものをいう。

◆ 全胞状奇胎は妊娠の0.3%程度に合併してみられ，このうち2〜5%が絨毛癌に移行する。絨毛癌は胞状奇胎を経ることなしに，正常妊娠の分娩，あるいは流産，子宮外妊娠などに続発することがある。

◆ 胞状奇胎は染色体異常によって生じる。何らかの原因で卵子が核を失い受精すると，卵子由来の染色体がないため精子の染色体は独自に2倍化する。これを雄性発生という。染色体は46XXと46YYの形となるが，YYは生命を維持できないので46XXだけが残り，これが全胞状奇胎となる。部分胞状奇胎は3倍体，トリソミー，モノソミーなどの染色体異常を示し，全胞状奇胎とは別個のものと考えられている。

Placental site trophoblastic tumor（PSTT） 子宮内膜・筋層に発生する絨毛性腫瘍の1つ。正常妊娠・分娩や流産に引き続いて生じる。トロホブラストは，胎盤着床部にみられる合胞体トロホブラストと栄養膜トロホブラストの中間の特徴を持つ。

Q131 卵巣腫瘍の発生母細胞

- ◉ 囊胞性卵巣腫瘍は卵巣表面の上皮から発生する。
- ◉ 原始胚細胞（卵子）は多分化能があるので，多彩な腫瘍が発生する。

◆ 卵巣原発腫瘍はその発生由来によって分類する。しかし，組織像が多様性に富み，異なる組織型の間で移行や混在があり，また同一系統のものでも良・悪性が存在することが分類を複雑にしている。

◆ 卵巣原発腫瘍の発生母細胞としては次のものがある。
①卵巣表面を覆う**表層上皮細胞**
②卵胞上皮（**顆粒膜細胞**）
③原始性腺間葉系細胞（**莢膜細胞**，**Sertoli 細胞**，**Leydig 細胞**）
④**原始胚細胞**（卵子）

◆ 卵巣表層上皮は胎生期の体腔上皮から分化する。生殖管の原基であるミュラー管も同じく体腔上皮に起源をもつ。卵巣上皮性腫瘍は漿液性腫瘍，粘液性腫瘍，類内膜腫瘍などいくつかの組織型に分かれるが，これらはミュラー管由来組織に類似している。

卵巣表層上皮性腫瘍	ミュラー管由来組織
漿液性腫瘍	卵管上皮
粘液性腫瘍	子宮頸管腺
類内膜腫瘍	子宮内膜

◆ 原始胚細胞は多分化能があるので，その腫瘍も多彩な分化傾向を示す。

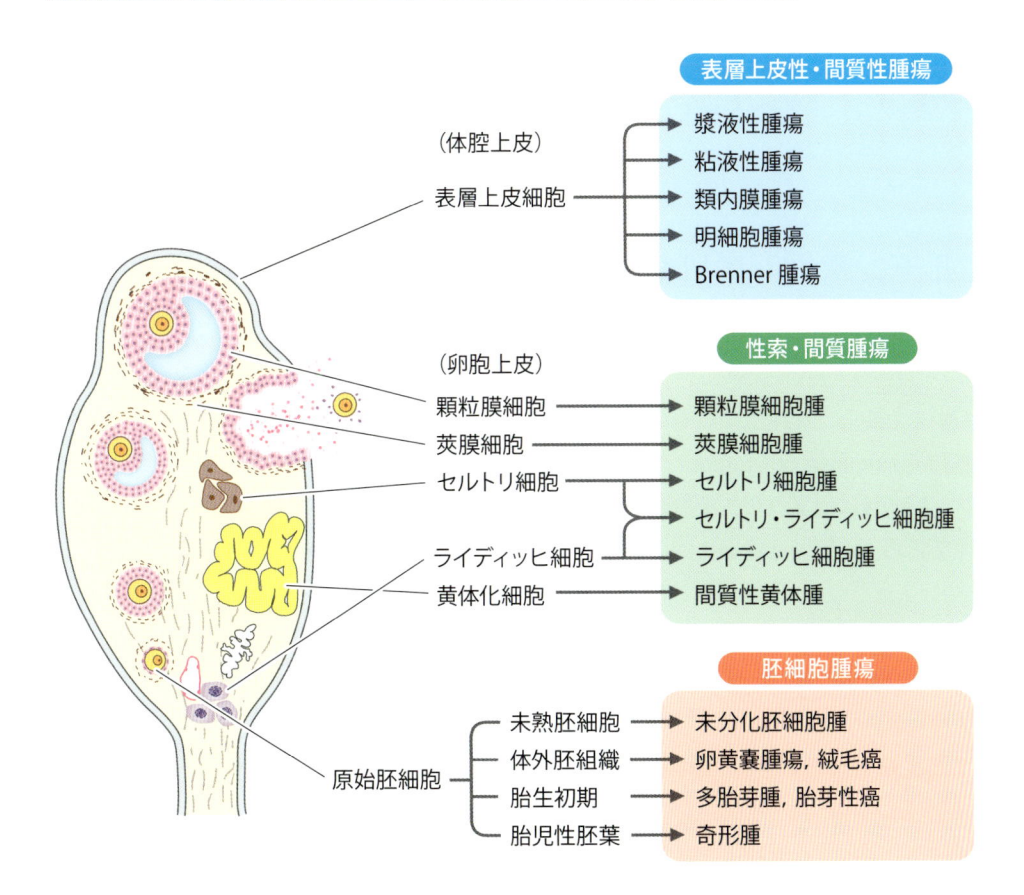

表層上皮性・間質性腫瘍
（体腔上皮）
表層上皮細胞 → 漿液性腫瘍
→ 粘液性腫瘍
→ 類内膜腫瘍
→ 明細胞腫瘍
→ Brenner 腫瘍

性索・間質腫瘍
（卵胞上皮）
顆粒膜細胞 → 顆粒膜細胞腫
莢膜細胞 → 莢膜細胞腫
セルトリ細胞 → セルトリ細胞腫
→ セルトリ・ライディッヒ細胞腫
ライディッヒ細胞 → ライディッヒ細胞腫
黄体化細胞 → 間質性黄体腫

胚細胞腫瘍
原始胚細胞
未熟胚細胞 → 未分化胚細胞腫
体外胚組織 → 卵黄嚢腫瘍，絨毛癌
胎生初期 → 多胎芽腫，胎芽性癌
胎児性胚葉 → 奇形腫

Q132 卵巣漿液性癌，粘液性癌，類内膜癌の比較

◉ 同一腫瘍内でも良性〜低悪性〜悪性の移行がある。

◆ いずれも卵巣表面を覆う表層上皮細胞から発生する。
◆ 漿液性腫瘍，粘液性腫瘍，類内膜腫瘍には各悪性度のものが存在し，良性＝**嚢胞腺腫**，悪性＝**嚢胞腺癌**，境界悪性群＝**嚢胞性腫瘍**に分類するが，一線を引くのは難しく，同じ腫瘍内でも移行することがある。境界低悪性のものは，組織学的に構造および細胞核の異型性を認めるが間質への浸潤がないものとされている。
◆ なお，**砂粒体**（同心円状の石灰小体）は漿液性腫瘍に特徴的とされるが，悪性度の判定にはなりえない。

		嚢胞腺癌		
		漿液性	粘液性	内膜様
形態学的特徴	比較頻度	70%	10%	15%
	大きさ	10cm 以上	10〜30cm	10cm 以上
	形	球状	球状凹凸	不整球状
	内容物	黄褐色，混濁	粘液，混濁	チョコレート様
	子宮内膜症	(−)	(−)	(+) 10〜20%
	上皮細胞	1層〜重層の円柱状	高円柱状，重積	高円柱状
	粘液細胞	(+)	(+)	(−)
	乳頭状増殖	(#)	(−)	(−)
	砂粒体	(#)	(−)	(−)
	5年生存率	20%以下	40%	60%

Q133 ホルモン産生卵巣腫瘍《産生ホルモンとその徴候》

◉ 腫瘍細胞はそれぞれの起源に対応したホルモンを産生する。

◆ 卵巣腫瘍の中でホルモンを産生するものは次の 7 つである。
① **顆粒膜細胞腫**（granulosa cell tumor）：顆粒膜細胞は卵胞上皮を構成する細胞で，エストロゲン，排卵後にはプロゲステロンを産生する。顆粒膜細胞腫でも**半数にエストロゲン活性を認め**，小児では性早熟症，成人では内膜増殖，閉経婦人では再女性化をきたす。
② **莢膜細胞腫**（theca cell tumor）：莢膜細胞は卵胞の外層を構成する間葉系細胞で，エストロゲンの前駆物質であるテストステロンを産生する。莢膜細胞腫の **1/3 にエストロゲン活性を認め**，①と同様の症状を示す。①と②は混在することも多い。
③ **セルトリ・間質細胞腫瘍**（Sertoli-stromal cell tumor, androblastoma）：精巣にみられる Sertoli 細胞，Leydig 細胞に類似した細胞が卵巣門付近に存在する。**アンドロゲンを分泌**することが多く，男性化をきたす。

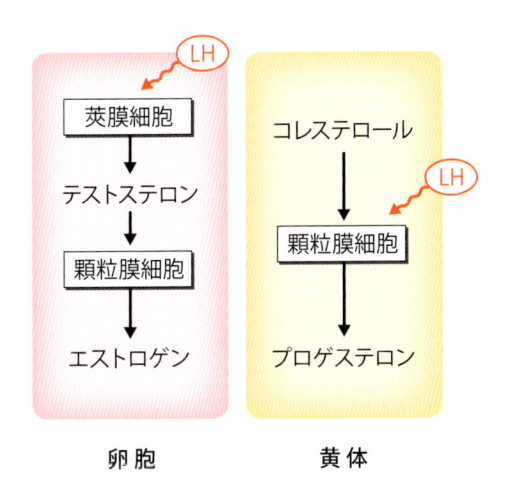

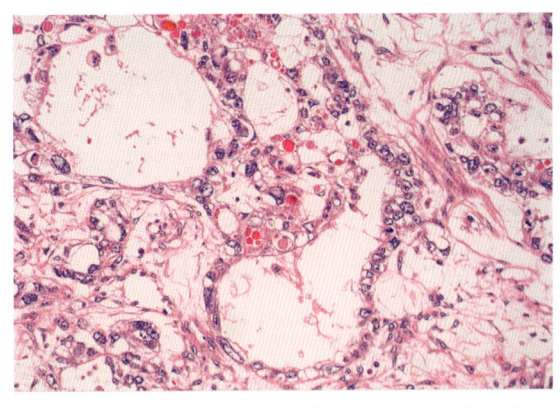

卵黄嚢腫瘍 不規則な腺様嚢胞構造を示し，細胞内外に好酸性の硝子球状物が存在する。

④**卵黄嚢腫瘍**（yolk sac tumor）：若年者に多く，糸球体類似あるいは網状の構造を示す。**α-フェトプロテイン（AFP）を産生**。CEA や CA-125 が陽性となる。

⑤**ステロイド細胞腫瘍**（steroid cell tumor）：ステロイド産生細胞，すなわち Leydig 細胞，黄体化細胞などからなる腫瘍。男性化をきたす。

⑥**絨毛癌**（choriocarcinoma）：胚細胞に由来し，多くは胎芽性癌，奇形腫などと共存する。**ゴナドトロピンを産生**。☞ Q130

⑦**卵巣甲状腺腫**（struma ovarii）：胚細胞由来で，甲状腺組織のみが増殖したもの。良性奇形腫の一部分像としてみられる場合は除く。**甲状腺ホルモンを産生**。

Q134 腟の自浄作用と腟炎の原因微生物

● デーデルライン桿菌が腟内を酸性に保つ。
● エストロゲンの働きで腟の扁平上皮細胞の分化・成熟が起こる。

◆ 成人女性の腟内には生理的に **Döderlein 桿菌**（乳酸桿菌）が存在し，成熟扁平上皮の中層細胞に含まれるグリコーゲンを分解して乳酸を産生し，**腟内を酸性に保っている**。このために**病原菌が繁殖できない**（腟の自浄作用）。

◆ 加齢に伴いエストロゲンの分泌が低下すると腟上皮は萎縮し，Döderlein 桿菌が繁殖できなくなる。このため自浄作用が低下し，感染を起こしやすくなる（**老人性腟炎**）。抗生剤の乱用，経口避妊薬常用，過度の性交などでも自浄作用が保てなくなる。

◆ 腟炎の原因微生物は，**トリコモナス**（原虫），**カンジダ**（真菌），**ガードネレラ**，**クラミジア**や，大腸菌・連鎖球菌・ブドウ球菌などの細菌，単純ヘルペスウイルス・ヒトパピローマウイルスなどである。多くは**性行為感染症**の一側面をなす。

> **性行為感染症（STD）** 梅毒，淋病，軟性下疳，鼠径リンパ肉芽腫，カンジダ症，トリコモナス症，尖圭コンジローマ，陰部単純ヘルペス，ケジラミ症，陰部疥癬，陰部伝染性軟属腫，B 型肝炎，AIDS など。

各論 9 乳腺

Q135 女性化乳房の原因と組織像

- エストロゲンの過剰により乳管が増生する。
- 腺房の形成はない（腺房形成はプロゲステロンの作用による）。
- 肝硬変でも女性化乳房が発生する。

◆ 女性化乳房（gynecomastia）とは男性の乳房肥大を総称した言葉である。エストロゲンの相対的・絶対的過剰が原因と考えられ，次のような状態で起こる。

① 精巣機能が未熟ないし低下した状態（アンドロゲン低値のために副腎機能が亢進し，エストロゲン分泌過剰になる）：思春期や高齢期，精巣摘出後
② エストロゲンを分解する肝臓の機能低下：肝炎，肝硬変，肝癌
③ エストロゲン産生腫瘍：副腎皮質の癌
④ ACTH過剰：ACTH産生下垂体腺腫

◆ 組織学的には乳管の拡張・増生と乳管周囲の間質結合組織の増生があるが，腺房の形成はないのが特徴である。癌発生との因果関係は明らかでない。

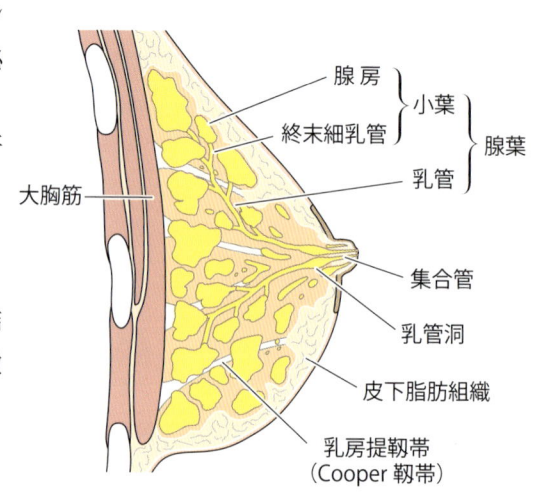

Q136 乳腺症の臨床病理学的特徴と基本病変

- 良性の増殖，化生，退行性病変が混在した症候群。
- 乳癌の発生母地となりうる。

◆ 乳腺症（mastopathy）は単一の疾患ではなく，複数の良性病変からなる症候群である。臨床病理学的には，次のような特徴がある。

① 性成熟期（30〜40歳）に多い
② 相対的エストロゲン過剰により生じる
③ 増殖・萎縮・化生などが複雑にからみ合った病変
④ 乳癌の発生母地となることがある
⑤ 経過中に自然治癒することがある

◆乳腺症を構成する部分症には以下のものがある。
①腺症（adenosis）：腺房と終末細乳管の密な増生。
②硬化性腺症（sclerosing adenosis）：小・細乳管が間質の線維成分の増生を伴って増殖したもの。乳管の形状はやや不規則。
③閉塞性腺症（blunt duct adenosis）：小葉（腺房）を形成することなく，盲端に終わってしまう小乳管の増生のこと。
④乳頭腫症（duct papillomatosis）：細乳管の上皮が管腔内に向かって乳頭状に増殖したもの。茎を持たない。
⑤囊胞（cyst）：一種の退行性病変で，乳管が拡張したもの。
⑥アポクリン化生（apocrine metaplasia）：乳管上皮がアポクリン汗腺の上皮様変化を示す。
⑦小葉増生症（lobular hyperplasia）：小葉内腺房のきわめて密な増生。

Q137 線維腺腫，葉状腫瘍，癌肉腫の違い

● 線維腺腫は若年者に多く，良性疾患である。
● 葉状腫瘍の悪性化は間質細胞のみに生じる。

◆ 線維腺腫，葉状腫瘍，癌肉腫はいずれも乳腺に発生する結合組織・上皮性混合腫瘍であるが，以下のような違いがある。
◆ 線維腺腫（fibroadenoma）：良性疾患で，20～30歳代に多い。大きさ2～3cm程度の境界明瞭・孤立性・弾性硬の可動性に富む腫瘍で，割面は分葉状に見える。組織学的には間質結合組織成分と乳管上皮成分が種々の程度で増生したものである。悪性化はきわめてまれであるが，合併する可能性が高いのは小葉癌である。

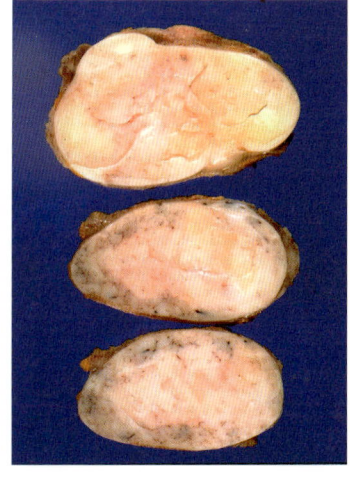

線維腺腫 灰白色充実性の腫瘍。 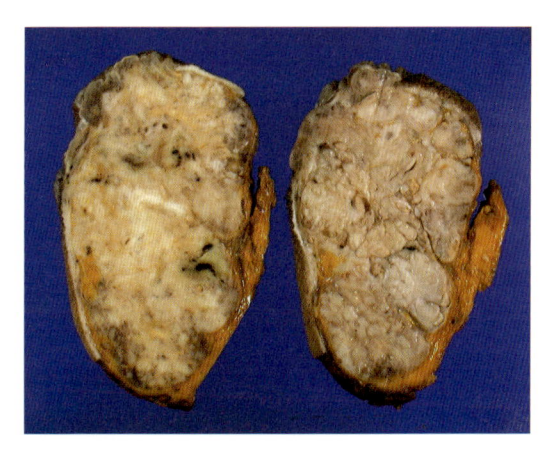　　**葉状腫瘍** 腫瘍の割面は葉状のパターンを呈する。

- **葉状腫瘍**（phyllodes tumor）："phyllodes" はギリシャ語の *phullon*（葉）に由来する。割面の所見で，増殖した線維性間質成分が囊胞内に突出し，葉の形に見えるところから付けられた名称である。基本的には線維腺腫と同じであるが，概して大きく，間質が細胞成分に富む点で区別される。良性病変，境界病変，悪性病変があり，悪性では間質細胞の細胞密度・異型・分裂像の増加がみられ，いわば肉腫に相当するが上皮成分の悪性化はない。血行性に肺，骨転移をきたしやすい。
- **癌肉腫**（carcinosarcoma）：同一腫瘍内に癌と肉腫が共存したもの。きわめてまれである。

> **小葉癌**　小葉内細乳管上皮由来の癌。若年者に多い，両側発生の頻度が高い，5年以降の再発死亡が多い，などの特徴がある。ホルモン受容体が高率に陽性となる。

Q138　乳頭からの異常分泌物を生じる腫瘍ないし腫瘍様病変

- ●乳頭分泌は乳管内増殖腫瘤，Paget病に多くみられる。
- ●鑑別診断には分泌物細胞診，乳頭擦過による細胞診が用いられる。

- ◆乳頭からの異常分泌物には，出血，血性分泌物，漿液性分泌物などがある。これら乳頭からの異常分泌をきたす疾患には，腫瘍だけでなく炎症性疾患なども含まれる。
- ◆通常の乳癌で異常分泌物を生じるのは5〜10%にすぎないが，腫瘤を触知しにくい乳管内増殖型の乳癌やPaget病（☞Q143）などでは比較的高率にみられる。したがって，診断には触診のほか，マンモグラフィ，エコー，乳管造影などを用いるが，最終的には分泌物の塗抹細胞診，あるいは乳頭表面のびらん・潰瘍部分からの擦過細胞診が診断上重要となる。
- ◆乳癌と鑑別しなければならない良性腫瘍あるいは腫瘍様病変として次のものがある。
①**乳頭部腺腫**：乳頭開口部付近の中心乳管に増殖する腺腫。
②**乳管内乳頭腫**：乳頭内あるいは乳頭下の比較的太い乳管内に発生する良性腫瘍。乳管上皮が血管を伴って内腔へ乳頭状に増殖したもので，乳管は囊胞状に拡張している。
③**乳腺症**：エストロゲン過剰のために腺房の増生，囊胞状拡張，管内乳頭腫，線維化が生じたもの。☞Q136
④**慢性乳腺炎**：炎症に伴う二次性変化として出血をきたす。

Q139 乳癌の触診・視診所見と病理所見との対比

● 凹凸不整，硬，可動性に乏しい腫瘤，乳頭の血性分泌物を伴う腫瘤は浸潤癌。

◆ 視診のポイントは，乳房の大きさ，左右対称性，変形のほか，皮膚陥凹，びらんや湿疹，発赤，浮腫，皮膚衛星結節などの有無である。

◆ 触診のポイントは，腫瘤の形，表面の性状，境界，硬さ，可動性のほか，乳頭異常分泌の有無である。

		臨床所見	病理所見
視診項目	乳房の形	非対称性，挙上	提乳靭帯浸潤
	皮膚表面	乳頭びらん・湿疹	Paget 病の進展
		発赤・浮腫	乳腺炎，炎症性乳癌
		膨隆・潰瘍	乳癌の皮膚浸潤
	患側上肢	浮腫	高度の腋窩リンパ節転移
触診項目	腫瘤の形	不整形	浸潤性発育
	腫瘤の表面性状	凹凸不整	浸潤性発育，不規則増殖
	腫瘤の硬さ	硬い	密に増殖。線維を伴うことあり
	腫瘤の可動性	皮膚，胸壁との固定	皮膚，胸壁への浸潤
		えくぼ症状	皮膚，靭帯への軽度の浸潤
	乳頭異常分泌	血性分泌物	乳管の破壊性高度浸潤

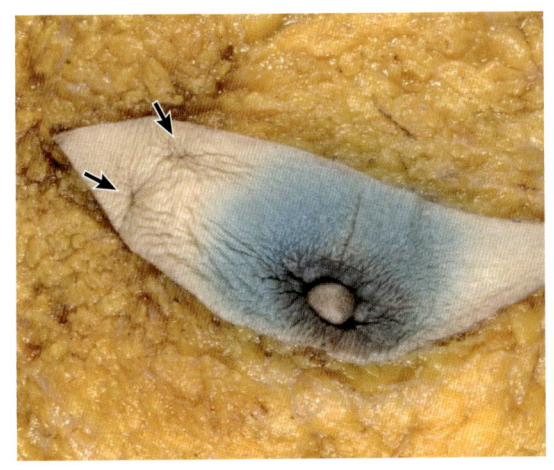

乳癌の皮膚症状 乳頭左上方の皮膚に2個のえくぼ症状がみられる。

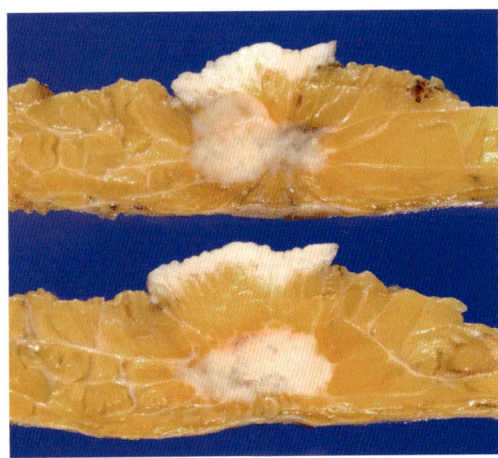

割面 えくぼに一致し，真皮内への腫瘍の浸潤が認められる。

Q140 乳癌の好発年齢と危険因子

◉ エストロゲン・プロラクチン過剰が乳癌発生の危険因子。
◉ 脂肪の分解産物はエストロゲン作用をもつ。

◆ 乳癌の発生率は急激に増加し，いまや女性の癌罹患率の第1位を占める。好発年齢は50歳代で，5年生存率は病期により異なるが，Ⅰ～Ⅱ期では70～90％である。エストロゲンやプロラクチンの過剰，長期間の曝露が増加の一因と考えられている。

◆ 乳癌発生の主な危険因子は，①家族・遺伝要因（乳癌家系），②早期初潮・晩期閉経（エストロゲン曝露期間が長い），③未婚・不妊・無出産・高齢初産，④高脂肪・高蛋白食（脂肪成分を介するエストロゲン作用），さらに⑤肥満，⑥長期大量のエストロゲン療法や経口避妊薬常用などである。

乳癌のホルモン療法 乳癌は代表的なホルモン依存性腫瘍であり，エストロゲン受容体あるいはプロゲステロン受容体陽性の場合，内分泌療法の対象となる。またヒト上皮細胞増殖因子受容体（HER-2）を過剰発現する癌に対しては，HER-2に対するモノクローナル抗体（トラスツズマブ）が治療に有効である。

Q141 乳癌の発生過程と乳癌検診

◉ 乳管上皮過形成 ➡ 異型乳管上皮過形成 ➡ 非浸潤癌を経て浸潤癌に至る。
◉ マンモグラフィにより早期発見の可能性が増えた。

◆ 乳癌は一般に乳管上皮に発生することが多い。正常乳管上皮に遺伝子変異が蓄積し，以下のような病変を経て癌が発生すると考えられている。乳管上皮過形成から浸潤癌に至るまでには10年程度かかるとされている。

①**乳管上皮過形成**（ductal hyperplasia）：末梢の乳管上皮が重積・増殖した状態で，周辺の乳管は拡張する。病変は多発する傾向がみられる。浸潤癌の発生リスクは低い。

②**異型乳管上皮過形成**（atypical ductal hyperplasia；ADH）：増殖した乳管上皮に細胞異型がみられるもの。浸潤癌の発生リスクは中等度。

③**非浸潤性乳管癌**（ductal carcinoma in situ；DCIS）：癌細胞がもともと存在する乳管内のみで増殖したもの。すなわち基底膜を破らず，間質へ浸潤していない状態である。浸潤癌の発生リスクは高度である。

④**浸潤性乳管癌**（invasive ductal carcinoma）：乳管内で増殖していた癌細胞が基底膜を破り，間質へ浸潤した状態である。

◆ ①～③の組織学的鑑別は容易ではないため，WHO分類（2003年）では乳管内増殖性（上皮性）性腫瘍として分類されている。

◆ 乳癌検診は従来の視触診に加え，2000年からマンモグラフィ検診が実施されている。マンモグラフィは1cm以下の病変を描出でき，さらには微細石灰化を発見でき

るため，腫瘤（しこり）をつくらない病変も検出可能となった。すなわち過形成病変やごく早期の非浸潤癌を発見できる可能性が増えた。
◆ さらに，従来の針生検よりも太い針を用いるマンモトーム生検や，微細石灰化の部分を狙ってのステレオガイド下マンモトーム生検なども可能となっている。画像で異常所見が発見された場合，細胞診あるいは組織診を実施し，最終診断をつける。

Q142 乳癌の組織学的分類とそれぞれの予後

● 乳癌は浸潤癌と非浸潤癌に分けられる。
● 硬癌は浸潤癌でリンパ節転移率が高く，予後不良。

◆ 非浸潤癌は乳管内に限局し，間質内浸潤がないもので，乳管癌（ductal carcinoma）と小葉癌（lobular carcinoma）に分けられる。
◆ 浸潤癌は乳管癌と特殊型に分けられる。乳管癌は増殖パターンによって乳頭腺管癌，充実腺管癌，硬癌に分けられている。特殊型は特殊な組織形態を示す一群で，粘液癌，髄様癌，浸潤性小葉癌，腺様嚢胞癌などがある。浸潤癌はリンパ節転移を起こす頻度が高く，直径2〜3cmの大きさになると40％以上に転移が認められる。
◆ 硬癌（scirrhous carcinoma）は全乳癌の約半数を占める。間質浸潤部分がほぼ全域を占める狭義の硬癌と，腺管癌が間質内へ崩れて硬癌の形をとる広義の硬癌がある。硬癌は他の2種の乳管癌に比べてリンパ節転移率が高く，予後不良である。
◆ いわゆる面皰癌（comedo carcinoma）は，管内に充実性に増殖した癌細胞の中心が壊死に陥り，割面で面皰（にきび）様に見えるところから名付けられた。実際には浸潤型乳頭腺管癌に含まれる。

乳癌	非浸潤癌	非浸潤性乳管癌	
		非浸潤性小葉癌	
	浸潤癌	浸潤性乳管癌	乳頭腺管癌 充実腺管癌 硬癌
		特殊型	粘液癌 髄様癌 浸潤性小葉癌 など12種
	Paget病		

（日本乳癌学会：乳癌取扱い規約．第16版，金原出版，2008）

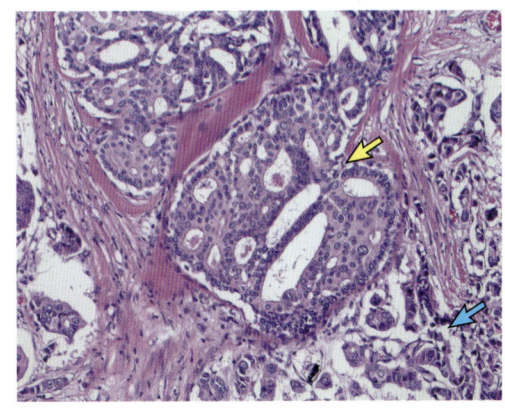

乳頭腺管癌 癌細胞は篩状の腺管を形成する（⇧）。一部は腺管形態が崩れて浸潤している（⇧）。

乳癌の手術 胸筋温存，単純乳房切除，皮下乳房切除，乳房部分切除があり，病変の進行に合わせた術式を選択する。また術前・術中にセンチネルリンパ節（見張りリンパ節；最初に癌細胞が到達するリンパ節）を放射性同位元素や色素を用いて同定し，迅速診断で転移の有無をみて他のリンパ節を郭清するかどうか決定する。

Q143 Paget病の臨床的・形態学的特徴

- ◉乳頭付近の乳管上皮から発生する癌。
- ◉臨床的には慢性湿疹との鑑別が重要。
- ◉通常型乳管癌の乳頭浸潤は Paget 病ではなく Pagetoid 癌。

- ◆ **Paget 病**（パジェット）は乳頭付近の太い乳管上皮に発生する癌である。癌細胞は乳頭・乳輪の表皮内に進展し、真皮内浸潤や乳管末梢部への進展はほとんどないという特徴を示す。すなわち上皮内癌の一種で、予後は良好である。
- ◆ 進展は遅く、乳頭のびらん、水疱、丘疹や乳頭分泌物があるため、臨床的には慢性湿疹として診断・治療を受けることが多い。
- ◆ 組織学的には、表皮内に孤立性あるいは数個の胞巣を作りながら浸潤する、PAS 染色陽性の大型の明るい細胞（**Paget 細胞**）が認められる。

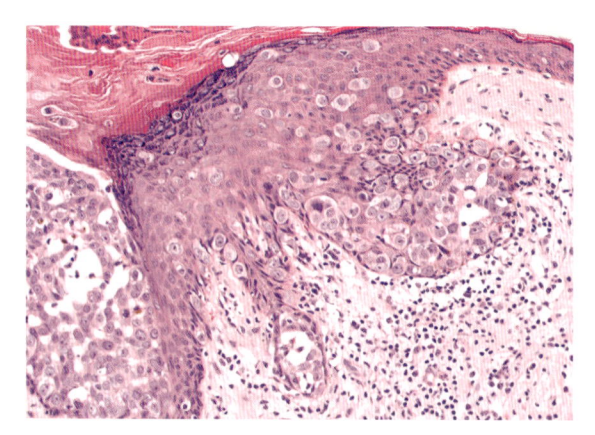

Paget 病 乳頭の表皮内に、PAS 陽性の大型で明るい細胞質を有する細胞が増殖している。この細胞を Paget 細胞という。

- ◆ 乳腺内に発生した浸潤性乳管癌が乳管上皮を置き換えて進展し、乳頭表面に浸潤することがある。この場合は一般の乳癌と同じく予後は悪いため、**Pagetoid 癌**と呼び、Paget 病とは区別する。

乳房外 Paget 病 アポクリン腺導管由来の上皮内癌で、外陰部、肛門周囲、腋窩に好発する。組織学的には基本的に乳房 Paget 病と同様。胃癌、結腸癌など悪性腫瘍の併発率が高いことに注意が必要である。

各論 10 内分泌

Q144 主なホルモンとその分泌調節

- ホルモンと受容体の関係は特異的であり，どちらかの異常で病気になる。
- 視床下部-下垂体系は，血中ホルモンのフィードバックを受けている。

◆ ホルモンは内分泌腺から血中に分泌され，ごく微量で全身あるいは特定の臓器（標的器官）に作用してその生理機能を調節する化学物質である。標的臓器がもつ受容体にホルモンが特異的に結合することで作用が発現する。

◆ 視床下部は，下垂体前葉の分泌機能を調節する刺激ホルモンあるいは抑制ホルモンを分泌する。下垂体前葉からは副腎皮質刺激ホルモンや甲状腺刺激ホルモン，性腺刺激ホルモンが放出され，それぞれの内分泌器官に働いて下位ホルモンの分泌を促す。

◆ 視床下部から分泌されたバゾプレッシンとオキシトシンは下垂体後葉に運ばれ，そのまま血中に放出される。

◆ 血中ホルモンが増加すると，上位の内分泌器官に作用して，上位ホルモンの分泌を抑制する。これを負のフィードバックという。そのほか電解質の血中濃度や，自律神経刺激によってもホルモン分泌が調節されている。

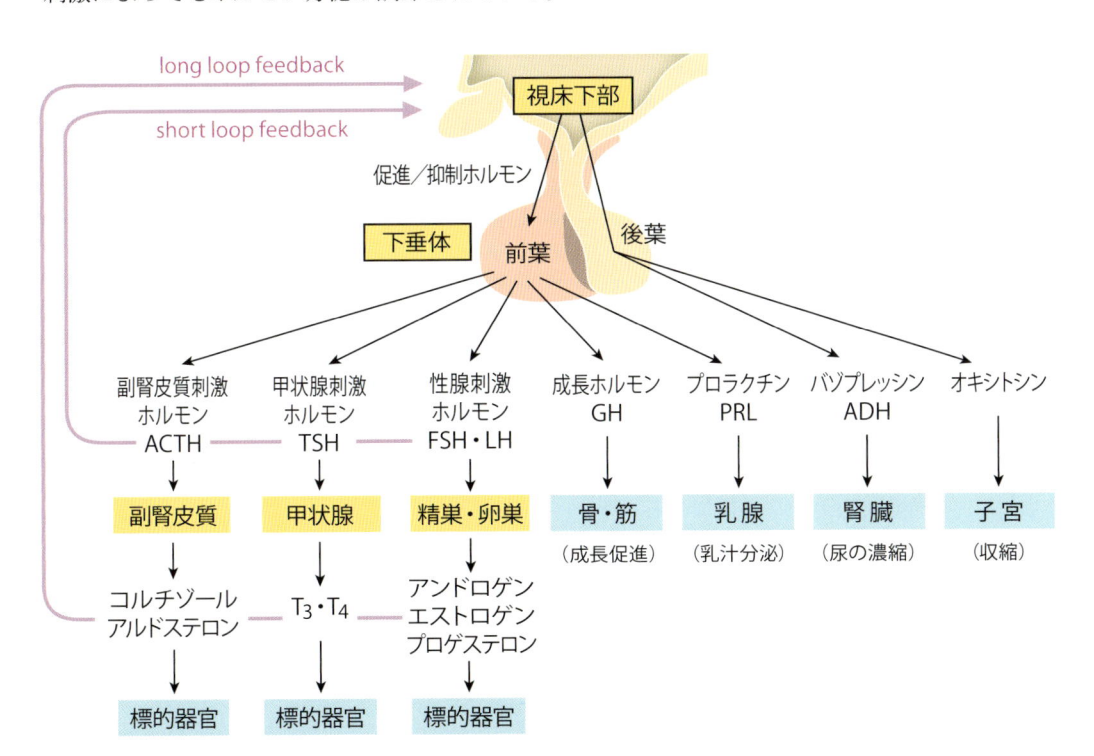

Q145 下垂体前葉機能低下の原因とホルモン欠落症状

◉ ホルモン欠落は多くの場合複数である。
◉ 小児期の機能低下は小人症をきたす。

◆ 下垂体前葉の機能低下をきたすのは，さまざまな理由で前葉が破壊された場合である。分娩時の出血による血圧低下や頭部外傷に伴う循環障害，動脈硬化による糖尿病性下垂体壊死，アミロイドーシス，下垂体腺腫や頭蓋咽頭腫などであるが，これらの場合は複数のホルモン欠落を示す。一方，単独のホルモン欠落は先天性のホルモン欠損症で起こる。下垂体前葉ホルモンの欠落症状を表に示す。

下垂体前葉ホルモン	ホルモン欠落症状
成長ホルモン (GH)	発育障害（小児），易疲労感
プロラクチン (PRL)	乳汁分泌障害
副腎皮質刺激ホルモン (ACTH)	易疲労感，筋力低下，食欲不振，低血圧
甲状腺刺激ホルモン (TSH)	耐寒力低下，皮膚乾燥，全身倦怠
卵胞刺激ホルモン (FSH) 黄体化ホルモン (LH)	月経不順，無月経，性毛の脱落，性欲減退，性器の萎縮

（川生 明：病理学各論．竹内 正 編，第2版，p.471）

◆ 特徴的なものに分娩時のショックや大量出血後の下垂体壊死に基づく汎下垂体機能低下があり，Sheehan 症候群という。高度のやせを伴い汎下垂体機能低下を示す場合は Simmonds 症候群というが，るいそうは下垂体機能と直接の関連がないことがわかっている。また下垂体性小人症は，発育期に発症した下垂体機能低下症である。

Q146 下垂体腺腫の臨床症状と下垂体ホルモンの関係

◉ 同じ腺腫でもホルモン欠落症状を示す場合とホルモン過剰症状を示す場合がある。

◆ 下垂体腺腫は15歳以下に発生することはまれである。特徴的所見として，①頭蓋内圧亢進症状を欠き一次性視神経萎縮がある，②単純X線像でトルコ鞍の風船状拡大 (ballooning) と③左右の鞍底が二重に見える doubule floor 像などがあり，これらはいずれも占拠性病変としての所見である。そのほか，④ホルモンが関与する症状が生じる。

◆ 下垂体腺腫にはホルモンを産生する機能性腺腫と，そうでない非機能性腺腫がある。機能性腺腫の場合には産生ホルモンの過剰による症状が起こる。プロラクチン (PRL) 産生腺腫では乳汁分泌性無月経や性欲減退（男性），成長ホルモン (GH) 産生腺腫

では大人で発症すると末端肥大症，小児で発症すると巨人症，ACTH 産生腺腫では Cushing 症候群（満月様顔貌，肥満，多毛，痤瘡など☞ Q156）を生じる。

◆一方，非機能性腺腫の場合にはむしろ下垂体の破壊に伴う下垂体前葉の機能低下症状を示す。すなわち表に示した前葉ホルモンの欠落症状である無月経や性欲の低下，基礎代謝の低下，副腎機能低下などが起こる。

Q147 甲状腺腫（甲状腺腫大）をきたす疾患

◉甲状腺腫は原因に関係なく甲状腺が腫大した状態を指す。
◉びまん性と結節性がある。

◆甲状腺腫（struma, goiter）という診断名は，原因に関係なく甲状腺が腫大した状態を意味しているにすぎない。腫大にも部分的に腫大する場合（結節性甲状腺腫）と，全体的に腫大する場合（びまん性甲状腺腫）とがある。また機能に異常がみられる場合と，機能異常を全く伴わない場合とがある。

	びまん性	結節性
機能亢進	Basedow 病	機能性甲状腺腫
機能正常	単純性びまん性甲状腺腫 慢性甲状腺炎 亜急性甲状腺炎	腺腫様甲状腺腫 腺腫 甲状腺癌
機能低下	橋本病	

（伊藤國彦編：臨床 Visual Mook 5. 金原出版，p.12，改変）

◆甲状腺腫の主な原因疾患は以下のとおりである。

1）びまん性甲状腺腫
①単純性甲状腺腫：機能亢進を示さないびまん性腫大。
② Basedow 病：甲状腺機能亢進症のことで，濾胞上皮は高円柱状となり，濾胞内コロイドの増加とコロイド吸収像がみられる。☞ Q149
③甲状腺炎：頻度としては橋本病が圧倒的に多い。甲状腺機能は初期には亢進するが，荒廃に伴い低下する。☞ Q148

2）結節性甲状腺腫
①腺腫：良性の腫瘍で，普通は単個で存在する。
②腺腫様甲状腺腫：腫瘍ではなく過形成による変化で，多結節性に腫大が生じ，そのため凸凹不整な表面を示す。単発のこともある。
③甲状腺癌：最も多い組織型は乳頭癌であり，他臓器の癌に比べて予後良好なものが多い。☞ Q152
④機能性甲状腺腫：腺腫あるいは腺腫様甲状腺腫が機能的に亢進状態を示しているものをいう。別名 Plummer 病。

Q148 甲状腺炎の原因

- 甲状腺炎の原因はそれぞれ異なり，急性から慢性への移行を示すものではない。
- 亜急性甲状腺炎は濾胞崩壊とコロイドに対する異物肉芽腫形成。
- 橋本病は抗サイログロブリン抗体陽性の自己免疫疾患。

◆ **急性化膿性甲状腺炎**：主に下咽頭の梨状窩と甲状腺を結ぶ先天性不完全内瘻からの細菌感染によって生じる。膿瘍を形成する。

◆ **亜急性甲状腺炎**：巨細胞性甲状腺炎，de Quervain（ドケルヴァン）甲状腺炎ともいう。ウイルス説があり，自然治癒することもある。硬く腫大し，自発痛，圧痛がある。ときに癌との鑑別が困難なことがある。濾胞の崩壊で漏れ出したコロイドに対する異物反応と考えられ，多核巨細胞を伴う肉芽腫形成をみる。線維化があるが，炎症性変化はわずかである。

◆ **橋本病**：慢性甲状腺炎，リンパ腫様甲状腺炎ともいう。中年女性に多い。自己免疫機序で発症し，抗サイログロブリン抗体や抗ミクロソーム抗体が陽性となる。形態学的には，高度のリンパ球・形質細胞浸潤とともにリンパ濾胞を形成するのが特徴である。濾胞上皮は好酸性変性を示し，脱落する。

◆ **Riedel（リーデル）甲状腺炎**：甲状腺内および甲状腺周囲組織に高度の線維化をきたす疾患で，慢性炎症を伴う。亜急性甲状腺炎や慢性甲状腺炎の極型とも考えられているが，結論は出ていない。

リンパ球性甲状腺炎 甲状腺内に高度のリンパ球浸潤がみられるが，胚中心は形成せず，形質細胞浸潤もみられない。また橋本病のような濾胞上皮の変化はない。小児や若年女性に好発し，橋本病の初期像ないし軽症例と考えられている。

無痛性甲状腺炎 組織学的に橋本病の像を示し，軽度の甲状腺ホルモン上昇をきたすが，疼痛や炎症症状を欠くものをいう。橋本病の特殊型である。

Q149 Basedow病と橋本病の病因

- Basedow病も橋本病も自己免疫疾患である。
- Basedow病は抗TSH受容体抗体（刺激型），橋本病は抗サイログロブリン抗体，抗ミクロソーム抗体，抗TSH受容体抗体（阻害型）が出現。

◆ **Basedow（バセドウ）病**はびまん性に甲状腺腫をきたし，機能亢進症状を示す疾患である。一方，**橋本病**は慢性リンパ腫様甲状腺炎ともいわれ，炎症が主体の変化である。両者ともに自己免疫機序により発症すると考えられている。

◆ Basedow病患者では血中に抗TSH受容体抗体が出現する。この抗体とTSH受容体が結合することでTSHの結合をブロックしてしまうが，同時に甲状腺を刺激し，甲状腺ホルモン分泌を亢進させる作用を持つ（刺激型）。機能亢進のため血流が増加し，

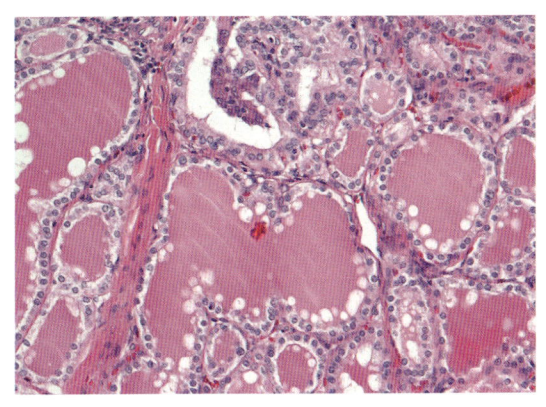

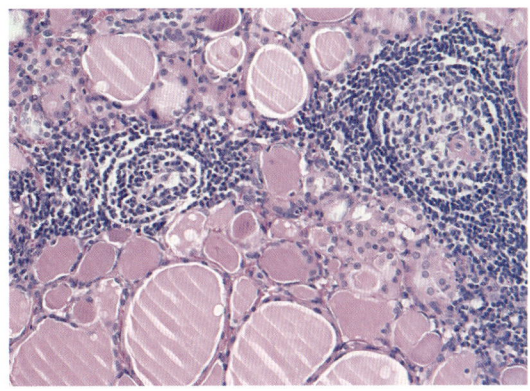

Basedow 病　濾胞は大型化し，内腔にはコロイドが充満し，コロイド吸収空胞が目立つ。

橋本病　濾胞は小型化し，濾胞間にはリンパ球が浸潤しリンパ濾胞を形成している。

甲状腺全体が腫大する。組織学的には濾胞上皮が乳頭状に増殖し，高度の場合は濾胞構造が不明瞭となることもある。

◆橋本病では甲状腺自己抗体である<u>抗サイログロブリン抗体</u>，<u>抗ミクロソーム抗体</u>が高率に出現する。そのために抗原抗体反応が生じ，免疫担当細胞（T 細胞，マクロファージ，NK 細胞）の働きが加わり，濾胞上皮細胞の障害，濾胞の破壊が起こる。まれに Basedow 病と同様の抗 TSH 受容体抗体が陽性となるが，この場合は機能抑制に働く（阻害型）。

> **Basedow 病の症状**　Basedow 病は甲状腺機能亢進症とほぼ同義語で，Merseburg 三徴すなわち①甲状腺腫大，②眼球突出，③ホルモン過剰のほか，頻脈，動悸，息切れ，多汗，やせなどの症状が現れる。

Q150　甲状腺中毒症と甲状腺クリーゼ

◉ 甲状腺中毒症（血中甲状腺ホルモンの上昇）＝ Basedow 病ではない。
◉ 甲状腺クリーゼは危険レベルの甲状腺中毒症。

◆<u>甲状腺中毒症</u>とは<u>血中甲状腺ホルモンの上昇</u>を指しているが，<u>甲状腺中毒症＝甲状腺機能亢進症ではなく，さまざまな甲状腺疾患・非甲状腺疾患で生じる</u>。ホルモンが増加する病態は，以下に示すとおりである。

①甲状腺濾胞上皮の活動性が亢進している甲状腺機能亢進の状態。すなわち抗 TSH 受容体抗体（刺激型）による Basedow 病，自律性結節である中毒性甲状腺腫（Plummer 病）のほか，TSH 産生腫瘍，胞状奇胎・絨毛上皮腫でも起きる。

②濾胞構造が破壊され，貯留されていたホルモンが一挙に血中に流入した状態。すなわち亜急性甲状腺炎や分娩後の甲状腺炎などの破壊性甲状腺炎，甲状腺腺腫や腺腫様甲状腺腫の梗塞で起きる。

③甲状腺ホルモンの過剰服用，濾胞癌の広汎な転移巣や卵巣奇形腫からの分泌など，自己の甲状腺以外からの甲状腺ホルモン増加。
- 妊娠甲状腺中毒症：胎盤からはhCG，エストロゲン，プロゲステロン，hPLのほか，TSH様物質が放出されることがわかった。その結果甲状腺ホルモン増加が起こり，甲状腺中毒症を起こす。これがすなわち「つわり」とする考えもある。
- **甲状腺クリーゼ**とは，血中甲状腺ホルモンが急速に増加して，危険なレベルに達した甲状腺ホルモン中毒をいう。甲状腺機能亢進症の経過中に，抗甲状腺剤の中断，外傷，手術感染などのストレスで起こる。頻脈，高度の発汗，ショック，錯乱，意識障害，嘔吐，腹痛，下痢，心房細動，心不全などをきたし，5～10％が死亡する。

甲状腺クリーゼの治療
①大量の無機ヨード投与により，TSHに対する反応を抑制し，サイログロブリンへのヨード取り込みを抑制する。結果として甲状腺ホルモンの合成が低下する。ホルモンの血中からの除去には血漿交換を行う。
②甲状腺中毒症状に対する全身管理：脱水・電解質失調に対する輸液，高熱に対するクーリング，心機能異常に対する利尿薬投与，相対的副腎不全に対するグルココルチコイド投与。
③種々の誘因に対する治療

Q151 クレチン病と粘液水腫

- ●機能低下の原因は甲状腺，下垂体，視床下部のいずれかに存在。
- ●粘液水腫は後天性の甲状腺機能低下症で非圧痕性浮腫を伴うもの。
- ●甲状腺ホルモンは小児の正常な発育に必須である。

- **甲状腺機能低下症**とは甲状腺ホルモンの作用が不足している状態をいう。原因の所在によって次のように分類される。
①甲状腺に原因がある（原発性，一次性，甲状腺性）
②下垂体に原因があり，甲状腺刺激ホルモン（TSH）が分泌されない（二次性）
③視床下部に原因があり，甲状腺刺激ホルモン放出ホルモン（TRH）が放出されない（三次性）
- 甲状腺機能が低下すると代謝率が低下する。そのため患者は寒がりになり，活気がなくなり，徐脈，低血圧になる。また体重が増加し，皮膚はきめが粗くなり，四肢は冷たくなる。さらに皮膚は蒼白になり，浮腫を伴うようになるが，この浮腫は通常とは異なり圧痕を残さないのが特徴である。非圧痕性浮腫はムコ多糖類の沈着によるもので，**粘液水腫**（myxedema）という。
- 先天的な機能低下症は，甲状腺の欠損や甲状腺ホルモン合成障害が多い。甲状腺ホルモンは身体・精神の発達のために必須のホルモンであり，その不足は通常みられる機能低下症状に加えて，発育障害，不可逆的な脳障害を引き起こす。これを**クレチン病**（cretinism）という。

Q152 甲状腺癌の組織型別の臨床病理学的・形態学的特徴

- ◉ 乳頭癌，濾胞癌も未分化癌への移行がある。
- ◉ 髄様癌はカルシトニンを産生し，アミロイド沈着を伴う。
- ◉ 悪性リンパ腫は橋本病を基礎に発生する。

◆ 甲状腺の癌には乳頭癌，濾胞癌，髄様癌，未分化癌があり，まれに扁平上皮癌，悪性リンパ腫の発生をみる。髄様癌は間質細胞（C細胞）由来であるが，他は濾胞上皮由来である。臨床病理学的には表のように，かなり異なる態度を示す。

	乳頭癌	濾胞癌	髄様癌	未分化癌
年　齢	30〜60歳	30〜50歳	40〜60歳	50歳以上
男女比	1:10	1:8	1:4	1:2〜3
頻　度	75%	10〜15%	2%	3%
転　移	リンパ節	血行性	血行性	血行性
5年生存率 10年生存率	97% 92%	95% 78%	90% 82%	0%* 0%*

*50%生存率が約3ヵ月

◆ 形態学的には以下のような特徴がある。

① **乳頭癌**：濾胞上皮が乳頭状に増殖することが特徴であるが，ときに濾胞構造しか示さないこともある。核の性状は特徴的で，スリガラス状核，線状のクロマチン，核内封入体を持つ。このような核を確認できれば乳頭癌と診断される。これらに加えて，全般的にみられる厚い線維性被膜形成や石灰化小体（砂粒体）の存在も診断の助けとなる。予後は非常に良好である。

② **濾胞癌**：ときに濾胞腺腫との鑑別が困難であるが，被膜浸潤や脈管侵襲あるいは転移が確認されれば，濾胞癌と診断される。

③ **髄様癌**：索状に増殖し，細胞間間質にアミロイド沈着を伴うことが特徴である。またC細胞由来であるため，副甲状腺ホルモンに拮抗するカルシトニンを産生する。

④ **未分化癌**：特定の方向への分化を示さず，充実性に増殖し周囲へ浸潤しやすい。最も予後不良で，多くは1〜2年以内に死亡する。まれに乳頭癌や濾胞癌も経過中に未分化転化をきたすことがある。

⑤ **悪性リンパ腫**：B細胞型で化学療法が著効する。橋本病を基礎疾患として発生する。

⑥ **扁平上皮癌**：未分化癌に次いで予後不良。乳頭癌からの移行もある。

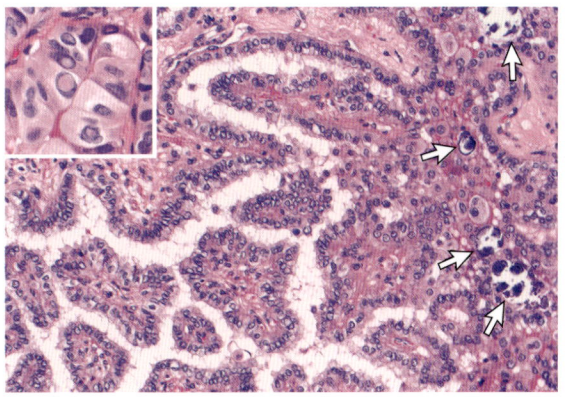

甲状腺乳頭癌　乳頭状増殖とともに石灰化小体（矢印）がみられる。左上は核内封入体。

Q153 副甲状腺機能亢進症の病態 《原発性と二次性の違い》

- PTHは骨吸収・骨形成の両方に働く。
- 二次性副甲状腺機能亢進は低カルシウム血症に対する持続性反応。

◆ 血中カルシウム濃度は，副甲状腺から放出される①副甲状腺ホルモン（PTH），②活性型ビタミンD，甲状腺C細胞から放出される③カルシトニンの3つの因子によって調節されている。

◆ 原発性副甲状腺機能亢進症は，腺腫，過形成，まれに癌によって産生されるPTH過剰の状態である。PTHは腎臓でのリンの再吸収を抑制し，逆にカルシウムの再吸収を促進する。また，ビタミンDを活性化して消化管からのカルシウム吸収を促進する。骨に対してはまず破骨細胞を活性化し，長期的には骨芽細胞の分化促進にも働く。そのため骨吸収（骨の溶解）とともに骨形成（類骨の増加，骨髄の線維化）が生じる。

◆ これに対して二次性副甲状腺機能亢進症は，長期にわたる低カルシウム血症に対して起こる二次的なPTHの過剰産生をいう。

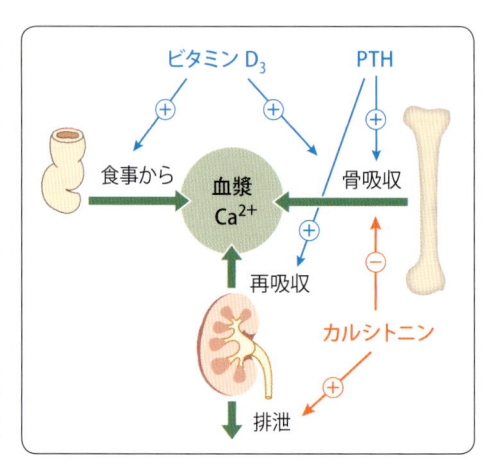

低カルシウム血症の原因 くる病や吸収不良によるビタミンD欠乏，肝不全や腎不全によるビタミンD合成障害，骨粗鬆症や妊娠・授乳などによるカルシウム需要の増加など。特殊な場合として，甲状腺髄様癌などによるカルシトニン過剰症によって副甲状腺ホルモンの作用が拮抗されて生じる場合がある。

Q154 副腎ホルモンとその機能異常

- Cushing症候群は副腎が原因の場合と下垂体が原因の場合がある。

◆ 副腎皮質からは3種類のホルモン（鉱質コルチコイド，糖質コルチコイド，アンドロゲン）が分泌される。これらのホルモンの分泌過剰や不足により，特徴的な症状が出現する。

◆ 副腎皮質ホルモンは3段階で調節されるため，原因が上位ホルモン異常，すなわち下垂体や視床下部の異常である場合も多い。主な機能異常症を表にまとめた。

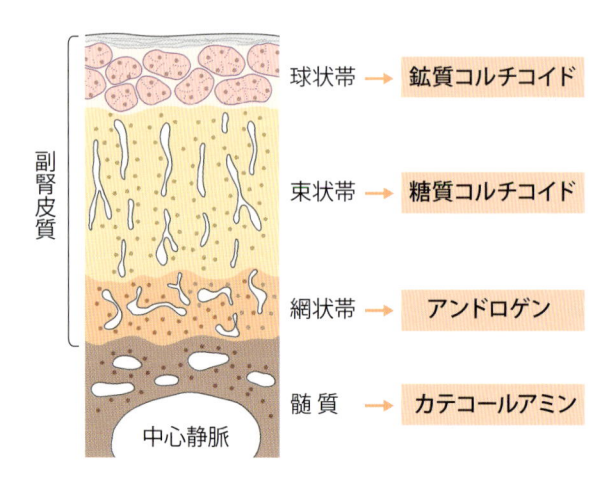

副腎ホルモンと機能異常症

		分泌ホルモン	機能亢進症	機能低下症
副腎皮質	球状帯	鉱質コルチコイド（アルドステロンなど）	原発性アルドステロン症（Conn症候群）続発性アルドステロン症	
	束状帯	糖質コルチコイド（コルチゾールなど）	Cushing症候群	Addison病 急性副腎皮質不全
	網状帯	性ホルモン（アンドロゲンなど）	副腎性器症候群	
髄質	髄質細胞	カテコールアミン（アドレナリン，ノルアドレナリン）	褐色細胞腫	

Q155 原発性副腎皮質不全《Addison病とWaterhouse-Friderichsen症候群》

◉ 急性副腎皮質不全は致死的。
◉ Waterhouse-Friderichsen症候群は髄膜炎菌感染による副腎出血の結果，急性副腎機能不全に至ったもの。

◆ 副腎に原因があって発生する**原発性副腎皮質不全**と，下垂体のACTH分泌低下により生じる**続発性副腎皮質不全**がある。また発症と症状から慢性，急性に分けられる。

◆ **慢性副腎皮質不全**：副腎皮質は慢性炎症，たとえば結核，真菌症，梅毒で侵されたり，アミロイドーシス，ヘモクロマトーシスあるいは癌の転移などのために徐々に破壊・萎縮することがある。また，抗副腎抗体など自己免疫機序によっても炎症性萎縮が生じる。これらの結果として副腎皮質ホルモン全般の分泌低下を起こした状態を慢性副腎皮質不全といい，報告者の名前をとって**Addison病**（アジソン）とも呼ばれる。この際，過剰に分泌されたACTHのメラニン刺激ホルモン様作用により皮膚，粘膜に**色素沈着**が起こる。

◆ **急性副腎皮質不全**：外傷，分娩，手術などのストレスや熱傷，感染などのために副腎皮質ホルモンの需要量が急増した結果，それに対応できないばかりか機能低下をきたした状態を急性副腎皮質不全（**副腎クリーゼ**）という。髄膜炎菌に感染した小児が敗血症を起こし，両側の副腎出血を生じ，急激な副腎不全に至るものを**Waterhouse-Friderichsen症候群**（ウォーターハウス フリーデリクセン）といい，高率に死亡する。

医原性副腎萎縮 疾患の治療を目的として長期間にわたって副腎皮質ホルモン剤（ステロイド剤）の投与を受け続けると，副腎自体からのホルモン分泌が抑制され，その結果として副腎萎縮が生じる。

Q156 原発性アルドステロン症と Cushing 症候群の違い

- どちらも副腎皮質機能亢進症であるが，原因・臨床所見が異なる。
- 原発性アルドステロン症の原因は副腎皮質腺腫，Cushing 症候群の原因は下垂体腺腫であることが多い。

◆ **原発性アルドステロン症**（別名 **Conn 症候群**）はアルドステロンの過剰分泌の状態で，副腎皮質の腺腫が原因である。アルドステロンは，腎集合管に作用してナトリウム再吸収を促進する。過剰なアルドステロンのために，患者は**細胞外液量が増加して高血圧**となり，その結果，血漿レニンやアンジオテンシンⅡは低値となる。

◆ **Cushing 症候群**はコルチゾールの過剰分泌により起こる。原因としては**下垂体腺腫**によるものが最も多いが，副腎腺腫や癌によるもの，異所性 ACTH 産生腫瘍によるものもみられる。Cushing 症候群のうち，ACTH 産生下垂体腺腫によるものを特に **Cushing 病**という。

◆ Cushing 症候群にみられる特有の肥満（**満月様顔貌**，**中心性肥満**）は，過剰なコルチゾールの代謝作用によって体脂肪の再分布が生じた結果である。そのほか，アンドロゲン過剰症状として多毛，痤瘡（にきび）がみられる。

尿崩症 1日尿量 4ℓ 以上，尿比重 1.006 以下となった状態。下垂体後葉からの抗利尿ホルモン（ADH）の分泌が障害された中枢性尿崩症と，腎尿細管での水の再吸収が障害された腎性尿崩症に大別する。

Q157 クロム親和性腫瘍の特徴

- クロム親和性腫瘍はカテコールアミン産生腫瘍。
- 褐色細胞腫と傍神経節腫は同じ細胞由来。

◆ **クロム親和性細胞**は胎生期の神経堤に由来する細胞で，腹側に遊走して交感神経節，傍神経節（パラガングリオン）および副腎髄質を形成する。この細胞は神経分泌顆粒を持ち，**カテコールアミン**を放出する。名前の由来は，クロム親和反応（クロム塩含有固定液で固定した場合，カテコールアミンが酸化・重合する反応）が陽性であることからきている。

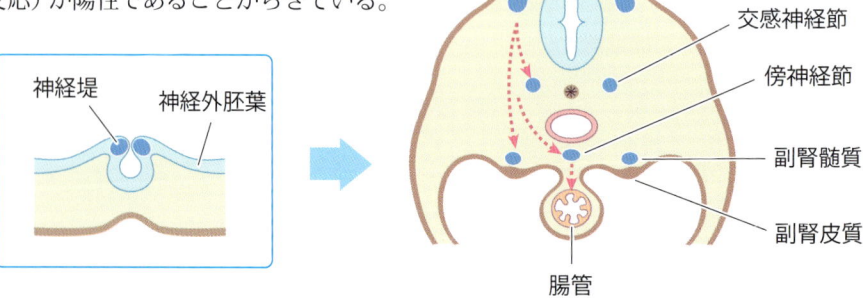

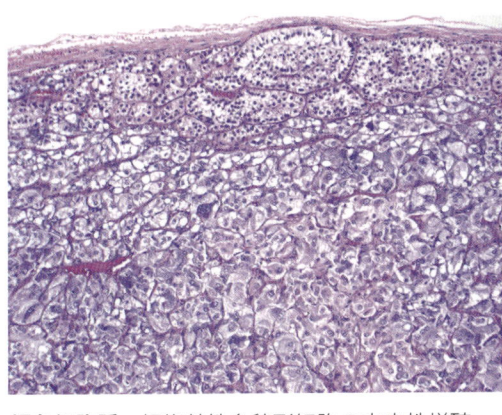

褐色細胞腫　好塩基性多稜形細胞の充実性増殖。腫瘍細胞の細胞質は微細顆粒状となっている。

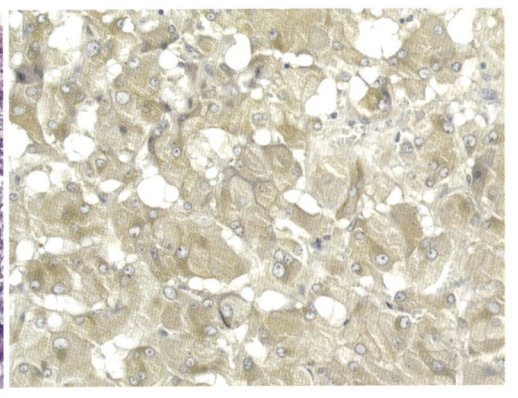

クロモグラニン染色：細胞質が陽性に染色される。

- この細胞から発生する腫瘍は肉眼的色調から褐色細胞腫と呼ばれるが，傍神経節発生のものについては傍神経節腫，別名異所性褐色細胞腫と呼ばれる。いずれもカテコールアミン（副腎原発ではアドレナリン，異所性ではノルアドレナリン）の放出が増加するため，高血圧，頭痛，発汗過多，過血糖，代謝亢進の5大症候が出現する。
- 家族性に発生した褐色細胞腫は甲状腺髄様癌を伴うことが多く，Sipple症候群と呼ばれる。また，褐色細胞腫は神経線維腫（Recklinghausen病），Hippel-Lindau病，膠細胞腫などとの合併もみられる。

Q158　多発性内分泌腺腫症とは？

◉ MEN は APUD 系細胞の遺伝子異常による遺伝性腫瘍症。

- 多発性内分泌腺腫症（multiple endocrine neoplasia；MEN）は遺伝性腫瘍症の一種で，内分泌腺に良性・悪性腫瘍が多発する症候群をいう。
- 下垂体前葉，甲状腺C細胞などは神経堤由来のAPUD系細胞であり，MENの腫瘍はAPUD系細胞の遺伝子異常に基づく多中心性腫瘍化と考えられている。各タイプにおける腫瘍の組み合わせは以下のとおりである。
- MEN 1型（Wermer症候群）：下垂体（15〜90％），副甲状腺（95％），膵ランゲルハンス島（30〜80％）に腫瘍または過形成が多発する。しばしば副腎腫瘍，カルチノイド，脂肪腫，線維腫を合併する。
- MEN 2A型（Sipple症候群）：甲状腺髄様癌（100％），副腎髄質の褐色細胞腫（50％），副甲状腺腫瘍（20％）を合併する。
- MEN 2B型：甲状腺髄様癌と褐色細胞腫に加え，粘膜神経腫（口唇，結膜，舌〜消化管），巨大結腸やMarfan様体型などの骨格異常を伴う。

APUD系細胞　アミン前駆体を摂取してセロトニンやドーパミンを合成する能力を持つ。甲状腺C細胞，膵島細胞，胃腸内分泌細胞，副腎クロム親和性細胞など。

各論 11 神 経

Q159 脱髄疾患とは？

- 髄鞘だけが破壊され，軸索が保存された状態を脱髄という。
- 代表的疾患は多発性硬化症。

◆ 脱髄とは，軸索をはじめとする神経組織は保存されているにもかかわらず，髄鞘だけが破壊された状態をいう。このような疾患を脱髄疾患といい，原因としてウイルス感染を引き金とした免疫機序が推測されている。髄鞘染色を行うと，脱髄部分は白く抜けて見える。

◆ 脱髄疾患には，①一度作られた髄鞘が壊れる場合と，②正常な髄鞘が作られない場合とがある。①の代表は多発性硬化症，②の代表は白質ジストロフィーである。

◆ 多発性硬化症（multiple sclerosis）は20～40歳に好発し，中枢神経のさまざまな部位に多発性の斑状の脱髄巣が発生する。視力低下，眼球運動麻痺，運動失調，片麻痺など多彩な神経症状を呈する。

◆ 白質ジストロフィー（leukodystrophy）は遺伝性で小児に多い。大脳髄質に脱髄と髄鞘形成不全を生じる。その本態は脂質代謝異常であるといわれている。

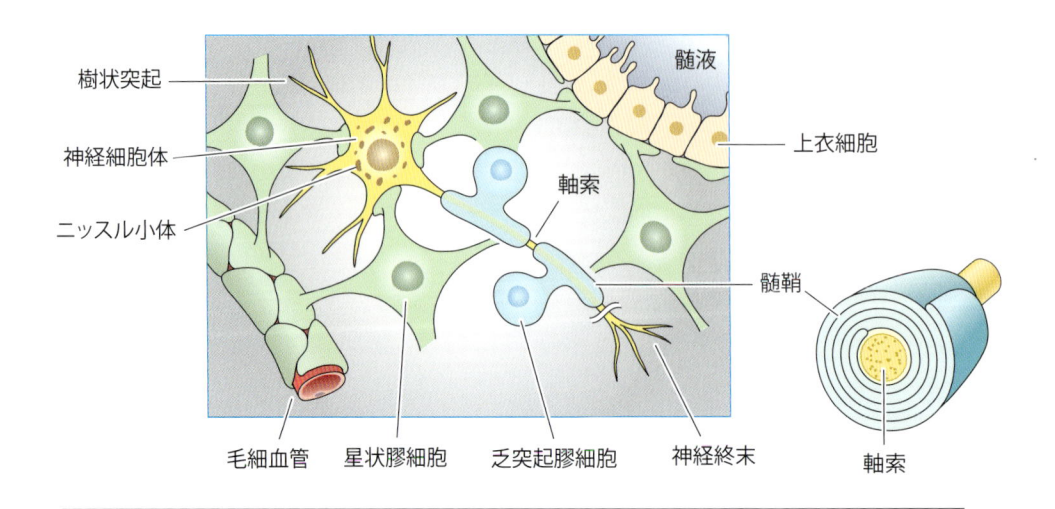

Guillain-Barré（ギラン・バレー）症候群 細菌感染やウイルス感染に引き続いて起こる急性の多発神経炎で，自己免疫機序により末梢神経の髄鞘ないし軸索膜が侵される。神経前根と末梢神経の浮腫，軸索の膨化，節性脱髄などが生じる。四肢の筋力低下や運動麻痺をきたすが，数ヵ月以内に治癒する。

Q160 変性疾患の代表的疾患と侵される部位

◉ 神経細胞の萎縮・脱落，およびグリオーシスを示す疾患の総称。
◉ 疾患ごとに特定の神経系統が選択的に侵される。

◆ 変性疾患とは，神経細胞の萎縮・脱落，さらにその部のグリオーシスをきたす原因不明の疾患群をいう。グリオーシスとは，神経細胞が脱落した場合にその部を埋めるようにグリア細胞が増殖した状態をいい，他の組織でいう線維化に相当する。

◆ 変性疾患の特徴をまとめると以下のとおりである。
① 小児，初老期などの一定年齢に潜行性に発症する。
② 系統的・対称的に障害されるため左右差はない。
③ 徐々に進行する（慢性）。
④ 予後不良で，多くは合併感染症で死亡する。
⑤ 素因的要素はあるものの原因不明。

◆ これらの疾患群は，侵される部位により大きく4つに分けられる。

分類（障害部位）	疾患名	病変
大脳変性症（大脳皮質）	Alzheimer 病	大脳のびまん性萎縮
	Pick 病	側頭葉，前頭葉の萎縮，Pick 小体
錐体外路変性症（皮質下神経核）	Parkinson 病	黒質，青斑核の萎縮，Lewy 小体
	Huntington 舞踏病	尾状核，前頭葉の萎縮
	進行性核上性麻痺	中脳網様体，黒質，視床下核
脊髄小脳変性症（小脳，脊髄）	オリーブ橋小脳変性症	小脳，橋，延髄の萎縮
	小脳オリーブ変性症	プルキンエ細胞と下オリーブ核神経細胞の萎縮・脱落
	Friedreich 運動失調	脊髄後根・後索，背側核，脊髄小脳路，錐体路
脊髄変性症（脊髄）	筋萎縮性側索硬化症	脊髄，脳幹の錐体路の変性

Q161 Alzheimer 病

◉ 神経原線維変化や老人斑が新皮質領域に出現する。

◆ Alzheimer 病は初老期（50歳代）に発症する全般性認知症で，徐々に悪化する。原因はわかっていない。病理学的には脳全体の萎縮で，神経原線維変化（微小管結合蛋白のタウ蛋白が異常に凝集し，神経細胞内に蓄積して糸くずのように見える）や老人斑（アミロイドβの細胞外への沈着）を示す。

◆ 神経原線維変化や老人斑は正常高齢者の脳にも認められる。アルツハイマー病の場合は，それらの変化が新皮質領域に高密度かつ広範囲に出現する。

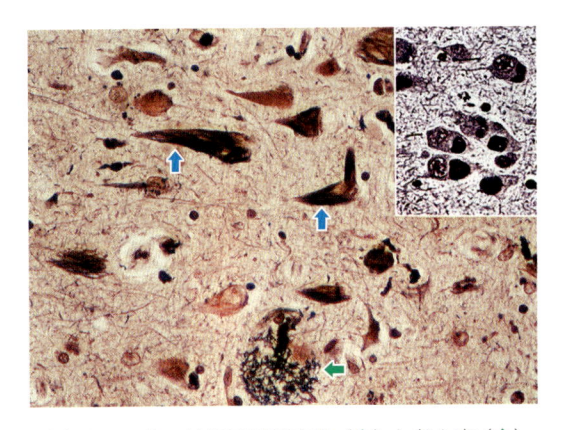

Alzheimer 病 神経原線維変化（↑）と老人斑（↑）。
（東京女子医大 澤田達男教授提供）

Q162 Parkinson症候群をきたす疾患とその障害部位

● Parkinson症候群を示すのは，Parkinson病，および錐体外路系に異常が生じた場合である。

◆ Parkinson症候群とは，無動または寡動，振戦（ふるえ），姿勢異常と筋固縮を示す疾患群をいう。これらの症状は，不随意運動を調節する錐体外路系の異常による。

◆ Parkinson病はParkinson症候群を呈する代表的疾患で，黒質の神経細胞の変性に伴って神経伝達物質であるドーパミンが著明に減少するのが原因である。病理学的には神経細胞の変性・脱落が主体で，メラニン含有神経細胞の細胞質内にLewy小体（α-シヌクレインを主成分とする封入体）が認められる。

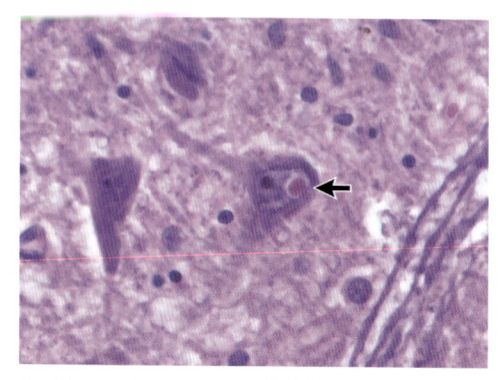

Parkinson病 メラニン含有神経細胞の細胞質内封入体（Lewy小体）を認める。

◆ そのほかにParkinson症候群を呈する疾患として以下のものがある。
① 線条体黒質変性症：線条体，特に被殻と黒質の変性・萎縮。
② 舞踏病：尾状核，被殻の萎縮。
③ Shy-Drager症候群：脊髄側角中間外側核と自律神経核の萎縮。

線条体 被殻と尾状核を合わせて線条体という。線条体と淡蒼球，視床下核，赤核，黒質を総称して線条体系と呼び，狭義の錐体外路系に一致する。

L-dopa療法 Parkinson病のドーパミン減少に対して，ドーパミン前駆物質であるL-dopaを投与する。消化管から吸収されたL-dopaは脳でドーパミンに変化する。

Q163 運動ニューロン疾患の特徴と代表的疾患

● 運動ニューロン変性で神経原性筋萎縮と麻痺が起こる。

◆ 運動ニューロン疾患とは変性疾患の一種で，運動ニューロンを選択的に侵し，進行性に筋萎縮，麻痺を起こす疾患をいう。

◆ 運動ニューロンは大脳皮質運動野に存在する一次運動ニューロン（上位運動ニューロン；錐体路ニューロン）と，脊髄前角や脳幹に存在する二次運動ニューロン（下位運動ニューロン）に分けられる。したがって，一次運動ニューロンのみを侵す場合，両方を侵す場合，二次運動ニューロンのみを侵す場合の3通りがある。

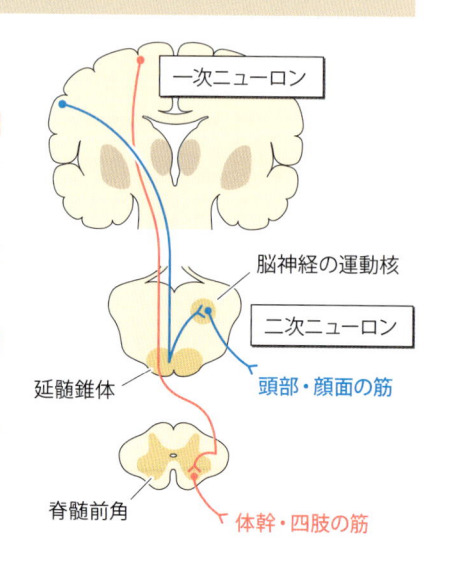

- ◆ 病理学的には，運動に関係する神経細胞の変性・脱落およびその部のグリオーシスがみられる。支配領域の筋肉は神経原性筋萎縮（☞Q194）をきたす。
- ◆ 代表的疾患は次の3つである。

① 筋萎縮性側索硬化症（amyotrophic lateral sclerosis；ALS）：脊髄前角を中心として延髄，橋の運動神経核に神経細胞の変性・脱落を生じる。
② 進行性脊髄性筋萎縮症：脊髄前角細胞のみが侵される。
③ 進行性球麻痺：脳幹下部の疑核，舌下神経核が侵され，言語障害，嚥下障害を生じる。

Q164 頭蓋内出血の種類 《出血源となる血管，出血部位》

- ◉ 出血部位により脳内出血，クモ膜下出血，硬膜下血腫，硬膜外血腫に分ける。
- ◉ 脳内出血の原因は高血圧，動脈瘤，動静脈奇形。
- ◉ クモ膜下出血の主な原因は動脈瘤の破裂。

◆ 脳内出血：脳実質内での出血で，実質を破壊する。ときに脳室内へ穿破し，脳室内血腫の状態を引き起こすこともある。原因としては次の3つがある。

① 高血圧：脳内出血の原因として最も多い。外側線条体動脈（中大脳動脈の枝）からは被殻に，視床膝状体動脈からは視床にそれぞれ出血巣ができる。特に外側線条体動脈は好発動脈であることから脳出血動脈とも呼ばれる。
② 動脈瘤：Willis動脈輪（ウィリス）を中心として，それぞれの動脈分岐部に形成されやすい。動脈瘤の破裂が脳表面に向かって生じた場合，血液のジェット流によって実質が破壊されて脳内出血となる。☞Q165
③ 動静脈奇形：脳表面あるいは脳実質内に形成される。これが破れるとクモ膜下腔に出血が拡がることが多いが，脳内出血の形をとることもある。☞Q166

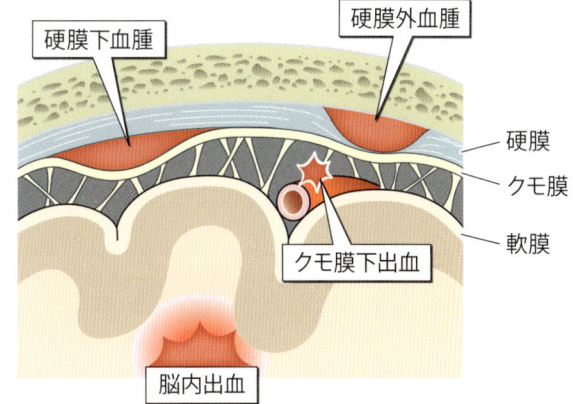

◆ クモ膜下出血（subarachnoid hemorrhage）：原因の多くは成人では動脈瘤，若年者では動静脈奇形の破裂である。
◆ 硬膜下血腫（subdural hematoma）：架橋静脈，脳表面の小静脈の破綻による静脈性出血で，血液が血腫として硬膜下に残る。そのため血腫には被膜が形成される。
◆ 硬膜外血腫（epidural hematoma）：外傷に伴うものがほとんどである。中硬膜動脈が離断されることにより生じる。脳実質の損傷を伴わないことが多く，血腫は頭蓋骨と硬膜の間にできる。

Q165 脳動脈瘤の発生機序と好発部位

- 弾性板，中膜の欠損ないし破壊によって動脈壁が脆弱化し，瘤を生じる。
- 血管分岐部に好発する。

◆ 脳動脈瘤の発生機序には，①先天性動脈瘤（先天的に内弾性板や中膜筋層が欠損），②動脈硬化性動脈瘤（粥状硬化による弾性板の破壊で壁が脆弱化），③細菌性動脈瘤（細菌塞栓からの細菌増殖による血管壁の破壊）の3つがある。多くは囊状動脈瘤の形をとる。

◆ 先天性動脈瘤は，脳底部のWillis動脈輪とその周辺の動脈，特に❶前大脳動脈と前交通動脈の分岐部，❷内頸動脈と後交通動脈の分岐部，❸中大脳動脈の第1分岐に好発する。多発することも多い。動脈硬化性動脈瘤は脳底動脈や太い分岐，細菌性動脈瘤は末梢部血管に発生するという特徴がある。

◆ 脳動脈瘤は大きくなり破裂するとクモ膜下出血をきたし，突然の激しい頭痛や嘔吐を引き起こす。動脈瘤が脳実質に向かって存在し，その方向に破裂した場合は，出血が脳実質にまで及んで神経細胞の変性・壊死をきたし，程度によっては致命的となる。大出血を起こしやすいのは先天性動脈瘤の場合である。

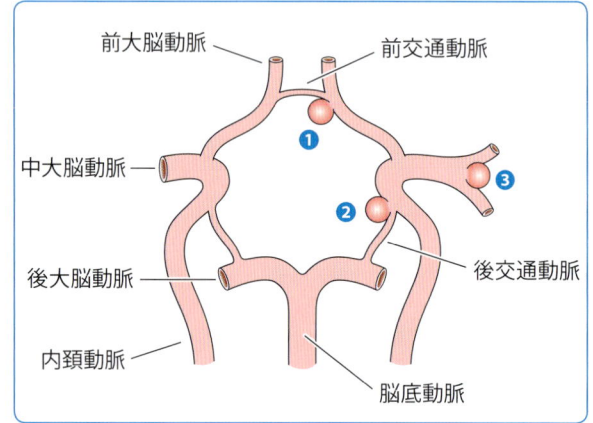

脳動脈瘤の診断 脳動脈瘤は出血により発見されることが多い。出血が落ちついたら，脳血管造影により出血血管の部位と多発性の有無を確認する。治療としては瘤の根元をクリップでとめる。

Q166 脳動静脈奇形とモヤモヤ病の違い

- どちらも異常血管網を形成するが，その機序は異なる。
- 動静脈奇形の血管網は異常吻合による。
- モヤモヤ病は内頸動脈の閉塞のために生じた新生血管網。

◆ 動静脈奇形とモヤモヤ病はいずれも異常血管網を形成するという共通点がある。しかし，異常血管網の形成機序は異なる。

◆ 動静脈奇形（arteriovenous malformation）は，毛細血管を介さずに動脈と静脈の間に異常吻合を形成し，多数の動・静脈血管が集まっている状態である。すなわち異常血管網自体が疾患の本質である。この場合，静脈圧上昇のために静脈壁は肥厚あるいは瘤状に拡張する。また静脈内にも動脈血が流れるため，赤い静脈を中心とした血管の

塊（**ナイダス** nidus）としてみられる。大脳半球の表面から実質内に存在し，中大脳動脈を流入動脈とすることが多い。

◆ **モヤモヤ病**（moya-moya disease）は，血管造影でみられる脳内の細い異常血管の集まりに対して付けられた診断名である。この異常新生血管は，両側の内頚動脈末端，前・中大脳動脈近位部の狭窄・閉塞の結果，二次的に形成されたものであり，同義語である**特発性 Willis 動脈輪閉塞症**のほうが病態をよく表している。閉塞部の病変は硬化性変化で，内弾性板の重複を伴うことが多い。

Q167 髄液の流れ 《水頭症の病態と原因疾患》

● 流通障害だけでなく，産生過剰や吸収障害でも髄液圧は上昇する。
● 腫瘍，炎症，外傷，奇形などが原因となる。

◆ 髄液は血漿由来であり，脈絡叢の動脈で産生され，図に示すような経路をたどり，クモ膜顆粒で吸収されて静脈に戻る。

◆ **水頭症**（hydrocephalus）は**髄液の増量に伴って脳が大きくなった状態で，脳室の拡張を伴う**。頭蓋内容積は一定であるから，髄液圧の上昇が著しいと，脳実質は圧迫され萎縮に陥る。

◆ 髄液圧上昇の機序から，①流出路の狭窄ないし閉塞のために生じる**閉塞性水頭症**と，②流出路に閉塞はないが髄液の過剰産生や吸収障害によって生じる**非閉塞性水頭症**に分ける。

◆ ①の原因には腫瘍による圧排，髄膜炎や出血，外傷後の線維化があり，②の原因には脈絡叢乳頭腫による髄液産生過多，髄膜炎，クモ膜下出血などによる吸収障害がある。

◆ そのほか発生機序ははっきりしないが，風疹，トキソプラズマ，梅毒などの子宮内感染や放射線障害によるもの，また Down 症候群や D_1 トリソミー症候群など染色体異常による先天性の発生異常に伴うものがある。

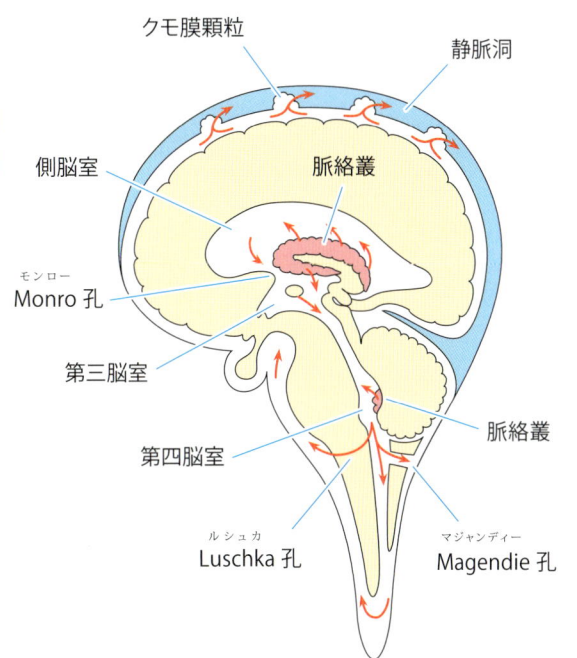

先天奇形による水頭症

Dandy-Walker 症候群：Magendie 孔，Luschka 孔が先天的に閉塞し，第四脳室が嚢胞状に拡張したもの。
Arnold-Chiari 奇形：先天性水頭症で，小脳下部の大後頭孔への嵌入を伴うもの。

Q168 頭蓋内圧亢進とうっ血乳頭

◉ 視神経は脳の延長であり，同じ髄膜に包まれている。

- 頭蓋内圧亢進の3大徴候として頭痛，嘔吐，うっ血乳頭がある。
- **頭痛**：頭蓋内に存在する痛覚を感知する構造物が伸展されることによって生じる。
- **嘔吐**：第四脳室底部に存在する迷走神経運動核は嘔吐と関係しており，脳圧亢進によりこの運動核が圧迫されることで生じる。
- **うっ血乳頭**：視神経は脳実質と同じ髄膜に包まれており，周囲にクモ膜下腔および硬膜下腔が存在する。そのため頭蓋内圧の上昇は視神経周囲にも波及し，網膜血管を圧迫して循環障害を引き起こし，視神経乳頭部の充血を生じる。脳圧亢進から数日経過すると乳頭浮腫へ移行し，月単位で持続すると乳頭の萎縮を生じ，視力障害も出現する。

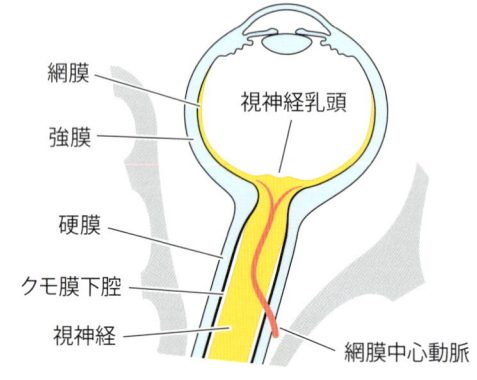

Q169 脳ヘルニアの発生部位と病的意義 《脳ヘルニアと脳浮腫の関係》

◉ 圧の高いほうから低いほうへ脳は移動する。
◉ 突出部分だけでなく割り込まれた部分にも障害が起こる。

- **脳ヘルニア**とは，脳実質の一部が小脳テントや大脳鎌などを越えて，本来存在している腔から別の腔に突出した状態をいう。普通は可逆的であるが，不可逆性の場合は脳ヘルニア嵌頓という。
- 頭蓋という一定の体積の中で，占拠性病変や脳浮腫などにより脳の容積が増すと，圧の逃げ場がないために脳実質は低いほうへ移動・突出する。突出部は血流障害のために壊死に陥るが，突出部によって二次的に圧迫された健常部にも変化が生じる。
- 好発部位は図に示すとおりである。
  ① **帯状回（大脳鎌）ヘルニア**：帯状回が大脳鎌の下から反対側へ入り込む。
  ② **鉤（テント切痕）ヘルニア**：鉤の部分が，小脳テントの中脳が通過しているテント切痕に入り込み，中脳を圧排して除脳硬直，昏睡，瞳孔散大，片麻痺を起こす。
  ③ **小脳扁桃（大後頭孔）ヘルニア**：小脳扁桃部が大後頭孔へ落ち込み，呼吸中枢のある延髄を圧迫して呼吸麻痺をきたすため致命的。

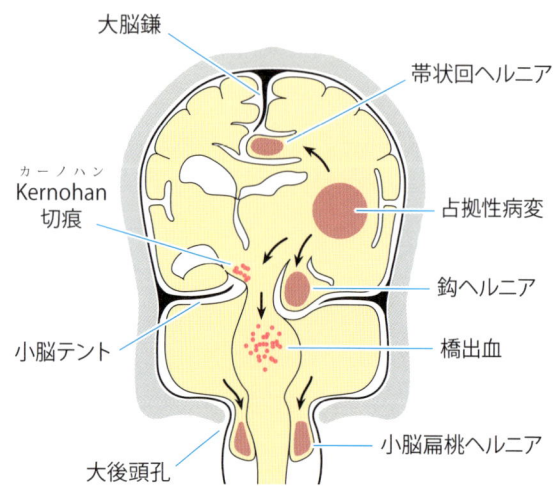

Q170 脳浮腫の発生病理

- ◉ 水分の増加により脳容量が増した状態。
- ◉ 血管障害, 細胞障害, 髄液循環障害により生じる。

◆ **脳浮腫**とは, 原因はともあれ, 水分の増加による脳容積の増大をいい, 血液量の増加によるものは含まない。発生機序は3つに分けられる。

①**血管原性**：血管内皮細胞が何らかの損傷を受けて透過性を増し, 血漿成分が間質に漏出する。他の臓器とは違い, 脳にはリンパ管が存在しないため, 漏出した血漿中の蛋白を吸収することができず, 間質の浸透圧が上昇し水分が増加する（☞ 総論 Q62）。主に白質に起こり, 腫瘍, 血腫, 外傷, 感染症などが原因となる。

②**細胞障害性**：血流低下などで脳への酸素供給が減少すると, ニューロン, グリア細胞, 内皮細胞などが障害される。これらの細胞では細胞膜におけるイオン能動輸送が障害され, ナトリウムイオンの移動に伴って水が細胞内に貯留する。梗塞の初期, 低酸素血症などでみられる。

③**髄液循環障害**：水頭症などのような髄液の循環障害が原因で起こるもので, 脳室内の髄液が脳室周囲の間質へ漏出して生じる。

Q171 脳梗塞の経時的変化

- ◉ 最終的に病巣は囊胞化し, 周囲にグリオーシスを生じる。
- ◉ 病巣の血流が早期に回復すると出血性梗塞となる。

◆ **脳梗塞**は血栓や塞栓などにより血流障害が生じ, 脳実質の一部が虚血性壊死に陥ったものである。

◆ 肉眼的に梗塞部は最初, **浮腫性腫脹**する。組織学的には神経細胞の虚血性変化すなわち細胞質の好酸性変化や, 血管内皮細胞の腫大がみられる。約10日後には**組織融解**が始まり, 支持細胞である星状膠細胞（astrocyte）の肥大・増殖がみられる。6週間もたつと融解部分は完全に**囊胞化**し, 周囲組織では**グリオーシス**（☞ Q160）が生じる。そのため, 多くの例では脳表面に陥凹性病巣が存在する。

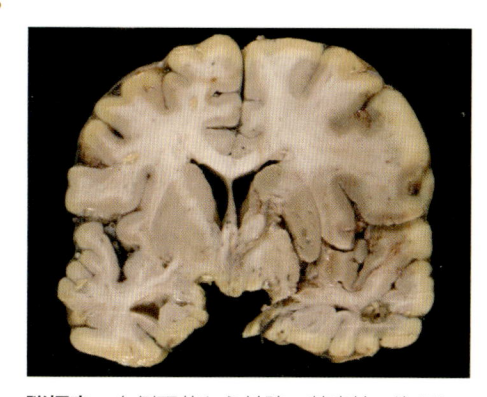

脳梗塞 右側頭葉から前障, 基底核, 海馬に及ぶ梗塞巣。

◆ 以上は貧血性梗塞の場合で, 大部分はこの形をとるが, 早期に血栓や塞栓が融解して血流が再開通したり, 脳表面の血管吻合により再灌流されると出血性梗塞となる。

脳血管性認知症 脳の血管病変により生じた梗塞巣が原因で認知症を起こしたもの。梗塞巣の数や部位により症状や程度に差が出る。梗塞が白質に生じた型が認知症の程度としては高度になりやすい。

Q172 酸素欠乏に伴う脳病変

- 酸素欠乏は呼吸困難，貧血，循環障害，中毒で起きる。
- 神経細胞は酸素欠乏に最も弱い細胞である。

◆ 酸素欠乏により脳病変が生じた場合を低酸素脳症と呼ぶ。神経細胞は人体の細胞のうちで最も酸素欠乏に弱く，5分で変化は不可逆性となる。組織学的には大脳皮質の層状壊死，神経細胞の虚血性変化・脱落，星状膠細胞と毛細血管の増殖などを示す。

◆ 酸素欠乏の機序により次の4つに分類できる。
　①窒息，呼吸筋麻痺による血中酸素分圧低下
　②貧血，失血によるヘモグロビン量の減少
　③循環障害による脳循環うっ滞
　④中毒による細胞内呼吸の低下

◆ 脳組織はグルコースの酸化（好気的解糖）のみによってエネルギーを得ており，全身消費量の25％にあたるグルコースを消費する。脳内のグルコース備蓄はきわめて少ないため，血流によりグルコースが運搬されてこないと脳の働きが停止する。酸素はグルコースを利用するために重要であり，低酸素状態では効率的なエネルギー産生が行われない。

Q173 脳死と植物状態の違い

- 脳死は低酸素のため脳全般に機能停止をきたしたもの。
- 植物状態では呼吸中枢は保たれている。

◆ 脳循環障害や心停止，低酸素血症のために脳全体が不可逆的な損傷を受けた結果，大脳，脳幹機能のすべてが失われているが，全身管理により心臓拍動が保たれている状態を脳死という。すなわち，運動，感覚，精神運動，呼吸機能，自律神経系すべてが機能しなくなった状態であり，元に戻ることはない。

◆ これに対し植物状態とは，自律神経系は比較的正常に機能しているが，運動機能や感覚機能，さらには精神運動活動が欠如している状態で，これが3ヵ月以上続いたものと定義されている。具体的には，自力での移動や摂食ができず，尿失禁状態にある。発声は可能でも発語はできず，意思の疎通や追視はするものの認識はできない。

脳死判定基準　①深昏睡，②自発呼吸の消失，③瞳孔固定（左右とも4mm以上），④脳幹反射の消失，⑤平坦脳波，⑥上記の条件が満たされた後，6時間以上経過しても変化がないこと。

Q174 ウイルス脳炎の感染経路

- ポリオ，狂犬病，単純ヘルペスウイルスは末梢神経から脳に到達しうる。
- ウイルス脳炎の所見はグリオーシスと血管周囲性のリンパ球浸潤。

◆ウイルスが脳に達する経路は，そのウイルスの持つ特性により次のように異なる。

①末梢神経そのものないしは神経に沿って上行するもの：ポリオウイルス，狂犬病ウイルス。

②鼻腔から篩板を通り，嗅神経を経て脳に達するもの：単純ヘルペスウイルス（単純ヘルペス脳炎）。

③血行性に脳に達するもの：血行に入る門戸は4通りある。
  a) 消化管：ポリオウイルス，コクサッキーウイルス，ECHOウイルス
  b) 呼吸器：ムンプスウイルス
  c) 胎盤：風疹ウイルス，サイトメガロウイルス（サイトメガロウイルス脳炎）
  d) 皮膚（蚊などを媒介として）：日本脳炎ウイルス

◆基本的な脳病変はウイルスの種類による差はなく，特徴的な障害部位はない。臨床的にも，病変が強い部位の巣症状が出現するのみである。組織学的変化としては，①ミクログリアの巣状増殖，②血管周囲のリンパ球浸潤（perivascular lymphocytic cuffing），③神経細胞の変性・壊死，④神経細胞の核内あるいは細胞質内に封入体がみられる。☞ 総論 Q75

Q175 硬膜下膿瘍，急性化膿性髄膜炎，脳膿瘍の感染経路

- 感染経路は血行性，頭蓋外からの直接感染，隣接する感染巣からの波及がある。
- 髄膜炎はクモ膜下腔の炎症で，髄液を介して脳脊髄全体に拡がる。

◆細菌が頭蓋内に至る経路は，①肺炎その他の炎症巣から敗血症を起こし血行性に至るもの，②外傷や頭蓋骨骨折，脳手術による直接感染，③中耳炎，副鼻腔炎，乳突炎など周辺の炎症巣からの直接波及の3つがある。

◆原因菌は，新生児では溶血性連鎖球菌，大腸菌，ブドウ球菌，小児ではインフルエンザ桿菌が多い。成人では肺炎双球菌が主で，そのほか黄色ブドウ球菌，連鎖球菌，大腸菌が多い。

◆感染巣が硬膜下腔にとどまる場合は，好中球や単球，フィブリンなどの滲出物が被包化され硬膜下膿瘍の形態をとる。炎症がクモ膜下腔に及ぶと，髄液を介して脳全域さらには脊髄にも拡がり急性化膿性髄膜炎の形をとる。また脳実質内に菌が侵入すると，炎症性変化に組織破壊を伴い，やがて被包化される。すなわち，壊死物質・好中球・マクロファージなどを取り囲んで，肉芽組織・結合組織・グリオーシス層などからなる壁が形成される。これを脳膿瘍という。

Q176 髄膜炎の髄液所見 《化膿性・結核性・ウイルス性髄膜炎》

- 細菌は髄液中の糖を消費する。
- 結核性の炎症はリンパ球が主体。

◆ 髄膜炎はその原因にかかわらず症状は共通であり、髄膜刺激症状、発熱、意識混濁、痙攣、各種の神経症状などがみられる。したがって、その鑑別には髄液所見が重要となる。主な違いを表に示す。

髄液所見（正常値）	細菌性髄膜炎 化膿性	細菌性髄膜炎 結核性	ウイルス性髄膜炎
細 菌	（＋）	（＋）	（－）
細 胞	多核白血球	リンパ球	リンパ球
蛋 白（≦50mg/dℓ）	↑	↑	→ or ↑
糖 （≦血糖の1/2）	↓	↓	→
NaCl（115〜130mEq/ℓ）	→	↓	→

Q177 脳腫瘍の分類 《神経の組織発生と悪性度》

- 脳腫瘍の分類は組織発生、悪性度の2つを基準に作られている。
- 早い発生段階の細胞由来であればあるほど発育が早く、悪性である。

◆ 脳腫瘍の分類の基準は、組織発生と悪性度である。悪性度は異型度、分化度に置き換えることができる。Kernohan and Sayer の分類、WHO 分類をはじめ、多くの分類がこの2つを基準に作られている。

◆ 中枢神経組織を構成する要素は、外胚葉から発生する神経細胞、神経膠細胞、上衣細胞、脈絡叢上皮細胞、松果体と、中胚葉から発生する髄膜、血管、小膠細胞がある。腫瘍の発生母地としてはこれらの構成要素のほか、胎生期遺残組織がある。

神経組織に由来する腫瘍		胎生期の遺残組織に由来する腫瘍
神経上皮性腫瘍	脳実質の外側に発生する腫瘍	
神経膠腫 glioma 　星細胞腫 astrocytoma 　多形膠芽腫 glioblastoma multiforme 　乏突起膠腫 oligodendroglioma 　上衣腫 ependymoma 脈絡叢乳頭腫 choroid plexus papilloma コロイド嚢腫 colloid cyst 髄芽腫 medulloblastoma	神経鞘腫 neurilemmoma （シュワン細胞腫 schwannoma） 髄膜腫 meningioma 血管芽腫 hemangioblastoma 下垂体腺腫 pituitary adenoma 松果体腫 pinealoma	頭蓋咽頭腫 craniopharyngioma 類表皮腫 epidermoid 類皮腫 dermoid 奇形腫 teratoma 胚細胞腫 germinoma 脊索腫 chordoma 脂肪腫 lipoma

- 神経組織の発生は，外胚葉から神経管が形成されることに始まる。神経管の上皮細胞から神経芽細胞，海綿芽細胞がまず分化し，さらに数段階の分化を経て神経細胞，乏突起膠細胞，星状膠細胞，脳室上衣細胞が分化するが，各分化段階が腫瘍発生の母地となりうる。これら神経上皮細胞由来の腫瘍を神経上皮性腫瘍という。
- 原発性脳腫瘍は，神経上皮性腫瘍とそれ以外の腫瘍（脳の実質を取り囲む神経鞘や髄膜，血管などから発生する腫瘍）に分けると理解しやすい。
- 悪性度の形態的指標として異型性，多形性，細胞密度，核分裂像，核クロマチン量，血管増殖，壊死があり，これらの組み合わせから悪性度分類が作られている。予後を反映するので便利であるが，客観的区分が難しい点が問題である。
- 低分化であるほど，すなわち分化段階の早期の細胞に類似するほど，腫瘍は発育が早く，悪性であり，予後が悪い。

Q178 脳腫瘍の年齢・性・発生部位の関連

- 小児では先天性腫瘍（胎生期遺残組織由来）の占める割合が高い。
- 小児ではテント下，特に小脳に発生する腫瘍が多く，成人ではテント上発生が多い。

- 脳腫瘍の発生には臨床病理学的に特徴がある。すなわち①好発年齢，②性，③テント上（大脳，下垂体視交叉部）かテント下（脳幹部，小脳）か，④正中部か側方部かについて有意差があり，診断の有力な手がかりとなる。これらの関連を表に示した。
- 一例として，聴神経腫瘍は内耳道付近の聴神経に発生した神経鞘腫で，成人女性に好発する。中脳水道，第三脳室を圧迫して水頭症を生じることがある。

		正中部	側方部
テント上	成人	下垂体腺腫 胚細胞腫・松果体腫 ♂	星細胞腫 多形膠芽腫 ♂ 乏突起膠腫 脳室上衣腫 *3 神経鞘腫 ♀ *4 髄膜腫 ♀
	小児	胚細胞腫・松果体腫 ♂ 頭蓋咽頭腫 奇形腫 ♂	
テント下	成人		血管芽細胞腫 ♂
	小児	髄芽細胞腫 ♂ *1 海綿芽細胞腫 脳室上衣腫 *2	星細胞腫 *5

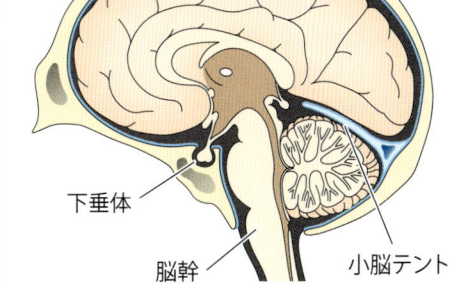

♂男性に多い，♀女性に多い
*1 小脳虫部，*2 第四脳室，*3 側脳室，*4 聴神経，*5 小脳半球

Q179 星細胞腫の grade 分類

◉退形成性星細胞腫の悪性度分類は grade 3，多形膠芽腫は grade 4。

- 星状膠細胞（astrocyte）を発生母地とする腫瘍群，すなわち広義の星細胞腫は原発性脳腫瘍の約 25％を占め，最も頻度が高い。この中にはかなり予後の異なるものが含まれるために，その悪性度を便宜的に退形成（☞ 総論 Q118）の程度により，grade 1～4 に分類している（Kernohan 分類）。
- 良性のものを星細胞腫（狭義）というが，腫瘍細胞にほとんど異型性はなく，正常の星細胞と区別がつかない。分裂像もみられない。わずかに細胞密度が増加している。grade 1～2 に相当する。
- 星細胞腫（狭義）より予後が悪く，形態的にも退形成が進んだものを退形成性星細胞腫という。星細胞腫（狭義）の細胞特徴を残しているが，細胞密度が増加し，核は大型で大小不同が出現し，核分裂像もみられるようになる。grade 3 に分類する。
- 最も予後不良なものを多形膠芽腫と呼ぶ。膠細胞腫瘍の未分化なものという考え方と，成熟した膠細胞腫瘍が脱分化（☞ 総論 Q118）を起こしたという考え方がある。腫瘍細胞は多核細胞，巨核細胞など著しい多形性を示すようになる。特徴的な巣状壊死や血管の増生が出現する。grade 4 に分類する。

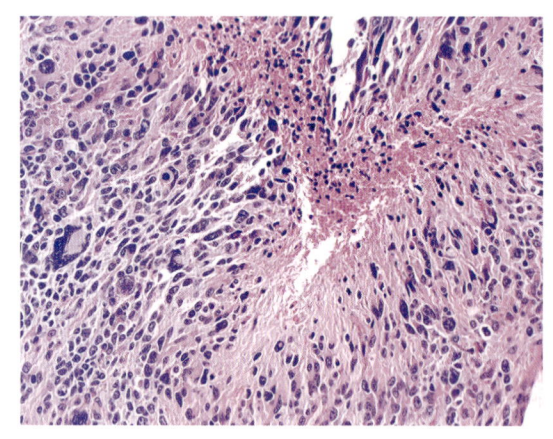

多形膠芽腫 腫瘍細胞の核は，壊死巣を取り囲むように柵状配列を示す。異型性の高度な腫瘍細胞が認められる。

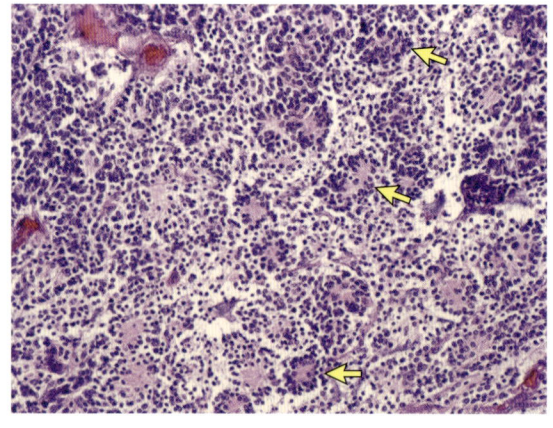

髄芽腫 小型で N/C 比の高い腫瘍細胞が偽ロゼット（矢印）を形成しながら密に増殖している。

脳腫瘍の組織像にみられる特徴的な細胞配列

真性ロゼット	上衣腫
偽ロゼット	髄芽腫
渦状配列（タマネギの切口様）	髄膜腫
仮性柵状配列	多形膠芽腫
柵状配列（Antoni A, B）	神経鞘腫
敷石状配列	乏突起膠腫

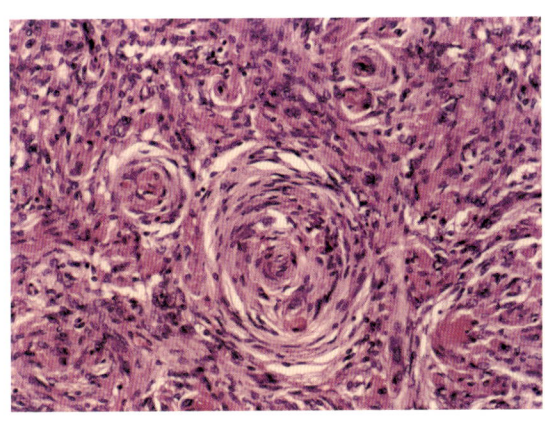

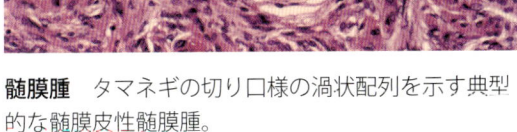

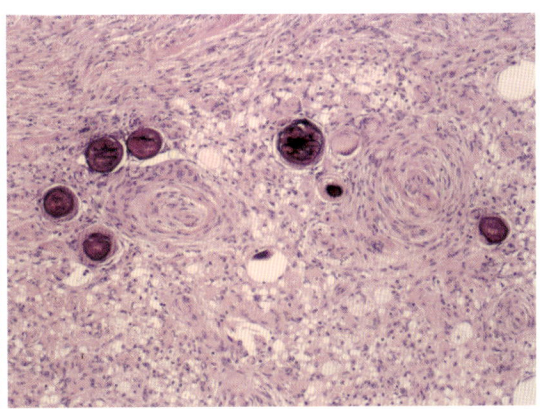

髄膜腫 タマネギの切り口様の渦状配列を示す典型的な髄膜皮性髄膜腫。

微小石灰化＝砂粒体を伴う砂粒腫性髄膜腫。

Q180 癌の脳転移および髄膜癌腫症

- 転移巣は境界明瞭で多発することが特徴。
- 肺転移巣または肺癌の存在が，脳転移の前提となる。

◆ 癌の脳転移はしばしばみられるが，転移巣の多くは大脳に生じ，境界明瞭で多発することが特徴である。転移は血行性であり，体循環系に入った場合に脳転移をきたす。つまり肺病変の存在が前提となるが，それは肺癌以外の例ではすでに肺にも転移していることを意味する。☞ 総論 Q125

◆ 原発巣としては胃癌，肺癌，乳癌，腎癌の頻度が高い。これらの腫瘍が癌全体に占める率が高いためである。また絨毛上皮癌，悪性黒色腫，甲状腺癌などは発生頻度は高くないが，脳転移を示す率が高い。

◆ 癌細胞が脳転移巣から脳表面に拡がり，明らかな腫瘤を作らずびまん性に浸潤することがある。これを髄膜癌腫症，炎症を伴う場合を癌性髄膜炎といい，脳圧亢進，髄膜刺激症状を伴う。髄液検査では細菌性髄膜炎に類似した所見，すなわち細胞増加，蛋白増加，糖減少を示す。

12 骨・軟部組織

Q181 骨の成長 《骨端軟骨板の病理学的意義》

- 骨端軟骨板は長管骨の成長の足場となる。
- 骨腫瘍は発生部位を選択する。

◆ 長管骨の発生様式は**軟骨内骨化**による。まず軟骨細胞によって硝子軟骨が形成され、その後血管とともに骨芽細胞が侵入し、軟骨を骨に置き換えていく。胎生期、骨幹部に軟骨内骨化の中心（**一次骨化中心**）が出現し、長軸方向への骨化が進む。出生前後になると、骨端部の軟骨内に**二次骨化中心**が出現し、骨化が進む。

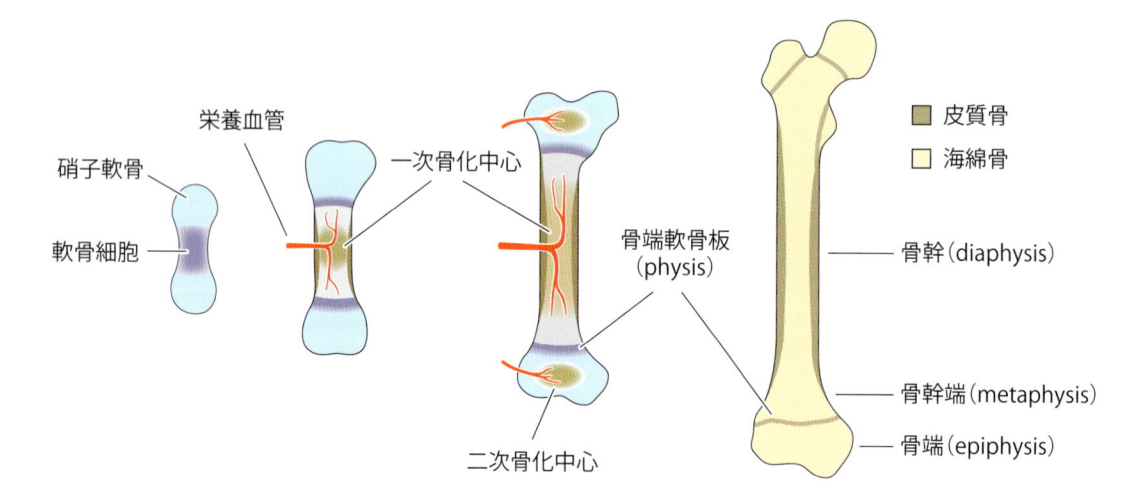

◆ 一次骨化中心と二次骨化中心に挟まれた軟骨部分を**骨端軟骨板**（physis）という。成長期には軟骨細胞の分裂とそれに引き続く骨化が起こり、骨成長に働くが、思春期に働きを止め瘢痕化する。

◆ 骨端軟骨板を中心に、長管骨を**骨端**（epiphysis）、**骨幹端**（metaphysis）、**骨幹**（diaphysis）の3つの部位に分ける。

◆ 3つの部位は、主に活動している細胞の種類、細胞活動レベル、栄養血管が異なる。そのため骨疾患、とりわけ**骨腫瘍**は、その種類によって3部位のいずれかに特徴的に発生する傾向がある。すなわち発生部位が診断に際しての重要な手がかりとなる。

Q182 急性化膿性骨髄炎と慢性化膿性骨髄炎の違い《腐骨，骨柩，汚溝の意味》

◉ 急性は小児に多く，血行性細菌感染による。
◉ 慢性は外傷や化学療法後などの成人に起こりやすい。
◉ 腐骨を十分に除去しないと骨柩を形成し，慢性化する。

◆ **急性化膿性骨髄炎**の原因は90％以上が**ブドウ球菌**で，血行性感染あるいは開放骨折や手術時に感染する。大半が小児であり，大腿骨下端や脛骨上端に起こりやすい。その理由は，①成長期のため骨幹端に豊富な血管を有しており，血行性に菌が到達しやすいこと，②外傷を受けやすい部位であること，③梗塞を起こしやすく菌が繁殖しやすいことがあげられる。

◆ **慢性化膿性骨髄炎**は，急性化膿性骨髄炎から移行する場合のほか，外傷後や種々の化学療法などに伴って起こるものがあり，成人に多い。**Brodie 膿瘍**(ブロディー)は周囲を硬い骨で囲まれた限局性の膿瘍のことで，慢性化膿性骨髄炎の特殊型である。

◆ 炎症による滲出物はHavers管(ハバース)を通して骨膜下へ拡がり，骨膜と皮質骨が分離し，そのために骨膜から骨皮質への血流が途絶し，皮質骨も壊死に陥る。壊死に陥った骨を**腐骨**という。細菌繁殖の温床となるため，腐骨が残ると治癒が遅延する。

◆ 骨膜から反応性に線維性骨が形成され，吸収されなかった腐骨を取り囲む。これを柩(ひつぎ)を模して**骨柩**という。腐骨が骨柩に覆われずに開放されている部分を**汚溝**という。

Q183 骨の発生異常を示す疾患

◉ いずれも骨形成異常をきたすが，発生機序は異なる。
◉ Morquio病の骨格異常は酸性ムコ多糖類の代謝異常による軟骨形成不全。大理石骨病は骨吸収障害。

◆ **Morquio病**(モルキオ)：酸性ムコ多糖類の先天性代謝異常症である。軟骨形成不全のために，短い脊柱，胸骨突出，胸椎後弯（鳩胸）など著しい骨格異常を生じる。☞ 総論 Q29

◆ **骨形成不全症**：全身の結合組織疾患。線維芽細胞，軟骨芽細胞，骨芽細胞のコラーゲン産生機能が欠如しているため，層板骨・骨単位の形成が乏しく，未熟な骨組織（**類骨**）が大量に形成される。骨は脆弱となり，骨折や骨の変形（弯曲）が起こる。

◆ **大理石骨病**：破骨細胞のコラーゲン分解酵素欠損のため，骨の吸収が障害される。全身の骨で未熟線維性骨から層板骨・骨単位への移行が起きず，軟骨内骨化が生じる。そのため髄腔が形成されず，皮質骨と海綿骨の区別がなくなる。

◆ **線維性骨異形成症**（fibrous dysplasia）：原因不明の過誤腫的疾患。長管骨の骨幹端から骨幹にかけて，線維性組織とそれから直接発生した新生骨梁が存在する。線維芽細胞を伴った類骨組織がみられるが，骨芽細胞は認められない。肋骨，下顎骨，頭蓋骨が好発部位である。

◆ 骨 Paget 病：原因は不明であるが腫瘍性病変ではなく，別名**変形性骨炎**と呼ばれる。破骨細胞による無秩序な骨吸収と，それに続く骨新生が繰り返された結果，骨の正常構造が失われる。骨構造はモザイクパターンを呈し，骨基質には多数の不規則なセメント線が出現する。好発部位は骨盤骨，頭蓋骨，大腿骨，脛骨である。

Q184 無腐性骨壊死の原因，種類と好発部位

● 循環障害による骨端の非化膿性壊死。
● アルコール，ステロイド，肝硬変などが誘因となる。

◆ **無腐性骨壊死**（aseptic/avascular necrosis of bone）とは骨端に限局した非化膿性壊死をいい，原因は循環障害であると考えられている。荷重がかかる部では関節表面の崩壊・変形が生じて，変形性関節症を引き起こす。

◆ 骨端軟骨板の閉鎖前の小児に発生しやすく，部位によって種々の病名が付けられている。好発部位，年齢を表に示した。

小児の無腐性骨壊死

疾患名	好発部位	発症年齢
Osgood-Schlatter 病（オスグッド シュラッター）	脛骨結節	10～16歳
Perthes 病（ペルテス）	大腿骨頭	2～10歳　男子
離断性骨軟骨炎	大腿骨内側顆	10～20歳
Köhler 病（ケーラー）	舟状骨	5～9歳　男子
Scheuermann 病（ショイエルマン）（若年性脊柱後弯症）	椎骨	12～15歳

◆ **特発性大腿骨頭壊死**は成人，特に30～40歳代の男性にみられる。血流障害の原因は不明であるが，アルコール，ステロイド薬投与，肝障害，血管病変（ネフローゼ，動脈硬化，SLEなど），腎移植後などが誘因となる。

Q185 変形性関節症，関節リウマチ，化膿性関節炎の比較

- 変形性関節症は物理的要因による軟骨と骨の病変。
- 関節リウマチは自己免疫機序が関与した滑膜の炎症。
- 変形性関節症は膝・肩が主体，関節リウマチは指趾関節に生じやすい。

◆ **変形性関節症**（osteoarthrosis）：加齢や体重負荷・運動負荷によって膝関節や肩関節などに起こる関節軟骨および骨の退行性病変である。関節の荷重面では，関節軟骨に変性・萎縮，びらんを生じ，軟骨の下の骨表面が露出して光沢のある外観を呈する（**象牙質化**）。結果として関節裂隙の狭小化，関節の変形が生じる。滑膜の炎症性変化は軽度である。

◆ **関節リウマチ**（rheumatoid arthritis）：変性 IgG に対する自己抗体（**リウマチ因子**）が産生され，免疫複合体が滑膜に沈着することによって炎症を引き起こす。指・趾関節が侵されやすいが，膝・足・手関節にも生じる。病変の主体は滑膜組織で，骨・軟骨病変は二次的なものである。滑膜には，①滑膜細胞の肥大と過形成（絨毛状増殖），②リンパ球・形質細胞浸潤やフィブリン析出，③ときに高度の炎症性細胞浸潤を伴った肉芽組織（**パンヌス**）が形成され，軟骨や骨を破壊する。その結果，④線維組織の増殖が起こり，関節の線維性強直をきたす。

◆ **化膿性関節炎**（septic arthritis）：外傷・手術の際の細菌の関節腔内感染によって起こる。関節腔は好中球を主体とした滲出物で充満し，関節軟骨，軟骨下骨が腐敗性に破壊され，さらに骨幹端に達して骨髄炎を引き起こす。周囲の靭帯に波及して脱臼を起こすことがある。

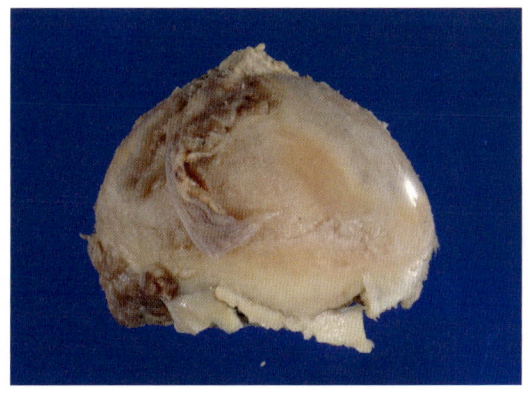

変形性関節症の大腿骨頭 表面に骨が露出し，光沢がある。

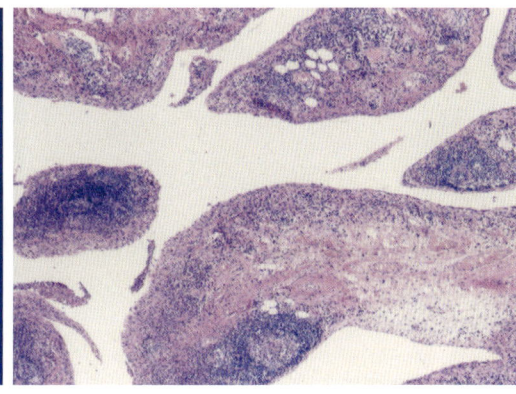

関節リウマチの滑膜組織 リンパ濾胞形成を伴うリンパ球浸潤がみられる。

Charcot（シャルコー）関節 神経障害に伴って起こる変形性関節症。知覚障害のために無理な関節運動が生じ，関節が急速に破壊される。

関節内遊離体（関節ねずみ） 関節腔内に遊離した軟骨，骨ないし滑膜組織片をいう。変形性関節症のほか，滑膜軟骨骨腫症，離断性骨軟骨炎などで生じる。

Q186 骨腫瘍の好発部位と発症年齢

◉ 骨腫瘍の種類により発生部位・年齢に特徴があり，診断の手がかりとなる。

◆ 骨腫瘍は種類によって，3部位（骨幹・骨幹端・骨端）のいずれかに発生する。また発症年齢には明らかな特徴があり，これらはX線所見や組織像にまさるとも劣らぬ重要な診断の手がかりとなる。
◆ 腫瘍の発生は組織の代謝レベルと密な関連があり，代謝が盛んな大腿骨下端と脛骨下端に集中する。

		腫瘍		好発部位	発症年齢
骨原性	軟骨性	骨軟骨腫		大腿骨・脛骨末梢	10〜20歳
		内軟骨腫	多発性	全身骨	0〜10歳
			孤立性	指骨	10〜50歳
		軟骨肉腫		大腿骨中枢・中間帯	40〜70歳
	骨性	類骨骨腫		脛骨・大腿骨骨幹部	10〜30歳
		骨芽腫		大腿骨・脛骨末梢	10〜30歳
		骨肉腫		大腿骨・脛骨末梢	10〜20歳
	線維性	線維肉腫		大腿骨・脛骨末梢	10〜30歳
その他		骨巨細胞腫		大腿骨・脛骨末梢	20〜40歳
		Ewing肉腫		脛骨・大腿骨骨幹部	10〜40歳
		孤立性骨嚢腫		上腕骨頭・中間帯	10歳前後
		動脈瘤様骨嚢腫		大腿骨中枢・中間帯	10〜20歳
		線維性骨異栄養症		大腿骨中枢・中間帯	10〜20歳

Q187 骨軟骨腫，骨腫，軟骨腫の概念と特徴

◉ 骨軟骨腫は最も多い良性骨病変であるが，その本態は軟骨の発育異常。

◆ いずれも良性骨病変に分類されるが真の腫瘍とはいいがたく，奇形腫的性格のものも含まれる。
◆ 骨軟骨腫（osteochondroma）：最も頻度が高く，大腿骨下端や脛骨上端に発生する。腫瘍というよりむしろ発育異常で，本来の部位から脱出した骨端軟骨が骨皮質から茎をもって突隆する（外骨腫）。多発性に発生し，高頻度に悪性化を示す常染色体優性遺伝の一群がある。
◆ 骨腫（osteoma）：頭蓋骨に発生する局所性の骨肥厚。成熟した層板骨からなるが，腫瘍とはいいがたい。

- **軟骨腫**（chondroma）：軟骨細胞由来の良性腫瘍。骨内に発生する**内軟骨腫**と骨皮質に発生する**外軟骨腫**（傍骨性軟骨腫）がある。内軟骨腫は一種の発育異常で，孤立性に発生するほか，多発する場合がある（Ollier病）。

類骨骨腫　長管骨の皮質と髄腔に発生する骨硬化で，類骨・血管を含む。夜間に痛みが増強するのが特徴。

Q188 骨肉腫の臨床病理学的特徴

- 若年者の長管骨の骨髄に発生する。
- 腫瘍性類骨形成が特徴。
- 血行性転移をきたしやすく，肺に転移する。

- **骨肉腫**（osteosarcoma）は骨原発の悪性腫瘍の約50％を占める。10歳代の若年者の長管骨（大腿骨，上腕骨）の骨髄に発生しやすい。
- 形態学的には腫瘍細胞が骨，類骨，軟骨などを形成することが特徴であり，診断には**腫瘍性類骨**を確認することが重要である。腫瘍の主成分によって，①類骨形成性，②軟骨形成性，③線維芽細胞性（膠原線維形成性）の3型に亜分類される。
- 骨肉腫は皮質を破壊するため，周辺の骨膜にはさまざまな**骨膜反応**（☞Q190）を生じる。血行性転移をきたしやすく，1年以内に約50％が死亡する。転移先としては肺が最も多い。

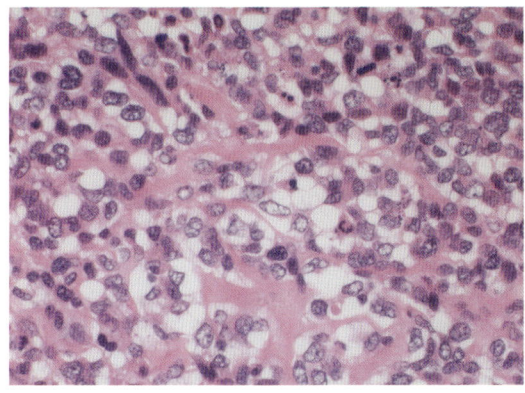

骨肉腫　紡錘形の腫瘍細胞の増殖と類骨形成を認める。（東京女子医大　澤田達男教授提供）

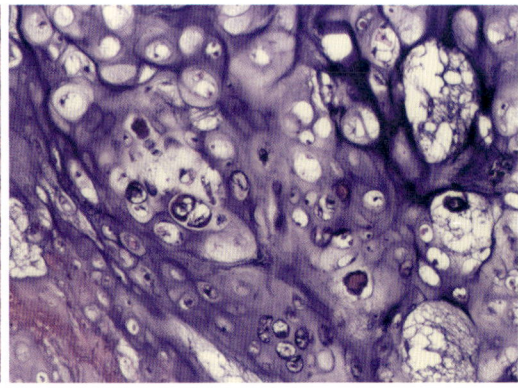

軟骨肉腫　軟骨基質を背景に，大型で不整形の核をもつ軟骨細胞の密な増殖からなる。核密度も高い。

傍骨性骨肉腫　長管骨の皮質近傍あるいは皮質から発生する骨肉腫。骨髄から発生する通常の骨肉腫に比べて経過が長く，遠隔転移も少ない。

Q189 Ewing肉腫の臨床病理学的特徴 《鑑別すべき疾患》

- ◉ Ewing肉腫は，非骨原性の円形細胞の増殖。
- ◉ 腫瘍細胞中のグリコーゲン顆粒が鑑別のポイント。

◆ Ewing肉腫は骨髄腔に発生する円形細胞の密な増殖からなり，増殖はきわめて速い。発生起源は明らかでないが，特異的な遺伝子異常が判明しており，病勢と相関する。最近，神経細胞起源説が唱えられている。

◆ 20歳以下に圧倒的に多く，骨盤骨，大腿骨，上腕骨に発生しやすい。腫瘍細胞は細胞質にグリコーゲンを豊富に含み（PAS染色陽性），密に増殖することが特徴である。骨の形成はない。

◆ したがって鑑別すべき疾患は，腫瘍細胞が小型円形細胞で，かつ骨原性疾患でない疾患，すなわち①骨悪性リンパ腫，②多発性骨髄腫，③神経芽細胞腫の転移が対象となる。

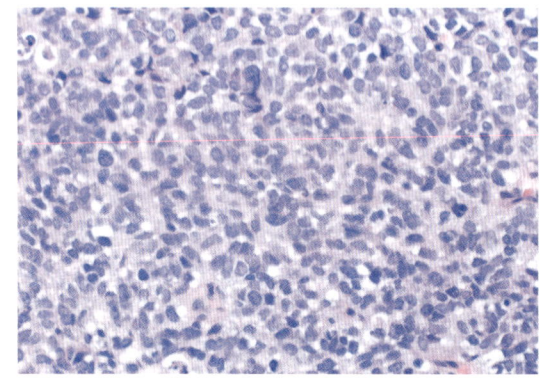

Ewing肉腫 ほぼ均一な円形細胞の密な増殖。骨形成はみられない。（東京女子医大 澤田達男教授提供）

Q190 X線写真上の骨膜反応像とその病理学的裏付け

- ◉ 骨膜は刺激を受けると骨新生を始める。
- ◉ 代表像はタマネギの皮様，Codman三角，陽光状骨棘。
- ◉ 悪性腫瘍に高率にみられ，重要な所見。

◆ 骨膜からの骨新生によってみられるX線写真上の変化を骨膜反応という。特に悪性腫瘍の際にみられる骨膜反応は，腫瘍の増殖速度，破壊性，大きさなどにより変化するため，重要な所見である。

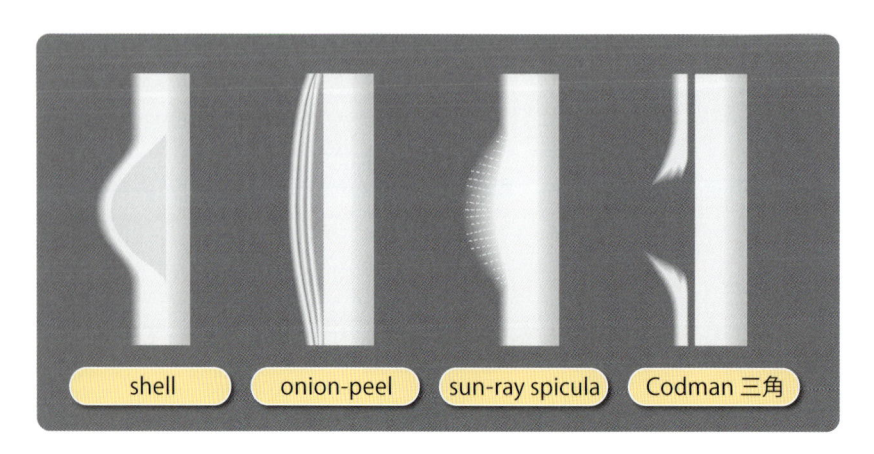

shell　onion-peel　sun-ray spicula　Codman三角

◆ 主な骨膜反応には図のようなものがある。

① shell（骨殻形成）：骨皮質がいったん破壊されたのち，新生骨によって膨隆した状態。
② onion-peel（タマネギの皮様）：存続する骨皮質に新生骨が層状に加わったもの。Ewing 肉腫に典型的であるが，非腫瘍性疾患でも生じる。
③ sun-ray spicula（陽光状骨棘）：新生した針状の骨が骨皮質に対して直角に位置することによる。骨肉腫，軟骨肉腫に出現。
④ Codman 三角：腫瘍の進展が速いため，骨新生が追いつかないか，一度生じた新生骨が破壊された像。骨肉腫に典型的。

Q191 骨巨細胞腫の臨床病理学的特徴

◉ 破骨細胞由来の腫瘍で，悪性の性格を示す。

◆ **骨巨細胞腫**（giant cell tumor of bone）は破骨細胞由来の腫瘍と考えられており，腱鞘巨細胞腫とは異なる。破骨型多核巨細胞（☞ 総論 Q70）と間葉系の紡錘形単核細胞の増殖からなるが，両者は同じ性格の細胞である。境界明瞭な褐色の病巣をつくり，出血・壊死を伴う。膝・肘関節近傍の長管骨骨幹端部や椎骨に発生する。
◆ 基本的には良性腫瘍に分類されるが悪性の性格を持ち，局所再発率は高く，転移を起こす。まれに悪性巨細胞腫や骨肉腫へ悪性化する。

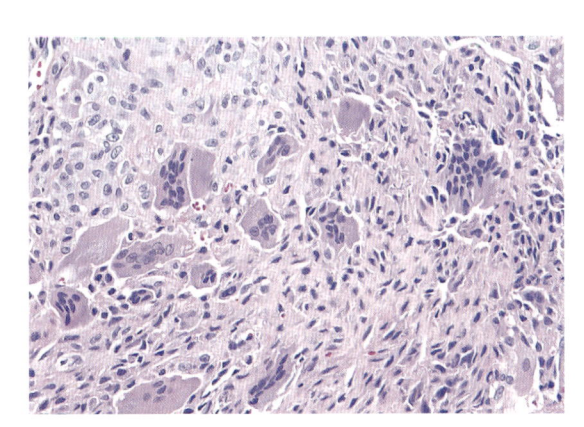

骨巨細胞腫　類円形の単核球様細胞と破骨型多核巨細胞からなっている。

腱鞘巨細胞腫　指趾の関節や腱鞘に生じる。滑膜由来細胞の限局性増殖で，完全に切除できることが多い。

ガングリオン　主に手関節付近の腱鞘や靱帯に発生する偽囊腫で，中にはゼリー様物質が充満している。細胞の裏打ちはない。

Q192 骨粗鬆症と骨軟化症の違い 《カルシウム代謝との関連》

- ● 骨粗鬆症は骨量の減少。
- ● 骨軟化症は石灰化障害による類骨過剰の状態。

- ◆ 骨粗鬆症（osteoporosis）は骨の絶対量が減少した状態をいう。骨は常に再造形・改変が行われているが，本症は骨吸収と骨形成のバランスが負に傾いた状態である。骨皮質の菲薄化，骨梁のほそり・減少がみられる。そのために骨はもろく，骨折を起こしやすくなる。閉経後の女性に多いことで知られているが，加齢，栄養不足，運動不足，エストロゲンの減少，ステロイドなどが誘因となる。
- ◆ 骨軟化症（osteomalacia）は骨塩の沈着が障害された状態，すなわち石灰化が起こらない一種の代謝障害である。そのために類骨には石灰沈着が起こらず，骨に移行しない。破骨細胞は石灰化を示さない類骨は吸収しないため，類骨が過剰に産生され続けることになる。骨は軟らかく，弯曲・変形をきたす。
- ◆ 発育期の骨軟化症をくる病（rickets）という。食事中のビタミンD欠乏，肝・腎障害によるビタミンD代謝障害，腎疾患によるカルシウムやリンの再吸収不足が原因となる。☞ Q153

Q193 筋生検が有用な疾患

- ● 神経・筋疾患は症状が類似していても原因が異なる。
- ● 骨格筋は比較的安全に生検を行える場所である。

- ◆ 神経・筋疾患は症状が類似していても原因が異なることがあり，その場合は筋生検が診断に有用である。筋生検の目的は4つある。
① 筋萎縮・変性疾患が，脊髄前角細胞ないし末梢神経障害による神経原性のものか，筋疾患による筋原性のものかの判定。☞ Q194
② 最終診断：筋萎縮性側索硬化症，乳児脊髄性筋萎縮症，進行性筋ジストロフィー，多発性筋炎，先天性非進行性ミオパチー，遠位型ミオパチー
③ 神経・筋疾患ではないが，筋に特徴的な病変が出現するもの：中毒，周期性四肢麻痺，糖原病
④ 全身性疾患で筋にも病変の出現頻度が高いもの（筋は生検しやすい臓器）：サルコイドーシス，結節性動脈周囲炎

周期性四肢麻痺 一過性，周期的に四肢に脱力や弛緩性麻痺をきたす疾患。内分泌疾患，たとえば甲状腺機能亢進症に伴う血清カリウムの異常によるものが多い。

Q194 筋萎縮・変性の原因疾患 《神経原性と筋原性の違い》

- ◉ 神経原性萎縮は障害神経の支配領域に一致した萎縮。
- ◉ 筋原性障害は萎縮よりも筋線維の変性・壊死が主体。

◆ 筋萎縮・変性は神経原性と筋原性の2種類に大別される。
◆ 神経原性筋萎縮は脊髄前角ニューロンないし末梢神経障害が原因で、それらの支配領域の筋に変化が現れるのが特徴である（grouping atrophy）。
◆ 筋原性筋萎縮は筋疾患が原因で、直接筋線維が侵される。
◆ それぞれの原因疾患と組織像の違いを表にまとめた。

		神経原性		筋原性
組織像		萎縮筋のgroupingあり		萎縮筋のgroupingなし
		筋線維の萎縮のみで変性は少ない。標的線維（淡染する輪状帯の出現）が特徴的		はじめ肥大するが、のちに混濁腫脹、空胞変性、硝子様変性を生じ、さらにロウ様壊死に至る
		筋線維の再生像なし		筋線維の再生像あり
原因疾患	脊髄前角障害	小児進行性脊髄性筋萎縮症（Werdnig-Hoffmann病） 遺伝性若年性脊髄性筋萎縮症（Wohlfart-Kugelberg-Welander病） 進行性脊髄性筋萎縮症 筋萎縮性側索硬化症	遺伝性	進行性筋ジストロフィー 先天性ミオパチー 筋強直性症候群 家族性周期性四肢麻痺 von Gierke病 Pompe病
	末梢神経障害	腓腹筋型筋萎縮症 アミロイドーシス		
	その他	脊髄外傷 腫瘍 脊髄前角炎 Guillain-Barré症候群	非遺伝性	中毒性・薬剤性ミオパチー 内分泌疾患に伴うミオパチー 膠原病・寄生虫病・悪性腫瘍に伴う多発性筋炎

Q195 筋ジストロフィーの分類と形態学的・臨床的特徴

- ◉横紋筋（骨格筋，心筋，横隔膜）を侵す進行性病変で，遺伝子異常による。
- ◉筋線維の壊死と再生が繰り返される。

◆ **筋ジストロフィー**は進行性に筋萎縮をきたす遺伝性疾患である。遺伝様式によって表のように分類される。

X染色体劣性遺伝	Duchenne型（デュシェンヌ）	生下時から全身の筋萎縮が進行する。歩行困難，心筋障害，呼吸不全をきたし予後不良
	Becker型（ベッカー）	Duchenne型に比べ進行は緩徐で，生命予後は良好
常染色体劣性遺伝	肢帯型	上肢帯・下肢帯が主に侵される。軽症例から重症例まで種々の病型を含む
	遠位型（三好型）	遠位筋の萎縮が目立つ。腓腹筋が侵され，つま先立ちできない
	福山型	筋萎縮に加え，高度の知能障害を合併する
常染色体優性遺伝	顔面肩甲上腕型	顔面・肩甲部・上腕が主に侵される。ミオパチー顔貌を呈する
	遠位型	前脛骨筋の障害による「垂れ足」が特徴
	筋強直性	成人発症のものでは最も多い。筋緊張が亢進する
	眼筋咽頭型	成人に発症し，眼瞼下垂，眼球運動障害，嚥下障害が徐々に進行する。眼症状が主体の例（眼筋型）もある

◆ 症状は侵された部位の筋力低下である。一般に近位筋が優位に侵されるが，遠位筋の萎縮が目立つ型もある。

◆ 最も重症といわれるDuchenne型（デュシェンヌ）は2〜5歳で発症し，最終的には心筋障害を起こす。筋細胞膜を構成する蛋白質の1つ**ジストロフィン**が欠損することが原因である。

◆ 形態学的には初期には**筋線維の大小不同**，横紋の消失，硝子化が起こる。進行すると筋線維は壊死に陥るが，一方で再生も活発にみられるようになる。筋線維間には線維化や脂肪浸潤が起こり，**仮性肥大**をきたす。

Q196 多発性筋炎の形態学的・臨床的特徴

- ◉ 多発性筋炎は自己免疫機序による筋炎を意味する。
- ◉ 皮膚症状を伴う多発性筋炎を皮膚筋炎という。

◆ **多発性筋炎**（polymyositis）は自己免疫疾患と考えられている。形態学的には筋肉内への高度の炎症性細胞浸潤が特徴で，筋線維には大小不同がみられ，壊死や再生像も認められる。同様の形態像を呈しても，ウイルス・細菌感染によるものなど原因が明らかなものは区別する。

◆ 症状は筋肉痛と筋力低下を示し，血中**クレアチンホスホキナーゼ**（CK）が上昇する。5 歳以下の幼児と 30～50 歳の成人に好発するが，成人発症の場合は内臓悪性腫瘍に合併してみられることがあるので注意を要する。これらの症状に加えて皮膚症状（発赤，発疹）を伴った場合を**皮膚筋炎**という。☞ Q203

Q197 横紋筋肉腫の診断 《亜型による年齢・発生部位・予後の違い》

- ◉ 横紋筋肉腫は小児の軟部悪性腫瘍の中で最も頻度が高い。
- ◉ ブドウ状肉腫は胎児型で中空臓器に発生する。

◆ **横紋筋肉腫**（rhabdomyosarcoma）の確定診断は組織学的になされる。すなわち，①腫瘍細胞内の筋原線維と横紋，②ジアスターゼ消化 PAS 染色陽性の胞体，③免疫染色でミオグロビン陽性，などの所見によって診断する。

◆ 好発年齢は小児と 17 歳前後にピークを持つ二相性で，45 歳以降の発生はまれである。細胞の増殖の仕方により**胎児型**，**胞巣型**，**多形型**の 3 亜型に分けられ，発生部位，年齢などに特徴がある。胎児型は膀胱，腟，子宮，胆道など中空臓器に多く発生するが，その際内腔に向かってブドウの房状に発育するため，**ブドウ状肉腫**と呼ぶ。

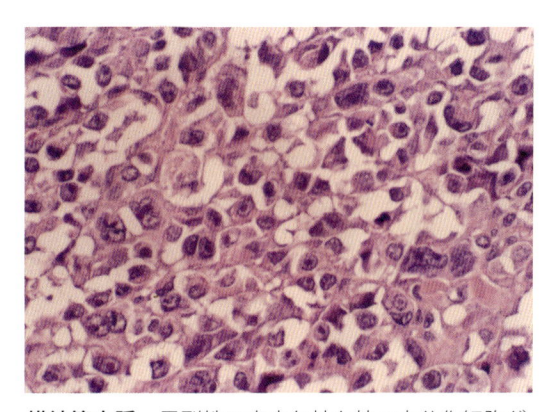

横紋筋肉腫　異型性の高度な核を持つ未分化細胞が増殖している。核がやや偏在し豊富な好酸性細胞質を有する横紋筋芽細胞が混在する。

	胎児型	胞巣型	多形型
年齢	10 歳以下	10 歳代	40～50 歳代
部位	眼窩，鼻咽腔，中耳，腟，膀胱	四肢，躯幹，頭頸部	四肢，特に大腿
転移	早期に血行性転移（肺，肝，骨）		最終的に転移

Q198 線維腫症の概念と分類 《Dupuytren拘縮とは》

- ◉ 線維腫症は良性の線維増殖で，腫瘍ではない。
- ◉ 線維腫症が手掌腱膜に生じるとDupuytren拘縮を起こす。

◆ 線維腫症（fibromatosis）とは，線維の増殖を本体とするが真の腫瘍ではない一群の良性疾患をいう。浸潤性が強く，再発傾向があるが，転移することはない。外傷や炎症が引き金になっているものと原因不明のものがある。

◆ 手掌，足底，陰茎などに発生する浅在性線維腫症（Dupuytren型線維腫症）と，腹壁，四肢筋肉や腸間膜，骨盤壁に発生する深在性線維腫症がある。

◆ Dupuytren拘縮は指の屈曲位の変形をきたすもので，手掌腱膜の線維腫症（手掌線維腫症）によって生じることが多い。

Q199 皮膚線維腫，隆起性皮膚線維肉腫，悪性線維性組織球腫の共通点

- ◉ 線維芽細胞様細胞と組織球様細胞からなる腫瘍で，腫瘍細胞の花むしろ状配列が特徴。
- ◉ 皮膚線維腫と隆起性皮膚線維肉腫は浅在性，悪性線維性組織球腫は深在性。

◆ 3疾患はいずれも線維芽細胞様細胞と組織球様細胞の増殖からなる腫瘍で，線維性組織球腫として一括されている。腫瘍細胞が種々の程度の花むしろ状配列を示すという共通点がある。腫瘍細胞は以前は組織球由来とされていたが，現在は線維芽細胞に由来するという説が有力である。

① 皮膚線維腫（dermatofibroma）：真皮内に孤立性結節をつくる。腫瘍細胞の花むしろ状配列は不鮮明である。

② 隆起性皮膚線維肉腫（dermatofibrosarcoma protuberans）：皮膚から皮下にかけて生じ，皮膚は暗紫色を呈する。腫瘍細胞は紡錘形で花むしろ状配列を示す。細胞異型は軽度であるが，核分裂像はかなり目立つ。単純摘出後に再発しやすいが，遠隔転移はまれ。悪性度は①と③の中間である。

③ 悪性線維性組織球腫（malignant fibrous histiocytoma）：深在筋膜や筋肉内に生じる。腫瘍細胞は紡錘形細胞と組織球様細胞，多形性細胞などが種々の程度に混在し，数種の亜型がある。細胞異型はもちろん細胞密度も非常に高く，明らかに悪性の特徴を示す。術後50％に局所再発，40％に転移がみられる。

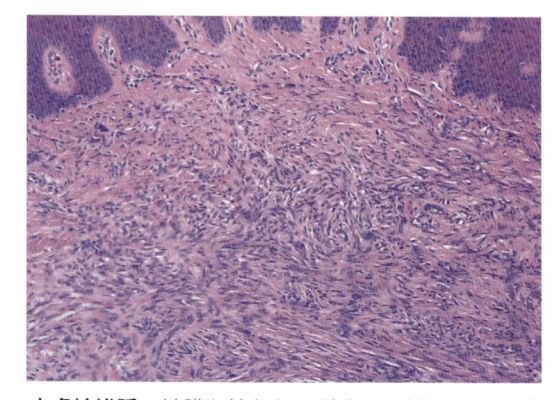

皮膚線維腫 被膜を持たない腫瘍で，紡錘形細胞が渦状に増殖している。

Q200 血管の腫瘍性病変

◉ 血管肉腫は血管内皮細胞の悪性腫瘍。
◉ 血管内皮腫は血管腔内に，血管周皮腫は血管周囲に腫瘍細胞が増殖。

- **血管腫**（hemangioma）：毛細血管あるいは静脈の増殖からなる。奇形腫的性格が強く，浸潤性増殖はみられない。悪性化することはない。
- **血管内皮腫**（hemangioendothelioma）：血管腔形成を伴う内皮細胞様細胞の増殖からなる。悪性化すると，明らかな血管腔を形成せずに索状ないし胞巣状配列を示すこともある。壊死や出血を伴い，高頻度に転移する。悪性血管内皮腫は**血管肉腫**（angiosarcoma）ともいう。
- **血管周皮腫**（hemangiopericytoma）：毛細血管周囲にある周皮細胞から発生する。正常の内皮細胞で囲まれた血管腔の周囲に紡錘形細胞が増殖している。悪性化の潜在能を持っていると考えられ，悪性血管周皮腫が存在する。
- **血管平滑筋腫**（angioleiomyoma）：中膜平滑筋細胞から発生する。固有の血管壁との移行がある。血管発生の平滑筋肉腫はきわめてまれである。
- **グロムス腫瘍**（glomus tumor）：皮膚の血流調節を行う特殊な動静脈吻合部をグロムス装置という。ここから発生する腫瘍で，指先，特に爪床に多くみられ，激しい痛みを伴う。類円形の腫瘍細胞の充実性増殖からなり，悪性化はきわめてまれである。
- **Kaposi肉腫**（カポジ）：AIDS患者に多く発生する肉腫で，血管内皮細胞が起源と考えられている。下肢の皮膚に発生し，全身に拡がる。血管を伴う紡錘形細胞の増殖からなる。

各論 13 皮膚

Q201 発疹の種類 《原発疹と続発疹》

◉ 原発疹と続発疹の組み合わせが疾患の特徴を表現する。

◆ 皮膚疾患の形態学的特徴は，いくつかの発疹（ほっしん）の組み合わせで形づくられている。したがって，診断にあたっては，個々の発疹の特徴を理解することが必要である。
◆ 各発疹の病理学的特徴を右図に示した。一次性に発生するものを原発疹，原発疹や他の続発疹に引き続いて発生するものを続発疹という。

Q202 SLEとDLEの違い 《DLEの皮膚組織所見》

◉ DLEの病変は皮膚に限局し，SLEにみられる免疫異常はない。
◉ 皮膚病変は毛孔角栓，基底細胞の液状変性，リンパ球浸潤が特徴的。

◆ ループスエリテマトーデスとは紅斑性狼瘡（ろうそう）の意味で，かつて原因として結核（＝狼瘡）が考えられたことに由来する。これを慢性円板状エリテマトーデス（discoid lupus erythematodes；DLE）と，全身性エリテマトーデス（systemic lupus erythematodes；SLE）に分ける。ただし，discoidは皮疹の形態を示し，systemicは疾患の拡がりを示すものであり，本来は対比させる言葉ではない。
◆ SLEは抗核抗体陽性を示す免疫学的系統疾患（膠原病）で，腎臓，心臓，消化器など全身諸臓器に病変が出現する。皮膚症状はDLEと同じであるが，特異性に乏しい。
☞ 総論 Q107
◆ DLEの病変は皮膚に限局し，両頬に特異的な蝶形紅斑を生じる。通常，免疫学的に異常はなく，SLEに移行することはない。皮膚の組織所見は次のとおりである。
　①表皮の萎縮
　②毛孔角栓を伴った角質増殖
　③基底層の液状変性
　④基底膜の膨化
　⑤真皮の膠原線維の変性，断裂
　⑥真皮の浮腫，充血，赤血球遊出
　⑦血管周囲性あるいは巣状のリンパ球浸潤

原発疹

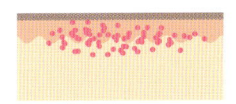

斑
平坦な限局性病巣。紅斑，紫斑，白斑，色素斑。

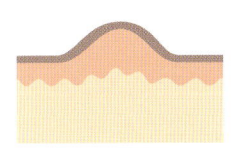

丘疹
1 cm 以内の限局性隆起性病変。

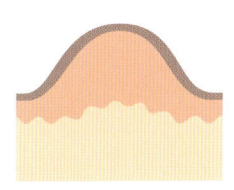

結節
1 cm 以上の限局性隆起性病変。より大きいものは腫瘍という。

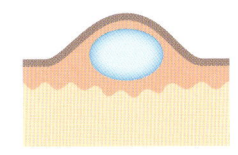

水疱（ほう）
上皮ないし上皮直下の液状成分の限局性貯留。

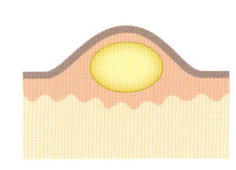

膿疱
水疱の内容が膿性のもの。

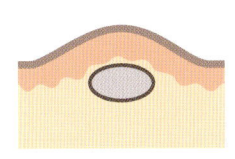

囊腫
真皮内に生じた空隙で壁を持つもの。内容は種々。

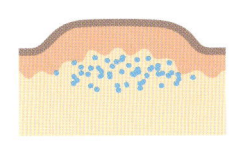

蕁麻疹・膨疹（じん）
皮膚の限局性浮腫。境界明瞭な扁平隆起。

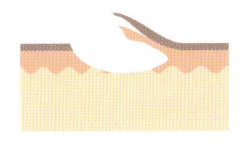

続発疹

表皮剥離・びらん
表皮の剥離，小欠損。

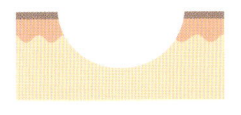

潰瘍
表皮から真皮に及ぶ欠損。瘢痕を残す。

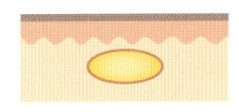

膿瘍
真皮ないし皮下に膿性滲出物が貯留したもの。

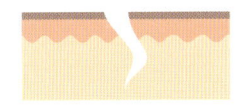

亀裂
表皮深層ないし真皮に及ぶ線状裂隙。

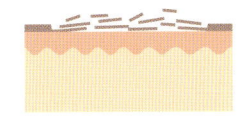

鱗屑（りんせつ）
肥厚した角質層の剥脱状態。

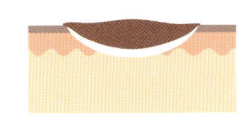

痂皮（かひ）
壊死物や滲出物が凝固・乾燥したもの。

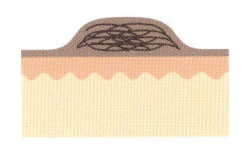

胼胝（べんち）
表層角質層の限局性肥厚。

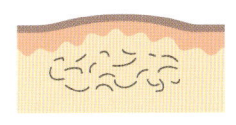

瘢痕（はんこん）
組織欠損部の結合組織による補填状態。

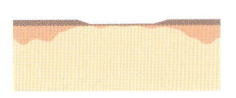

萎縮
皮膚組織全体の退行変性のために菲薄化した状態。

（上野賢一：小皮膚科書．第5版，金芳堂，1991より改変）

Q203 強皮症と皮膚筋炎の組織像

● どちらも膠原病で、強皮症は膠原線維、皮膚筋炎は横紋筋に変性が生じる。

◆ **強皮症**は、諸臓器の膠原線維の変性・膨化に続いて結合組織の線維性硬化性病変をきたす進行性の膠原病である。**汎発性強皮症**（進行性全身性硬化症 progressive systemic sclerosis；PSS）と**限局性強皮症**（localized scleroderma）に分けられる。

◆ 強皮症の皮膚は浮腫期を経て硬化期に至り、**硬くロウ様の光沢を示す**ようになる。組織学的には、初期には真皮の浮腫と膠原線維束の腫脹、炎症性細胞浸潤、のちに表皮の萎縮、真皮の結合組織肥厚、毛包・皮脂腺の消失、汗腺の萎縮が起こる。

◆ **皮膚筋炎**（dermatomyositis）は自己免疫機序が考えられている膠原病で、**横紋筋をはじめとして皮膚、心臓、肺などに炎症を起こす**。内臓悪性腫瘍の合併が10％にみられる。筋線維の横紋消失・断裂像に加え、皮膚では皮膚血管の拡張と周囲の炎症性細胞浸潤、膠原線維束の肥厚と均質化がみられる。

Q204 水疱症の水疱形成機序《天疱瘡の水疱の特徴》

● 表皮有棘層の「棘」は細胞間橋＝デスモゾーム。
● 天疱瘡の水疱は自己抗体による棘融解が原因で生じる。

◆ 水疱は表皮内水疱と表皮下水疱に分けられ、疾患によりかなり特徴的な像を呈する。表皮内水疱は**棘融解**（細胞間の離開）、**海綿状態**（細胞間浮腫）、**細胞融解**により生じ、表皮下水疱は**表皮融解**（表皮真皮結合の分離）によって生じる。

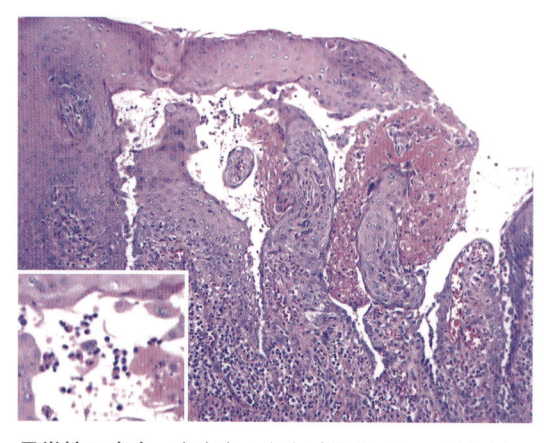

表皮の組織構造

デスモゾーム
角質層
顆粒層
有棘層
ランゲルハンス細胞
基底層
基底膜
メラノサイト

尋常性天疱瘡 表皮内に水疱が形成され、水疱内にはTzanck細胞が浮遊している。

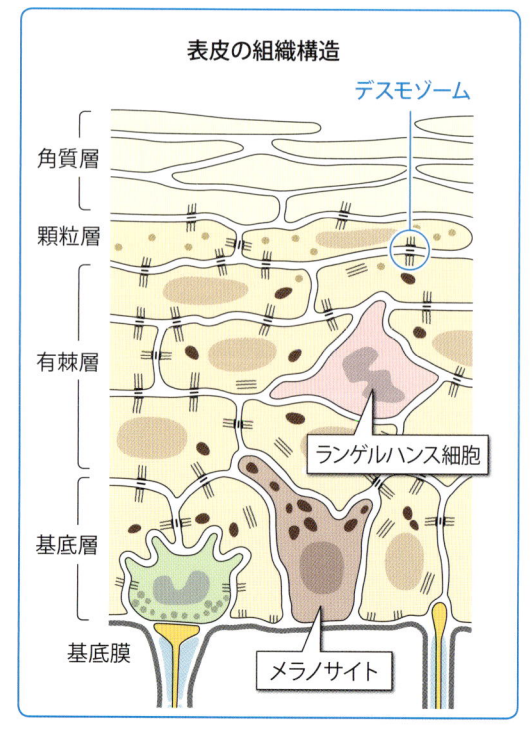

- 棘融解による水疱疾患の代表は**天疱瘡**で，細胞間接着装置のデスモゾームの構成分子デスモグレインに対する自己抗体が出現し，棘融解を起こす。表皮内に大型の水疱が形成され，水疱内に棘融解に陥った Tzanck 細胞（ツァンク）が存在する。蛍光抗体法では表皮細胞間に IgG（ときに IgA）および補体の沈着が認められる。
- それに対して，天疱瘡との鑑別疾患に挙げられる Duhring 疱疹状皮膚炎（ジューリング）や**類天疱瘡**は表皮下水疱で，棘融解はみられない。

Q205 扁平上皮癌とその周辺疾患

- ● 基底細胞癌は過誤腫的性格を持つ。
- ● verrucous carcinoma はパピローマウイルスが関与した高分化扁平上皮癌。

- **扁平上皮癌（有棘細胞癌）**は有棘細胞から発生し，種々の程度に角化を伴うことを特徴とする。実際はさまざまな分化を示し，脱分化細胞が主体を占めることもある。老人性角化症をはじめ，白斑，砒素角化症，外陰萎縮症，色素性乾皮症，放射線皮膚炎，瘢痕などの先行病変があることが多い。☞ 総論 Q120
- 扁平上皮癌の周辺疾患との関連は次のとおりである。

①**老人性角化症**：**日光角化症**とも呼ばれ，紫外線の影響で起こる角化症である。扁平上皮細胞は異形成を示す。かなり長い経過を経て 20〜25％に**扁平上皮癌の発生をみる**。前癌病変の 1 つである。

② Bowen 病（ボーエン）：上皮内に多核細胞，細胞分裂を伴う異型細胞，異常角化細胞が増殖する。いわば**上皮内有棘細胞癌**に相当し，放置すると真皮内浸潤を起こして浸潤癌となる（Bowen 癌）。

③**基底細胞癌**：基底細胞に類似した腫瘍細胞の増殖からなる。ゆっくり発育しながらも強い破壊性を示すが，**遠隔転移はきわめてまれ**。過誤腫的性格を持ち，必ずしも悪性腫瘍とは言い切れないところから**基底細胞上皮腫**，基底細胞腫，1/2 癌とも呼ばれる。

④ **verrucous carcinoma**：口腔，外陰に好発し，白斑や疣贅（ゆうぜい）から長い経過を経て**カリフラワー状の隆起性病変を形成する高分化扁平上皮癌**。進行して浸潤を始めても**リンパ節転移は起こさない**のが特徴。ただし，未分化転化などを起こすと通常の有棘細胞癌の性格を示す。発生にはヒトパピローマウイルス 16 型が関与している。

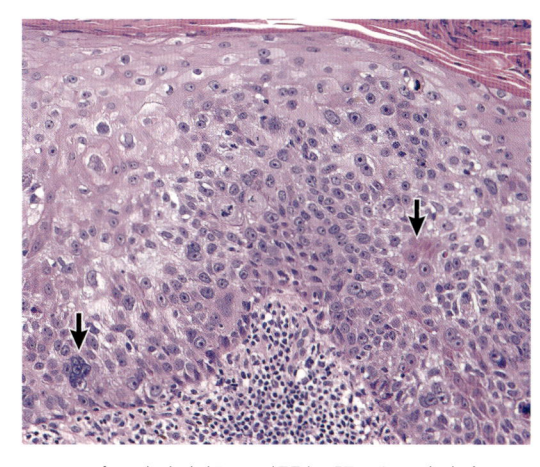

Bowen 病 表皮突起は不規則に肥厚し，表皮全層に不規則形，核の大小不同を示す有棘細胞が増殖している。多核細胞や異常角化細胞がみられる（矢印）。浸潤像はない。

Q206 母斑と母斑症の違い

- メラノサイトとシュワン細胞は神経堤に由来する。
- 母斑症は，神経線維腫，色素斑，多臓器の神経系腫瘍からなる症候群。

◆ **母斑** (nevus) は，遺伝または胎生期の素因に基づいてさまざまな時期に出現する限局性の皮膚の奇形（色調・形態の異常）と定義される。この定義にあてはまるもので腫瘍の性格を持つものは過誤腫として扱われる。

◆ 母斑は，その構成細胞の起源によって次のように分類される。
① 上皮細胞：角化扁平上皮細胞由来の**表皮母斑**，付属器由来の**脂腺母斑**などがある。
② 神経堤由来細胞：メラノサイトとシュワン細胞は共通の神経堤細胞から分化するが，どちらにも分化しきれなかったものが母斑細胞である。**色素性母斑**（母斑細胞性母斑），**若年性黒色腫**，**青色母斑**などがある。
③ 間葉系細胞：結合組織や脂肪組織，軟骨の母斑がある。

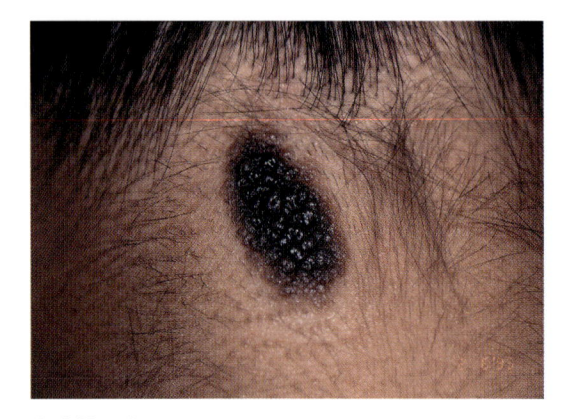

色素性母斑 （埼玉医科大学 倉持朗教授提供）

◆ **母斑症**は，皮膚の母斑に加え，神経をはじめとする諸臓器の病変を合併するもので，**神経皮膚症候群**とも呼ばれる。代表的疾患には次のようなものがある。
① **Pringle 病**：顔面多発性小丘疹，粒起革様皮＋腎嚢腫，脳腫瘍
② **von Recklinghausen 病**：多発性神経線維腫＋カフェオレ斑，神経膠腫などを合併
③ **Hippel-Lindau 症候群**：血管腫＋腎嚢腫，腺腫，線維腫
④ **神経皮膚黒色腫**：皮膚の巨大母斑細胞性母斑＋軟膜内のメラノサイト増加
⑤ **Peutz-Jeghers 症候群**：口唇・掌蹠の色素斑＋胃腸のポリポーシス ☞ **Q76**

Q207 黒子，色素性母斑，悪性黒色腫の違い

- 黒子はメラノサイトの増加，色素性母斑はメラノサイトの限局性奇形。

◆ **黒子** (lentigo) は**メラノサイトの増加によるメラニン色素の増加**であり，胞巣は形成しない。直径数 mm までの黒色ないし褐色斑で，多くは先天的または小児期に発生する。中年以降に発生することもある。

◆ **色素性母斑**（pigmented nevus, **母斑細胞性母斑**）はメラノサイトとシュワン細胞の中間的性格を示す**母斑細胞の増殖**である。表皮真皮境界部から真皮内に胞巣状に増殖する。小児期から生じ，次第に増える。

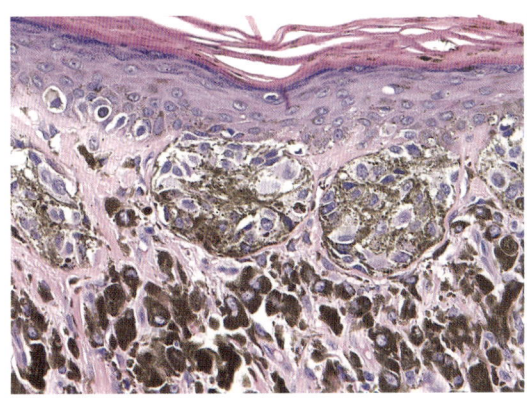

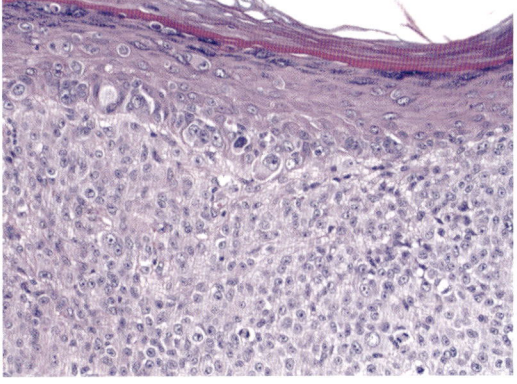

悪性黒色腫 基底膜寄りに大型異型メラノサイトの増殖があり，連続性に真皮内へ浸潤している。

amelanotic melanoma 真皮内に増殖するメラノサイト。メラニン含有量は少ない。

- **悪性黒色腫**（malignant melanoma）は<u>メラノサイトの悪性化したもの</u>で，正常部分から発生するほか，黒子や母斑からの発生がある。表皮内を進展するタイプと不規則な胞巣を形成しつつ真皮内に浸潤するタイプがある。一般にメラニン産生を特徴とするが，メラニン産生がみられないもの（amelanotic melanoma）もある。発生部位は下肢，特に足底，顔面，頭頸部に多く，そのほか眼球，口腔，脳膜にもみられる。中年以降に発生する。
- 悪性黒色腫は，初期病変の性格や発生部位，拡大・進展の特徴から4型に分類される。①悪性黒子型，②表層拡大型，③結節型，④末端黒子型

Q208 菌状息肉症，Sézary 症候群，T 細胞白血病/リンパ腫の関連

- 菌状息肉症，Sézary 症候群はいずれも皮膚 T 細胞リンパ腫。
- 皮膚 T 細胞リンパ腫は HTLV-I 抗体陰性。

- **菌状息肉症**は初期には紅斑，苔癬(たいせん)様の病変を生じ，さらに結節・腫瘤を形成する。**Sézary(セザリー) 症候群**は，激しいかゆみを伴う全身性の暗赤色の紅皮症が長期にわたりみられるものをいう。
- 両疾患は，<u>脳回状核</u>を有する<u>異型単核細胞（息肉症細胞，Sézary 細胞）</u>の真皮内浸潤が特徴である。以前は別の疾患とされていたが，現在は皮膚に原発した T 細胞リンパ腫で，臨床表現が異なるだけと理解されている。Sézary 症候群は末梢血にも異型単核細胞が出現し，皮膚 T 細胞リンパ腫の白血病型にあたる。
- **成人 T 細胞白血病／リンパ腫**も真皮全層にわたる異型 T 細胞の浸潤のために薬疹様皮疹，皮膚結節・腫瘤を呈するが，HTLV-I 抗体陽性である点で上記疾患と区別される。☞ Q30

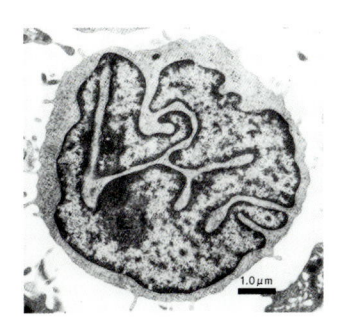

脳回状核を有する Sézary 細胞
（高知大学 三好勇夫名誉教授提供）

Q209 悪性腫瘍を高頻度に伴う皮膚疾患

- 腫瘍細胞に対するアレルギー反応，免疫能低下による感染症の結果，皮膚病変を起こす。
- 黒色表皮腫が内臓悪性腫瘍を有する頻度は100％。

◆ 内臓癌，白血病，悪性リンパ腫などに皮膚病変が合併する機序は，腫瘍が直接産生するホルモンや酵素の影響以外は，免疫学的機序に基づく反応であることが多い。皮膚病変は，①腫瘍細胞に対するアレルギー反応，②系統的にリンパ装置が侵され免疫不全状態となった結果，の2通りがある。

◆ 内臓悪性腫瘍を有する頻度が高い皮膚疾患としては，黒色表皮腫，皮膚筋炎，多形皮膚萎縮症（poikiloderma），匐行性迂回状紅斑，Bowen病，皮膚瘙痒症，紅皮症，汎発性帯状疱疹などがあり，悪性腫瘍の発見よりも先に出現することも多い。このうちBowen病自体も上皮内有棘細胞癌であるが（☞Q205），重複癌の頻度が高い。

◆ 白血病や悪性リンパ腫では皮膚瘙痒症，アジソン様色素沈着，後天性魚鱗癬，脱毛などがみられる。

ア

アイゼンメンゲル症候群　115
アウエル小体　126, 127
アカントアメーバ症　50
アクチノミセス　52
アザン・マロリー染色　101
アジソン病　221
アショフ結節　113
アスベスト　146, 149
アスペルギルス　51
アドレナリン　14, 223
アナフィラキシーショック　38
アナフィラキシー反応　66
アーノルド・キアリ奇形　229
アフラトキシン　51
アポクリン化生　207
アポトーシス　4
アミノ酸尿　25
アミロイド　6
アミロイド腎　187
アミロイドーシス　6
アメーバ性肝膿瘍　173
アメーバ性大腸炎　173
アルコール固定液　101
アルコール硝子体　169
アルコール性肝炎　169
アルツス反応　67
アルツハイマー病　225
アルドステロン　121, 222
アルブミン　40, 166
アレルギー性炎　45
アレルギー性鼻炎　67
アレルギー反応　66
アンジオテンシンⅡ　121
アンジオテンシン変換酵素　121
アンドロゲン　220
アンモニア　166
亜急性甲状腺炎　216
亜急性連合脊髄変性症　124
悪液質　84, 85
悪性高血圧症　123
悪性黒色腫　257
悪性細網症　133
悪性腫瘍　75
悪性腎硬化症　123
悪性線維性組織球腫　250
悪性組織球症　132, 133
悪性中皮腫　149
悪性度　78
悪性貧血　27, 124
悪性リンパ腫　133
圧迫萎縮　3
α-フェトプロテイン　88, 205
α₁-アンチトリプシン欠損症　143

イ

インスリノーマ　178
インスリン　14, 16
インターロイキン　43
胃悪性リンパ腫　160
胃潰瘍　156
胃癌　157
胃癌取扱い規約　157
異形成　79, 197
異型性　77
異型度　78
異型乳管上皮過形成　210
異所性褐色細胞腫　223
異所性ホルモン産生腫瘍　86
異物型巨細胞　46
移行帯　197
萎縮　2
遺伝性球状赤血球症　136
遺伝性若年性脊髄性筋萎縮症　247
遺伝病　1
石綿小体　146
石綿肺　146, 149
Ⅰ型呼吸不全　140
１型糖尿病　15
１秒量　142
一次骨化中心　238
一次癒合　10
陰窩膿瘍　161
印環細胞癌　159
咽頭炎　49

ウ

うっ血　28
うっ血性肝硬変　31
うっ血乳頭　230
ウィスコット・オルドリッチ症候群　71
ウィリス動脈輪　228
ウィリス動脈輪閉塞症　229
ウイルス性肝炎　167
ウイルス性心筋炎　111
ウイルス性髄膜炎　234
ウイルス脳炎　233
ウィルソン病　25
ウィルヒョウ転移　159
ウィルヒョウリンパ節　82
ウィルムス腫瘍　99, 188
ウェゲナー肉芽腫症　139
ウェルドニッヒ・ホフマン病　247
ヴェルナー・モリソン症候群　178
ウェルマー症候群　223
ウォーターハウス・フリーデリクセン症候群　29, 221
ヴォールファルト・クーゲルベルグ・ヴェランダー病　247
ウォルマン病　19

エ

ウレアーゼ　155
ウロビリノーゲン　21, 172
ウロビリン　21, 172
右心不全　107
打ち抜き像　130
運動ニューロン疾患　226

エ

エコノミークラス症候群　36
エストロゲン　196, 200
エストロゲン受容体　210
エドモンドソン分類　175
エプスタイン・バーウイルス　87, 137
エーラー・ダンロス症候群　30
エラスターゼ　177
エルトハイム中膜変性　118
エンテロキナーゼ　177
エンドトキシンショック　39
壊死　4
壊死性血管炎　139
栄養膜　201
栄養膜合胞体細胞　202
液化壊死　4
液性免疫　65
円形陰影　151
円板状エリテマトーデス　252
炎症性細胞浸潤　64
炎症性ポリープ　163
燕麦細胞癌　86

オ

オキシトシン　213
オスグッド・シュラッター病　240
オッディ括約筋　179
オリエ病　243
オリーブ橋小脳変性症　225
オルセイン染色　104
汚溝　239
黄体　200
黄体化ホルモン　214
黄体期　196
黄疸　22
横紋筋腫　116
横紋筋肉腫　249

カ

カイザー・フライシャー環　25
カイロミクロン　19
ガス塞栓　95
ガストリノーマ　178
カタル性炎　44
カテコールアミン　38, 222
ガードナー症候群　164
ガードネラ　205

カドヘリン　75
カーノハン切痕　230
カーノハン分類　236
カハール介在細胞　160
カフェオレ斑　256
カポジ肉腫　54, 251
カリクレイン　44
カーリング潰瘍　92
カルシトニン　219, 220
カルチノイド腫瘍　165
カルチノイド症候群　165
カルノア固定液　101
ガングリオシドーシス　19
ガングリオン　245
カンジダ　51, 205
化学走性　43
化生　78
化生性ポリープ　163
化膿性炎　44
化膿性関節炎　241
化膿性骨髄炎　239
化膿性髄膜炎　234
過形成　10
過形成性ポリープ　163
過誤腫　81
過熟児　96
過敏反応　66
仮骨　12
仮性菌糸　51
仮性憩室　163
仮性動脈瘤　117
仮性肥大　9, 248
渦状配列　237
下垂体後葉　213
下垂体性小人症　214
下垂体腺腫　214
下垂体前葉　213, 214
下大静脈閉鎖　33
家族性大腸ポリポーシス　164
痂皮　253
顆粒球　124
顆粒球減少症　125
顆粒膜細胞　203
顆粒膜細胞腫　204
壊血病　27
灰色肝変期　141
海綿芽細胞　235
海綿状態　254
潰瘍性大腸炎　161
解離性動脈瘤　117
外因　1
外骨腫　242
外傷性大動脈瘤　117
外軟骨腫　243
核黄疸　23
核下部空胞　196
核／細胞質比　77

核内封入体　50
拡散障害　140
拡張型心筋症　114
隔絶抗原　69
喀痰細胞診　148
喀血　29
獲得免疫　65
褐色硬化　30
褐色細胞腫　14, 223
川崎病　110
革袋状胃　159
肝炎　167
肝芽腫　98, 99
肝癌　175
肝後性黄疸　22
肝硬変　170
肝細胞壊死　167
肝細胞癌　174
肝細胞性黄疸　22
肝小葉　170
肝性昏睡　166
肝性脳症　166
肝線維症　169
肝前性黄疸　22
肝内胆管癌　175
肝膿瘍　173
肝不全　168
肝レンズ核変性症　25
換気血流不均等　140
換気不全　140
間質性陰影　150
間質性肺炎　144
間接ビリルビン　21
間葉　76
感受性遺伝子　1
感染性心内膜炎　112
環状染色体　91
環状鉄芽球　125
冠状動脈　108
冠動脈硬化　108
冠攣縮　108
関節リウマチ　241
完全大血管転位　115
管内性散布　59
管内性転移　82
管内増殖性糸球体腎炎　184
乾酪壊死　5, 59
癌遺伝子　87
癌臍　176
癌腫　76
癌真珠　77
癌性胸膜炎　83
癌性髄膜炎　237
癌性腹膜炎　83
癌性腹膜症　159
癌性リンパ管炎　82, 149
癌胎児性抗原　88

癌肉腫　208
癌抑制遺伝子　87
眼底所見　123

キ

キース・ウェジナー分類　123
キャリア　167
ギラン・バレー症候群　224
キンメルスティール・ウィルソン結節
　　18, 187
奇異性塞栓症　37
奇形　89
奇形腫　81, 98, 150, 192
飢餓萎縮　3
気管支拡張症　149
気管支喘息　66, 142
気管支肺炎　140
気胸　143
起坐呼吸　107
器質化　5
器質化肺炎　145
基底細胞癌　255
基底細胞腫　255
基底細胞上皮腫　255
機能性甲状腺腫　215
機能性腺腫　214
亀裂　253
偽小葉　170
偽性半陰陽　195
偽膜性腸炎　55
偽ロゼット　236
逆流性食道炎　154
吸収線量　94
丘疹　253
急性炎症　41, 65
急性化膿性甲状腺炎　216
急性化膿性髄膜炎　233
急性肝炎　167
急性間質性肺炎　144
急性呼吸窮迫症候群　145
急性骨髄性白血病　127
急性糸球体腎炎症候群　186
急性心筋梗塞　109
急性膵炎　177
急性転化　128
急性尿細管壊死　180
急性白血病　126
急性副腎皮質不全　221
急性リンパ性白血病　127
急速進行性糸球体腎炎　186
巨核球　124
巨核球性白血病　126
巨細胞癌　147
巨人症　215
巨赤芽球性貧血　124
巨大児　18

巨内臓症　18
虚血　28
虚血性心疾患　110
虚血性大腸炎　161
狂犬病　233
狭心症　111
胸腺腫　138, 150
胸腺性リンパ球無形成症　137
胸腺低形成　137
胸膜炎　142, 149
強皮症　254
莢膜細胞　203
莢膜細胞腫　204
棘融解　254
凝固因子　27, 30, 166
凝固壊死　4, 109
筋萎縮　247
筋萎縮性側索硬化症　225, 227
筋原性筋萎縮　247
筋ジストロフィー　248
筋腫分娩　200
筋生検　246
菌血症　53
菌交代現象　55
菌状息肉症　257

ク

くも状血管腫　166
くる病　246
クッシング症候群　14, 215, 222
クッシング病　222
グッドパスチャー症候群　69, 187
クッパー細胞　168
クベイム反応　60
クームス分類　66
クモ膜下出血　227
クモ膜顆粒　229
クラインフェルター症候群　195
グラヴィッツ腫瘍　188
クラミジア　205
グラム染色　104
グリオーシス　225
クリグラー・ナジャー病　23
グリセロール　19
グリソン鞘　170
グリーソン分類　194
クリプトコッカス　51
クリプトスポリジウム症　50
グルカゴノーマ　178
グルカゴン　14
グルクロン酸転移酵素　22
グルクロン酸抱合　21
クルーケンベルグ腫瘍　82, 159
グルコセレブロシド　20
グルタール固定液　101
クレアチニン　180

クレアチンキナーゼ　109
クレアチンホスホキナーゼ　249
グレイ（Gy）　94
クレチン病　218
グロコット染色　104
クロストリジウム・ディフィシル　55
クロマチン増量　77
クロム親和性細胞　222
グロムス腫瘍　251
クロンカイト・カナダ症候群　164
クローン病　161
空気塞栓　36
偶発癌　81

ケ

ケトン体　16
ケミカルメディエーター　44, 66
ケモカイン　43
ケラチン　102
ケーラー病　240
下血　29
形質細胞　43
形質細胞腫　130
形成性胃炎　159
形成不全　91
憩室症　163
茎捻転　200
珪肺結節　146
珪肺症　146
劇症肝炎　168
劇症溶連菌感染症　49
血液－脳関門　23
血管芽腫　234
血管作動性腸管ペプチド　178
血管腫　251
血管周皮腫　251
血管内皮腫　251
血管肉腫　251
血管平滑筋腫　251
血行性散布　59
血行性転移　82, 159
血腫　29
血小板　30, 34
血小板減少症　125, 131
血栓症　34
血栓性疣贅　113
血鉄素　24
血糖　14
血友病　30
結核　56
結核結節　56
結核性空洞　60
結核性髄膜炎　234
結核性チフォバチローシス　58
結核性リンパ節炎　57
結合組織ヒアリン　7

結合組織病　70
結石　25
結節性甲状腺腫　215
欠失　91
月経　196
腱索　112
腱鞘巨細胞腫　245
顕微鏡的多発血管炎　139
減圧症　95
原因遺伝子　1
原発疹　252
原発性アルドステロン症　222
原発性硬化性胆管炎　172
原発性胆汁性肝硬変　172
原発性副甲状腺機能亢進症　220
原発性副腎皮質不全　221
原発巣　75
限局性強皮症　254

コ

コクサッキーウイルス　111, 233
ゴーシェ病　20
コッドマン三角　245
コッホ現象　68
ゴナドトロピン　196
ゴム腫　56, 63
コリ病　20
コルチゾール　222
コレステリン　116
コロイド嚢腫　234
コーン症候群　222
呼吸困難　107
呼吸不全　140
固定液　100
孤立性骨嚢腫　242
抗HTLV抗体　129
抗核抗体　70
抗原　64
抗原提示細胞　65
抗好中球細胞質抗体　139, 183
抗サイログロブリン抗体　217
抗ストレプトリジンO　113
抗体　64
抗TSH受容体抗体　216
抗DNA抗体　70, 187
抗ミクロソーム抗体　217
好塩基球　43
好酸球　43
好酸球性肉芽腫　136
好酸体　168
好中球　43, 65
硬化性腺症　207
硬癌　211
硬性癌　159
硬性下疳　62
硬膜下血腫　227

硬膜下膿瘍　233
硬膜外血腫　227
高血圧症　120
高血圧性網膜症　123
高血糖　16
高脂血症　19, 117
高尿酸血症　26
高分化　73, 78
膠原病　70
膠質浸透圧　40
交叉現象　113
交差性塞栓症　37
交差反応　69
鉱質コルチコイド　220
甲状舌管　152
甲状舌管囊胞　152
甲状腺炎　216
甲状腺癌　219
甲状腺機能低下症　218
甲状腺クリーゼ　218
甲状腺刺激ホルモン　214
甲状腺腫　215
甲状腺腺腫　215
甲状腺中毒症　217
酵素組織化学検査　102
構造異型　77
梗塞　31
拘束型心筋症　114
拘束性肺疾患　142
後天性免疫不全症候群　54
後毛細血管細静脈　132
紅皮症　258
鉤ヘルニア　230
黒子　256
黒色肝　23
黒色表皮腫　258
骨芽細胞　12
骨殻形成　245
骨幹　238
骨幹端　238
骨梁　239
骨巨細胞腫　245
骨形成不全症　239
骨腫　242
骨髄異形成症候群　125
骨髄芽球性白血病　126
骨髄系幹細胞　124
骨髄塞栓　36
骨髄単球性白血病　126
骨性アルカリフォスファターゼ　194
骨折　12, 36
骨粗鬆症　246
骨端　238
骨端軟骨板　238
骨転移　83
骨軟化症　246
骨軟骨腫　242

骨肉腫　243
骨パジェット病　240
骨膜反応　244
混合腫瘍　81, 152
混濁腫脹　3

サ

サイトカイン　48, 53, 54
サイトケラチン　102
サイトメガロウイルス　90, 233
サイロキシン　14
サゴ脾　6
サーファクタント　96
サルコイド結節　56
サルコイドーシス　60
左心不全　107
左一右短絡　115
砂粒体　204, 219
挫滅症候群　95
催奇形因子　89
細菌性肝膿瘍　173
細菌性心内膜炎　112
細菌性髄膜炎　234
細菌性赤痢　162
細菌性動脈瘤　228
細小動脈硬化　116
細動脈硬化　122
細胞異型　77
細胞間橋　254
細胞死　4
細胞質内封入体　50
細胞質ヒアリン　7
細胞診　100, 104
細胞性免疫　65
細胞内寄生菌　55, 57
再生　13
再生上皮　11
再生不良性貧血　124
鰓囊胞　153
柵状配列　236
擦過細胞診　104
産褥熱　49
残気量　142

シ

じん肺症　146
シェーグレン症候群　70
シェーンライン・ヘノッホ紫斑病　30
ジストロフィン　248
シップル症候群　223
シーハン症候群　214
シーベルト（Sv）　94
シモンズ症候群　214
シャイ・ドレーガー症候群　226
シャウマン小体　60, 61

シャルコー関節　241
シュニッツラー転移　159
ジューリング疱疹状皮膚炎　255
シュワン細胞　256
シュワン細胞腫　234
ショイエルマン病　240
ショック　38
ジルベール病　23
子宮外内膜症　199
子宮外妊娠　201
子宮筋腫　200
子宮頚癌　197, 198
子宮腺筋症　199
子宮体癌　198
子宮腟部　197
子宮内膜異型増殖症　199
子宮内膜症　199
子宮内膜増殖症　198
糸球体腎炎　183
死後硬直　8
死斑　8
視床下部　213
指状嵌入細胞　136
脂腺母斑　256
脂肪肝　169
脂肪酸　19
脂肪染色　102
脂肪線条　116
脂肪塞栓　36
紫斑　29
紫斑病性腎炎　187
痔核　33
自己寛容　69
自己免疫疾患　69, 70
自己免疫性溶血性貧血　67
自然免疫　65
敷石像　161
色素性乾皮症　79
色素性母斑　256
色素沈着　221
若年性黒色腫　256
若年性脊柱後弯症　240
若年性ポリープ　163
手掌紅斑　166
腫脹　41
腫瘍　73
腫瘍ウイルス　87
腫瘍随伴症候群　84
腫瘍マーカー　88
腫瘍免疫　72
樹状細胞　65, 132
周期性四肢麻痺　246
収縮帯壊死　109
終動脈　32
縦隔腫瘍　150
充血　28
充実腺管癌　211

重症筋無力症　138
重症複合型免疫不全症　71
重複癌　82
十二指腸潰瘍　155
絨毛　200
絨毛癌　192, 202, 205
絨毛心　114
絨毛性疾患　201
絨毛腺腫　163
粥腫　116
粥状硬化　116
出血　29
出血傾向　30, 37
出血性梗塞　32
出血素　24
術中迅速診断　103
初感染巣　57
初期硬結　62
初期変化群　57
女性化乳房　166, 206
漿液性炎　44
松果体腫　234
猩紅熱　49
小細動脈硬化　122
小細胞癌　147, 148
小児肝癌　99
小児進行性脊髄性筋萎縮症　247
小脳オリーブ変性症　225
小脳テント　230
小脳扁桃ヘルニア　230
小葉癌　211
小葉性肺炎　140
小葉増生症　207
硝子滴変性　7
硝子膜　96, 145, 181
硝子様変性　7
照射線量　94
衝突癌　82
消耗性色素　24
上衣腫　234
上大静脈症候群　148
上皮異形成　189
上皮過形成　189
上皮性腫瘍　73
上皮内癌　80, 197
上皮内有棘細胞癌　255
静脈角リンパ節　59
食道癌　154
食道気管瘻　153
食道静脈瘤　33
食道閉鎖　153
植物状態　232
心外膜炎　114
心奇形　115
心筋炎　111
心筋梗塞　108, 111
心筋梗塞後症候群　110

心筋症　113
心原性ショック　38
心原性浮腫　40
心サルコイドーシス　61
心室中隔欠損　115
心室中隔破裂　111
心臓原発腫瘍　116
心臓瘤　111
心タンポナーデ　114
心内膜心筋線維症　114
心嚢水腫　114
心肥大　9
心不全　107
心不全細胞　30
心房中隔欠損　115
心膜炎　114
心膜水腫　114
真菌アレルギー　51
真菌症　51
真性憩室　163
真性動脈瘤　117
真性半陰陽　195
神経芽細胞　235
神経芽腫　98
神経管　235
神経原性筋萎縮　247
神経原性ショック　38
神経原線維変化　225
神経膠腫　234
神経細胞　235
神経鞘腫　234
神経上皮性腫瘍　235
神経性萎縮　3
神経堤　222, 256
神経皮膚黒色腫　256
神経皮膚症候群　256
神経変性疾患　225
進行性核上性麻痺　225
進行性球麻痺　227
進行性筋ジストロフィー　248
進行性脊髄性筋萎縮症　227, 247
進行性全身性硬化症　254
進行性鼻壊疽　139
深在性真菌症　51
滲出液　47
滲出期　11
滲出型結核　58
滲出性炎　44
浸潤性小葉癌　211
浸潤性乳管癌　210
新生児壊死性腸炎　97
新生児黄疸　22
新生児肝炎　172
新生児溶血性黄疸　67
新生物　73
侵入胞状奇胎　202
腎盂癌　188

腎盂腎炎　182
腎炎　183
腎芽腫　98, 188
腎癌　188
腎血管性高血圧　121
腎結石　187
腎硬化症　122
腎細胞癌　188
腎実質性高血圧　120
腎性高血圧症　120
腎性浮腫　40
腎動脈閉塞　180
腎乳頭壊死　182
腎嚢胞　182
腎不全　180
尋常性天疱瘡　254
蕁麻疹　67, 253

ス

スイス型無γグロブリン血症　137
スキルス癌　159
スタンフォード分類　118
ステロイド細胞腫瘍　205
ストレス　14
スパイク　184
スフィンゴミエリン　20
スリガラス状陰影　151
膵炎　177
膵癌　179
膵島腫瘍　178
膵内分泌腫瘍　178
膵ポリペプチド　178
水腎症　181
水頭症　229
水疱　253
水疱症　254
錐体外路　226
垂直感染　167
髄液　229
髄芽腫　98, 234
髄鞘　224
髄膜炎　234
髄膜癌腫症　237
髄様癌　211, 219

セ

セザリー症候群　257
セミノーマ　192
セルトリ・間質細胞腫瘍　204
セルトリ細胞腫　191, 203
セルロプラスミン　25
セロトニン　44, 178
性行為感染症　205
性索・間質腫瘍　191, 203
星細胞腫　236

星状膠細胞　235
星芒小体　60, 61
成熟奇形腫　81
成人T細胞白血病　129, 257
成長ホルモン　14, 214
正所性ホルモン産生腫瘍　86
正中頸囊胞　152
青色母斑　256
精巣萎縮　190
精巣腫瘍　191
精巣上体　190
精巣性女性化症候群　195
生体防御機構　64
生理的萎縮　3
生理的肥大　9
脊索腫　234
脊髄小脳変性症　225
脊髄前角障害　247
脊髄変性症　225
赤色肝変期　141
赤色血栓　35
赤色梗塞　32
赤白血病　126
赤脾髄　136
赤痢アメーバ　173
赤痢菌　162
石綿小体　146
石綿肺　146, 149
石灰化　5
石灰化小体　219
線維腫症　250
線維性骨異栄養症　242
線維性骨異形成症　239
線維性組織球腫　250
線維腺腫　207
線維素性炎　44
線維素溶解（線溶）　35
線維肉腫　242
線条体黒質変性症　226
腺管絨毛腫　163
腺管腺腫　163
腺癌　76
腺腫　163
腺腫様甲状腺腫　215
腺症　207
腺房　206
腺様囊胞癌　211
潜在癌　81
潜水病　95
潜伏癌　81
染色液　101
染色体異常　91
染色体不分離　91
先天異常　89
先天性食道閉鎖症　153
先天性胆道閉鎖症　172
先天性動脈瘤　228

先天性風疹症候群　90
先天性ミオパチー　246
先天性無γグロブリン血症　71
先天梅毒　90
前癌状態　79
前骨髄球性白血病　126
前立腺癌　194
前立腺酸性ホスファターゼ　194
前立腺特異抗原　194
前立腺肥大　193
全身性炎症反応症候群　48, 53
全身性紅斑性狼瘡　70
全身性ループスエリテマトーデス　70
全胞状奇胎　202

ソ

ソマトスタチノーマ　178
ゾリンジャー・エリソン症候群　178
素因　1
鼡径リンパ肉芽腫　63
組織因子　35
組織球症X　136
早期胃癌　158
早期癌　80
早期粟粒結核　57
早期大腸癌　164
装甲心　114
創傷治癒　10
巣状壊死　167
巣状糸球体硬化症　184
巣状肺炎　140
巣状分節性糸球体病変　184
層板骨　12
臓器結核　57
増殖型結核　58
増殖性炎　45
増生　10
側頸囊胞　153
側副循環　33
即時型アレルギー　66
塞栓　35
息肉症細胞　257
続発疹　252
続発性糸球体腎炎　187
粟粒結核　58
存続絨毛症　202

タ

ダウン症候群　91, 98
ターナー症候群　195
ダンディ・ウォーカー症候群　229
多因子疾患　1
多核巨細胞　46
多形膠芽腫　236
多形性腺腫　152

多形皮膚萎縮症　258
多重癌　82
多臓器不全　48
多胎芽腫　192
多段階発癌　88
多能性幹細胞　124
多発癌　82
多発性筋炎　249
多発性硬化症　224
多発性骨髄腫　130
多発性神経線維腫　256
多発性腺腫　164
多発性内分泌腺腫症　223
体腔上皮　203
体質性黄疸　23
退形成　78
退形成性星細胞腫　236
胎児性癌　192
胎盤　200
胎便吸引症候群　96
帯状回ヘルニア　230
大結節性肝硬変症　25
大後頭孔ヘルニア　230
大細胞癌　147
大腸癌　164
大腸憩室症　163
大腸ポリープ　163
大腸ポリポーシス　164
大動脈炎症候群　119
大動脈解離　118
大動脈弓閉鎖　33
大動脈瘤　117
大脳鎌　230
大脳鎌ヘルニア　230
大脳変性症　225
大葉性肺炎　140
大理石骨病　239
代償性抗炎症反応症候群　48
代償性肥大　9
高安病　119
脱髄疾患　224
脱分化　79
脱落膜化現象　201
脱落膜様変化　196
単一遺伝子疾患　1
単核食細胞系　20, 136
単球　43
単球性白血病　126
単形性腺腫　152
単純性甲状腺腫　215
単純性腎囊胞　182
単純ヘルペス脳炎　233
胆管細胞癌　175
胆汁　21
胆汁色素　24
胆汁性肝硬変　172
胆石　176

胆道閉鎖症　172
胆嚢癌　176
丹毒　49
男性不妊症　190

チ

チアノーゼ　115
チェディアック・東症候群　71
チャーグ・ストラウス症候群　139
チョコレート嚢腫　199
チール・ネルゼン染色　104
遅延型アレルギー　66
緻密骨　12
蓄膿　45
腟炎　205
窒息性出血　29
中心性肥満　222
中心静脈　170
中皮腫　149
中膜肥厚　122
腸肝循環　21
腸クロム親和性細胞　178
腸型ベーチェット病　161
腸結核　161
蝶形紅斑　70, 252
聴神経腫瘍　235
直接ビリルビン　21
鎮痛薬腎炎　182

ツ

ツァンク細胞　255
ツァーン梗塞　32
ツートン型巨細胞　46
ツベルクリン反応　68
痛風　26

テ

テイ・サックス病　19
ディジョージ症候群　71, 137
テストステロン　195
デスモグレイン　255
デーデルライン桿菌　205
デピュイトラン拘縮　250
デュシェンヌ型筋ジストロフィー　248
デュビン・ジョンソン病　23
デューリング疱疹状皮膚炎　255
テント下腫瘍　235
テント上腫瘍　235
テント切痕ヘルニア　230
低アルブミン血症　40
低カルシウム血症　220
低形成　3, 91
低酸素脳症　232
低蛋白血症　13
低分化　73, 78
停留精巣　191
鉄芽球　125
鉄欠乏性貧血　124
鉄代謝異常　24
転移　75, 82
転移性肝癌　176
転座　91
点状出血　29
天疱瘡　255
伝染性単核症　137

ト

ドクルヴァン甲状腺炎　216
ドーパミン　226
ドベーキー分類　118
トリグリセライド　19
トリコモナス　205
トリソミー　91
トリプシノーゲン　177
トリプシン　177
ドレスラー症候群　110
トレポネーマ　62
トロポニンT　109
トロホブラスト　201
トロンボキサンA_2　34
トロンボプラスチン　35
鍍銀染色　101
吐血　29
頭蓋咽頭腫　98, 214, 234
頭蓋内圧亢進　230
糖原病　19, 20
糖質コルチコイド　14, 220
糖尿病　15
糖尿病ケトアシドーシス　16
糖尿病腎症　18, 187
糖尿病性昏睡　17
糖尿病網膜症　17
疼痛　41
動静脈奇形　228
動静脈短絡　140
動脈管　115
動脈管開存　115
動脈硬化症　116
動脈硬化性大動脈瘤　117
動脈硬化性動脈瘤　228
動脈二重支配　32
動脈瘤　117, 228
動脈瘤様骨嚢腫　242
銅代謝異常　25
特異性炎　45, 55
特殊染色　104
特発性間質性肺炎　144
特発性血小板減少性紫斑病　30, 131
特発性呼吸窮迫症候群　96
特発性心筋症　114
特発性大腿骨頭壊死　240
特発性囊胞性中膜壊死　118
特発性肺線維症　144
特発性半月体形成性糸球体腎炎　183

ナ

ナイダス　229
内因　1
内因子　124
内軟骨腫　243
長与・三宅分類　171
捺印細胞診　104
軟骨腫　243
軟骨内骨化　238
軟骨肉腫　243
軟性下疳　63

ニ

にくずく肝　31
ニーマン・ピック病　20
ニューモシスティス・イロヴェチ　52
ニューモシスティス肺炎　52
Ⅱ型呼吸不全　140
2型糖尿病　15
二次骨化中心　238
二次性高血圧症　120
二次性心筋症　113
二次癒合　10
日本脳炎ウイルス　233
日光角化症　79, 255
肉芽腫性炎　45
肉芽腫性疾患　56
肉芽組織　5, 11
肉腫　76
肉変　141
乳管　206
乳管癌　211
乳管上皮過形成　210
乳管洞　206
乳管内乳頭腫　208
乳癌　209
乳腺症　206
乳頭癌　219
乳頭筋　112
乳頭腫症　207
乳頭腺管癌　211
乳頭浮腫　123
乳頭部腺腫　208
乳房外パジェット病　212
乳房提靱帯　206
尿管結石　188
尿酸　26
尿素呼気試験　155
尿毒症　180
尿毒症性結腸炎　181

尿毒症性ニューロパチー　181
尿毒症性肺炎　181
尿崩症　222
尿路結石　187
尿路上皮癌　189

ネ

ネクローシス　4
ネフローゼ症候群　186
猫鳴き症候群　91
熱感　41
熱傷　92
粘液癌　211
粘液腫　116
粘液水腫　218
粘膜関連リンパ組織　160
粘膜内癌　80

ノ

ノカルジア　53
ノルアドレナリン　223
膿痂疹　49
膿腎症　181
膿苔　156
膿疱　253
膿瘍　5, 45
脳回状核　129, 257
脳血管性認知症　231
脳梗塞　231
脳死　232
脳室上衣細胞　235
脳腫瘍　234
脳転移　237
脳動静脈奇形　228
脳動脈瘤　228
脳内出血　227
脳膿瘍　233
脳浮腫　231
脳ヘルニア　230
嚢腫　253
嚢胞　5
嚢胞腎　182
嚢胞性腫瘍　204
嚢胞腺癌　204
嚢胞腺腫　204

ハ

パーキンソン症候群　226
パーキンソン病　226
パジェット細胞　212
パジェット病　212
バセドウ病　14, 216
バゾプレッシン　213
ハッサル小体　137

バッド・キアリ症候群　33
バニリルマンデル酸　98
パパニコロー染色　104
ハム脾　6
パラガングリオン　222
ハーラー症候群　19
バラ疹　63
バレット食道　154
パンコースト症候群　148
ハンチントン舞踏病　225
ハンド・シュラー・クリスチャン病　136
パンヌス　241
ハンマン・リッチ症候群　145
破骨型巨細胞　46
破骨細胞　12
破綻性出血　29
播種　59
播種性血管内凝固症候群　37
播種性転移　82
肺炎　140
肺炎桿菌　140
肺炎双球菌　140
肺癌　147
肺気腫　143
肺血栓症　36
肺高血圧症　115
肺好酸球性肉芽腫　139
肺小細胞癌　147
肺硝子膜症　96
肺静脈還流異常　115
肺性心　149
肺線維症　142, 144
肺腺癌　147
肺塞栓症　29
肺大細胞癌　147
肺動脈血栓塞栓症　36
肺浮腫　36
肺扁平上皮癌　147
肺胞性陰影　150
肺胞低換気　140
肺門部肺癌　148
肺門部リンパ節腫脹　60
敗血症　49, 53
敗血症ショック　53
胚細胞腫瘍　191, 192, 203
胚中心　132
廃用萎縮　3
排卵　196
梅毒　62
梅毒性大動脈瘤　117
梅毒性動脈中膜炎　63
白血病　126
白血病裂孔　127
白質ジストロフィー　224
白色血栓　35
白色梗塞　32
白色便　172

白斑症　79, 189
白脾髄　136
白ろう病　119
橋本病　216
花むしろ状配列　250
半陰陽　195
半月体形成性腎炎　184
汎骨髄癆　124
汎発性強皮症　254
汎発性帯状疱疹　258
瘢痕期　11
斑状出血　29
反応性骨形成　194
反応性リンパ節症　133
晩期粟粒結核　57, 190

ヒ

びまん性間質性肺炎　144
びまん性甲状腺腫　215
びまん性糸球体腎炎　184
びまん性肺胞障害　145
びまん性汎細気管支炎　142
びまん性リンパ腫　132
びらん　156
ヒアリン変性　7
ヒスタミン　44
ピースミール壊死　168
ビタミンA　27
ビタミンB_{12}　27
ビタミンC　13, 27
ビタミンD　220
ビタミンK　27
ピック病　225
ヒッペル・リンドー症候群　256
ヒト絨毛性ゴナドトロピン　88, 200
ヒト上皮細胞増殖因子受容体　210
ヒト胎盤性ラクトーゲン　201
ヒトT細胞白血病ウイルス　87
ヒトパピローマウイルス　87, 198
ヒポクラテス顔貌　85
ビメンチン　102
ビュルガー病　119
ビリルビン　24
ヒルシュスプルング病　97
ピロリ菌　155
非アルコール性脂肪肝炎　169
非乾酪性肉芽腫　161
非機能性腺腫　214
非ケトン性高浸透圧性昏睡　17
非小細胞癌　148
非上皮性混合腫瘍　81
非上皮性腫瘍　73
非浸潤癌　80
非浸潤性乳管癌　210
非閉塞性水頭症　229
非抱合型ビリルビン　21

非ホジキンリンパ腫　134
脾腫　136
肥大　9, 10
肥大型心筋症　114
肥満細胞　43, 66
皮膚筋炎　254
皮膚線維腫　250
皮膚瘙痒症　258
被包化　5
飛沫感染　60
日和見感染　50
微小糸球体変化　183
左ー右短絡　115
表在性真菌症　51
表皮剥離　253
表皮母斑　256
標的器官　213
病因　1
病理組織検査　100
貧血　124
貧血性梗塞　32

フ

ファーター乳頭　179
ファロー四徴症　115
ブアン固定液　101
ファンコニ症候群　98
フィードバック調節　213
フィブリノイド　7
フィブリノゲン　35
フィブリン　35
フィラデルフィア染色体　91, 128
フォン ギールケ病　20
フォン レックリングハウゼン病　256
ブドウ状肉腫　249
ブラ　143
ブラジキニン　44
プランマー病　215
フリートライヒ運動失調　225
プリン化合物　26
プリングル病　256
ブルトン型先天性無γグロブリン血症　71
フレグモーネ　45
ブレブ　143
プロゲステロン　196, 200
プロスタグランジン　44
ブロディー膿瘍　239
プロラクチン　214
不応性貧血　125
腐骨　239
腐敗　8
浮腫　40
負のフィードバック　213
舞踏病　226
部分胞状奇胎　202

風疹　90
風船化　167
封入体　50, 233
副甲状腺ホルモン　220
副腎萎縮　221
副腎クリーゼ　221
副腎髄質　222
副腎性器症候群　195
副腎皮質刺激ホルモン　214
副腎皮質ホルモン　220
匐行性迂回状紅斑　258
腹膜播種　159
分化度　73, 78
分岐鎖アミノ酸　166
吻合　32

ヘ

ページェット細胞　212
ページェット病　212
ベセスダシステム　104
ベーチェット病　69, 161
ベッカー型筋ジストロフィー　248
ヘマチン　95
ヘマトイジン　24
ヘマトキシリン・エオジン染色　101
ヘマトキシリン体　70, 187
ヘモクロマトーシス　24
ヘモジデリン　24
ヘモジデローシス　24
ヘリコバクター・ピロリ　155
ベリリウム肺　146
ペルテス病　240
ベンス ジョーンズ蛋白　131
閉塞性水頭症　229
閉塞性腺症　207
閉塞性動脈硬化症　119
閉塞性肺疾患　142
変形性関節症　241
変形性骨炎　240
変性　3
扁平上皮化生　189
扁平上皮癌　76, 255
弁口狭窄　112
弁閉鎖不全　112
弁膜症　112
胼胝　253
胼胝潰瘍　156

ホ

ポイツ・ジェガース症候群　164, 256
ボーエン病　255
ホジキン細胞　135
ホジキン病　135
ホジキンリンパ腫　135
ホスホリパーゼ A_2　177

ポリオ　233
ポリープ　163
ホルネル症候群　148
ホルマリン　101
ボールマン分類　157
ホルモン　213
ホルモン依存性腫瘍　85
ホルモン産生腫瘍　86
ポンペ病　20
補体　44, 67
母子感染　167
母斑　256
母斑細胞　256
母斑症　256
蜂窩織炎　45
蜂巣炎　45
蜂巣状陰影　150
蜂巣肺　144
胞隔炎　144
胞状奇胎　201
抱合型ビリルビン　21
放射線感受性　93
放射線障害　93
放射線性肺臓炎　93
放線菌　52
泡沫細胞　116
膀胱癌　189
膀胱結石　188
傍骨性骨肉腫　243
傍骨性軟骨腫　243
傍神経節　222
傍神経節腫　223
傍皮質　132
膨疹　253
乏突起膠細胞　235
乏突起膠腫　234
本態性高血圧症　120

マ

マクログロブリン血症　131
マクロファージ　43
マッソン・トリクローム染色　101
マラコプラキア　189
マルファン症候群　118
マロリー小体　169
マロリー・ワイス症候群　154
マンモグラフィ　210
膜性腎症　183, 184
膜性増殖性糸球体腎炎　184
末梢型肺癌　148
末端肥大症　14, 215
慢性炎症　42, 65
慢性円板状エリテマトーデス　252
慢性肝炎　168
慢性気管支炎　142
慢性骨髄性白血病　126, 128

慢性腎炎症候群　186
慢性膵炎　177
慢性肉芽腫症　71
慢性白血病　126
慢性閉塞性肺疾患　144
慢性リンパ性白血病　126
満月様顔貌　222

ミ

ミオグロビン　109
ミオグロビン尿症　95
ミオパチー　247
ミトコンドリア変性　3
ミュラー管　203
ミュラー管抑制因子　195
未熟奇形腫　81
未熟児　96
未分化　78
未分化癌　77, 219
未分化転化　219
右－左短絡　115
脈なし病　119
脈絡叢　229
脈絡叢乳頭腫　234

ム

ムコ多糖蓄積症　19
ムーコル　51
ムンプスウイルス　233
無為萎縮　3
無γグロブリン血症　71, 137
無気肺　149
無形成　91
無虹彩症　99
無効造血　125
無症候性キャリア　167
無痛性横痃　62
無痛性甲状腺炎　216
無発生　91
無腐性骨壊死　240

メ

メサンギウム増殖性糸球体腎炎　184
メッケル憩室　163
メデューサの頭　33
メラニン　24
メラノサイト　256
メンケベルグ硬化　116
免疫組織化学染色　101
免疫担当細胞　64
免疫不全症候群　71
免疫複合体　67
綿花様白斑　123
面皰癌　211

モ

モザイク　91, 195
モノソミー　91
モヤモヤ病　229
モルキオ病　19, 239
毛細血管拡張性運動失調症　71, 137
毛細血管透過性　40
網状赤血球　124
網膜芽腫　98
門脈圧亢進　33, 171
門脈域反応　168

ヤ

夜盲症　27
薬剤性肝障害　170
薬剤性溶血性貧血　67

ユ

ユーイング肉腫　244
輸血後肝炎　167
融解壊死　4
融解期　141
有棘細胞癌　255
雄性発生　202
疣贅　113

ヨ

溶血性貧血　67, 124
溶血性連鎖球菌（溶連菌）　49, 113
陽光状骨棘　245
葉酸欠乏　124
葉状腫瘍　208
羊水塞栓　36
鎧心　114

ラ

らい菌　62
らい結節　62
ライソソーム蓄積症　19
ライディッヒ細胞腫　191, 203
ラングハンス型巨細胞　46
ラングハンス細胞　202
ランゲルハンス細胞　136
ランゲルハンス島　178
卵円孔　115
卵黄嚢腫瘍　192, 205
卵管破裂　201
卵管膨大部　201
卵子　203
卵巣甲状腺腫　205
卵巣腫瘍　203
卵巣漿液性腫瘍　204

卵巣粘液性腫瘍　204
卵巣表層上皮性腫瘍　203
卵巣ホルモン　196
卵胞期　196
卵胞刺激ホルモン　214
卵胞上皮　203

リ

リウマチ因子　241
リウマチ性疾患　70
リウマチ性心外膜炎　113
リウマチ性心筋炎　113
リウマチ性心内膜炎　113
リウマチ性汎心炎　113
リウマチ熱　113
リーデル甲状腺炎　216
リード・ステルンベルグ細胞　46, 135
リバルタ反応　47
リピドーシス　19
リプマン・サックス型心内膜炎　71
リポイドネフローゼ　183
リポ蛋白　19
リポフスチン　24
リンパ球　43
リンパ球性甲状腺炎　216
リンパ系幹細胞　124
リンパ行性転移　82, 159
リンパ小節　132
リンパ上皮性嚢胞　153
リンパ節　132
リンパ洞　132
リンパ洞過形成　133
リンパ濾胞　132
リンホカイン　43
離断性骨軟骨炎　240
隆起性皮膚線維肉腫　250
流行性耳下腺炎　191
流産　201
良性腫瘍　75
良性腎硬化症　122
両側肺門部リンパ節腫脹　60
緑膿菌　50
臨界期　90
輪状潰瘍　161
鱗屑　253

ル

ループス腎炎　71, 187
類骨　239
類骨骨腫　243
類骨組織　12
類線維素　7
類臓器性混合腫瘍　81
類天疱瘡　255
類内膜癌　204

類白血病反応　129
類皮腫　234
類表皮腫　234

レ

レアギン　66
レイノー現象　119
レイノー症候群　119
レイノー病　119
レックリングハウゼン病　256
レッテラー・シーベ病　136
レトロウイルス　87
レニン・アンジオテンシン・アルドステロン系　121
レビー小体　226
レフラー線維増殖性心内膜炎　114
レンズ核変性　25
レントゲン（R）　94
連鎖球菌　49

ロ

ロイコタキシン　44
ロイコトリエン　44
ローター病　23
濾胞過形成　133
濾胞癌　219
濾胞樹状細胞　132
濾胞性リンパ腫　132
老化　99
老人性角化症　255
老人斑　225
老人病　99
漏出液　47
漏出性出血　29
労働性肥大　9

ワ

ワイヤーループ病変　71, 187
ワンギーソン染色　101

欧文

A 型肝炎　167
ACE ; angiotensin converting enzyme　121
ACTH ; adrenocorticotropic hormone　214
ADH ; antidiuretic hormone　213
AFP ; α-fetoprotein　88, 205
AIDS ; acquired immunodeficiency syndrome　54
ALL ; acute lymphocytic leukemia　127
ALS ; amyotrophic lateral sclerosis　227
ALT　166
AML ; acute myelogenous leukemia　127

ANCA ; anti-neutrophil cytoplasmic antibody　139, 183
ANCA 関連血管炎　139
APUD 系細胞　86, 223
APUDoma　86
ARDS ; acute respiratory distress syndrome　145
Arias-Stella 現象　201
AST　109, 166
ATL ; adult T-cell leukemia　129
B 型肝炎　167
B 細胞　132
B 細胞リンパ腫　135
BHL ; bilateral hilar lymphadenopathy　60
BUN　180
C 型肝炎　167
C 細胞　219
CARS ; compensatory anti-inflammatory response syndrome　48
CEA ; carcinoembryonic antigen　88
CIS ; carcinoma in situ　197
CK　109, 249
CML ; chronic myelogenous leukemia　128
COPD ; chronic obstructive pulmonary disease　144
D_1 トリソミー　98
DAD ; diffuse alveolar damage　145
DCIS ; ductal carcinoma in situ　210
dense deposit glomerulonephritis　184
DIC ; disseminated intravascular coagulopathy　37
DLE ; discoid lupus erythematodes　252
DNA ウイルス　87
EB ウイルス　87, 137
ECHO ウイルス　233
FAB 分類　127
fibrin cap　18, 187
FSH ; follicle stimulating hormone　214
G6PD 異常症　136
GH ; growth hormone　214
GIST ; gastrointestinal stromal tumor　160
GM_1 gangliosidosis　19
hCG ; human chorionic gonadotropin　88, 200
HDL　19
HE 染色　101
HER-2　210
histiocytosis X　136
HIV ; human immunodeficiency virus　54
hPL ; human placental lactogen　201
HTLV ; human T-lymphotropic virus　129
hypovolemic shock　38, 92
IDDM ; insulin-dependent diabetes mellitus　15
IgA 欠損症　71
IgA 腎症　183
IgE　66

IIP ; idiopathic interstitial pneumonia　144
interdigitating cell　136
IPF ; idiopathic pulmonary fibrosis　144
IRDS ; idiopathic respiratory distress syndrome　96
LCA ; leukocyte common antigen　102
LDH　109
LDL　19
LE 細胞　70
LH ; luteinizing hormone　214
M 蛋白　131
MALT ; mucosa-associated lymphoid tissue　160
MDS ; myelodysplastic syndrome　125
MEN ; multiple endocrine neoplasia　223
MODS ; multiple organ dysfunction syndrome　48
monoclonal gammopathy　130
MRSA　50
myocardial bridging　110
NASH ; nonalcoholic steatohepatitis　169
N/C 比　77
NK 細胞リンパ腫　134
onion skin 病変　71
onion-peel appearance　245
Pagetoid 癌　212
PAP ; prostatic acid phosphatase　194
PAS 染色　101, 104
PBC ; primary biliary cirrhosis　172
PP ; pancreatic polypeptide　178
PRL ; prolactin　214
PSA ; prostate-specific antigen　194
PSC ; primary sclerosing cholangitis　172
PSTT ; placental site trophoblastic tumor　202
PTH ; parathyroid hormone　220
RA 因子　70
RNA ウイルス　87
S-100 蛋白　102
SIRS ; systemic inflammatory response syndrome　48, 53
SLE ; systemic lupus erythematodes　70
small for dates　96
squamo-columnar junction　197
SRY 遺伝子　195
STD ; sex transmitted disease　205
sun-ray spicula　245
T 細胞　68, 132
T 細胞リンパ腫　134
TNM 分類　83
toxic shock-like syndrome　49
TSH ; thyroid stimulating hormone　214
verrucous carcinoma　255
VIP ; vasoactive intestinal polypeptide　178
VIPoma　178
VLDL　19
WDHA 症候群　178

Qシリーズ　新病理学

定価（本体 3,500 円＋税）

1990 年 7 月 25 日　　第 1 版
1993 年 4 月 15 日　　第 1 版 2 刷
1994 年 11 月 28 日　　第 1 版 3 刷
1995 年 9 月 15 日　　第 2 版
1996 年 12 月 6 日　　第 2 版 2 刷
1998 年 6 月 5 日　　第 2 版 3 刷
2002 年 1 月 10 日　　第 2 版 4 刷
2002 年 11 月 1 日　　第 3 版
2006 年 3 月 15 日　　第 3 版 2 刷
2008 年 4 月 14 日　　第 4 版
2012 年 5 月 28 日　　第 5 版（新装版）
2014 年 8 月 6 日　　第 5 版 2 刷
2020 年 2 月 10 日　　第 5 版 3 刷
2024 年 2 月 14 日　　第 5 版 4 刷

監　修　桜井　勇
執　筆　山本雅博・坂田一美
発行者　梅澤俊彦
発行所　日本医事新報社　www.jmedj.co.jp
　　　　〒101-8718　東京都千代田区神田駿河台 2-9
　　　　電話 03-3292-1555（販売）・1557（編集）
　　　　振替口座 00100-3-25171

印　刷　ラン印刷社

©2012 Isamu Sakurai　Printed in Japan
ISBN978-4-7849-1185-1
イラスト・DTP：深谷稔子　　装丁：花本浩一

本書の複製権・翻訳権・上映権・譲渡権・公衆送信権（送信可能化権を含む）は（株）日本医事新報社が保有します。

JCOPY　＜（社）出版者著作権管理機構　委託出版物＞

本書の無断複写は著作権法上での例外を除き禁じられています。複写される場合は，そのつど事前に（社）出版者著作権管理機構（電話 03-5244-5088，FAX 03-5244-5089，e-mail：info@jcopy.or.jp）の許諾を得てください。